U0142582

中藥品質安全及發展策略

QUALITY AND DEVELOPMENT STRATEGY OF TRADITIONAL CHINESE MEDICINE

林南海 著

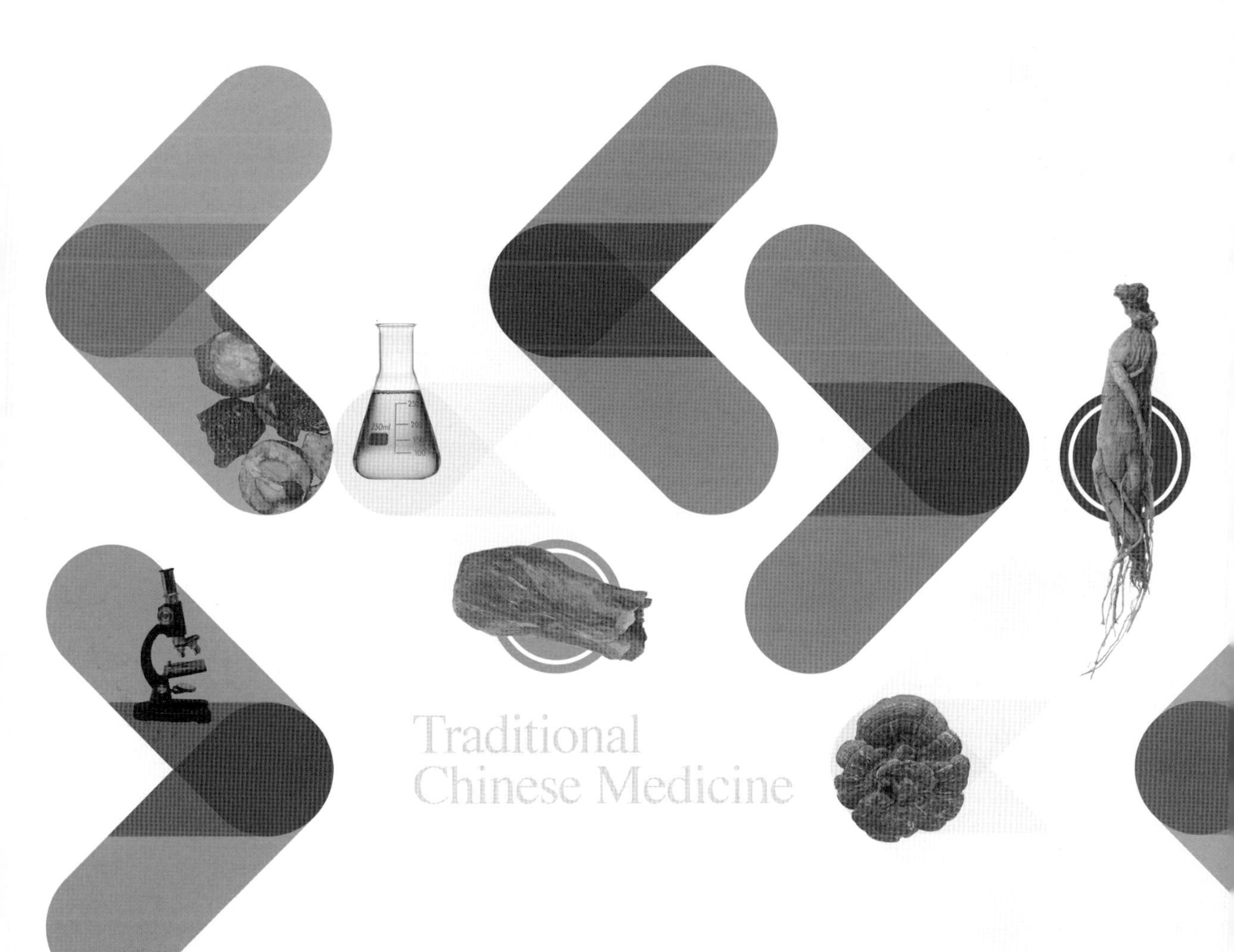

五南圖書出版公司印行

作者簡介

林南海

現職：

衛生福利部中醫藥司

兩岸四地中醫藥科技合作中心常務理事

桂港東盟中醫藥促進會榮譽會長

學歷：

國立中興大學生物科技學研究所博士

私立嘉南藥理科技大學生物科技研究所碩士

私立嘉南藥理科技大學藥學系

經歷：

曾任職於行政院衛生署中醫藥委員會

全國公務人員協會副理事長

衛生福利部公務人員協會理事長

教育部部定助理教授

中華天然藥物安全推廣基金會秘書長

中華民國衛生教育學會副秘書長

著作：

認識常用中藥1-3輯

臺灣中藥GMP實施概況暨藥廠簡介

中草藥管理法規解釋彙編

臺灣中藥基準方圖鑑

專長領域：

中藥行政

中藥材基原鑑定

中藥材炮製技術

中草藥有效成分提取技術

藥廠軟硬體規劃及管理

藥品行銷及衛生教育

中草藥產品研發及行銷管理

主要論文發表：

1. 丹參萃取物之開發與應用(I)：丹參酮ⅡA之物性與動力學探討Development and Utilization of The Extract of Salvia miltiorrhiza Bunge (I)：Studies on the physical properties and Pharmacokinetics. 2006/6碩士論文
2. 丹參酮ⅡA在大白鼠體內動態學之研究The pharmacokinetic studies of Tanshinone ⅡA in rats. Taiwan Chia Nan Annual Bulletin VOL.32, PP.225-233 DEC 2006/12
3. 丹參酮ⅡA在大白鼠體內動態學之研究The pharmacokinetic studies of TanshinoneⅡA in rats.The second cross-strait (GULANGYU) medicine development and cooperation forum 2007/7
4. 丹參酮ⅡA在大白鼠體內動態學之研究The pharmacokinetic studies of Tanshinone

Ⅱ A in rats. The 14th International Congress of Oriental Medicine.The Globalization of Oriental Medicine 2007/12 Taipei,Taiwan

5. 應用中藥治療骨骼肌損傷之研究Studies on The Remedy of Skeletal Muscle Injuries Treated with Chinese Medicine Taiwan Chia Nan Annual Bulletin VOL.34,PP. 62-72 DEC 2008/12
6. Effect of sugar positions in ginsenosides on their inhibition potency to Na^+, K^+ATPase activity. Acta Pharmacol Sin 2009 Jan; 30 (1): 61-69
7. 參加經濟部舉辦之「2009 Crazy Idea應用王-生物技術研發成果創意應用競賽」，以研究「由活血化瘀中草藥材藥理成分中篩選取代強心配醣體之用藥」成果，參加碩、博士組競賽，榮獲銀牌獎（獎學金12萬，獎牌乙面）2009/9Taipei, Taiwan
8. Active Compounds in Chinese Herbs and Medicinal Animal Products Which Promote Blood Circulation via Inhibition of Na^+, K^+ATPase／於國內期刊長庚醫誌Review Article 2010.3-4第33卷第二期Taipei, Taiwan
9. 活血化瘀的丹參／於國防科技科學發展月刊2011.4, 460期Taipei, Taiwan
10. Molecular Pharmacological Studies on Active Compounds of the Chinese Herbs for Promoting Blood Circulation and Eliminatting Stasis 活血化瘀中藥有效成分之藥理研究回顧論述／國立中國醫藥研究所中醫藥雜誌Review Article 2012 Jan; 101-28 Taipei,Taiwan
11. Studies on the Hypouricemic Activities of Bauhinia championii Benth. and Pilea microphylla L. 於第27屆天然藥物研討會發表並於Taiwan Chia Nan Annual Bulletin VOL.32, PP.225-233 DEC 2012/10
12. Safety Evaluation of Traditional Chinese Hard Plaster: Studies on the Release and the Transdermal Absorption of Lead from Minium(pb_3O_4) 於第27屆天然藥物研討會發表並於Taiwan Chia Nan Annual Bulletin VOL.32,PP.225-233 DEC 2012/10

13. 傳統硬膏劑安全性評估：黃丹(Pb_3O_4)鉛之釋出及穿皮吸收之研究Taiwan Chia Nan Annual Bulletin VOL.38, PP.75-81, 2012/10
14. 丹參酚酸B與過渡金屬形成複合物可增強其對鈉鉀幫浦的抑制活性Enhancing the potency of lithospermate B for inhibiting Na^+/K^+-ATPase activity by forming transition metal ion complexes Acta Pharmacol Sin 34 (2013); 893-900博士論文
15. Emoghrelin, a unique emodin derivative in Heshouwu, stimulates growth hormone secretion via activation of the ghrelin receptor Journal of Ethnopharmacology159(2014); 1-8
16. Magnesium lithospermate B improves metabolic changes in high-fat diet-fed rats with metabolic syndrome journal of functional foods 14(2015) 163-173
17. Ginkgoghrelins, unique acylated flavonoid diglycosides in Folium Ginkgo, stimulate growth hormone secretion via activation of the ghrelin receptor 193 (2016) 237-247
18. Antibacterial and laxative activities of strictinin isolated from Pu’er tea Journal of food and drug analysis 24 (2016) 22-729
19. Detection of lithospermate B in rat plasma at the nanogram level by LC/MS in multi reaction monitoring mode. Journal of food and drug analysis 26/8 Jul (2017) 353-361
20. Characterization of vasorelaxant principles from the needles of Pinus morrisonicola Hayata. 23(1) Dec (2017): 86

林 序

本書《中藥品質安全及發展策略》是目前中藥製造界、中藥販賣業及生物科技業最佳的參考工具書，當然對中藥有興趣之社會人士，亦是一本現今值得參考的中藥相關法規工具書，主要內容詳載了包括最新的藥品、食品及化粧品法規、中藥廠接受查廠常見缺失、公告（法規、規範、條例、準則）、如何開發潛力產品、如何開發中草藥生技食品及多元化健康產業等內容，業界能藉由了解法規及藥廠查核缺失的避免，進而提升自我產業的優質化。

本書除以最新法規呈現外，其餘章節係作者於中醫藥管理領域多年的經驗，對中醫藥界良善的建言，可讓業者少走研發漫長的時間及金錢花費的窘境，逕能激發創意，應是作者用心良苦的最大用意，一定有相當的助益，值得擁有。

作者勤學律己，有守有為，能在公務之暇，除於原藥學領域發揮，繼續攻讀現今最夯的生物科技碩士，後於國立中興大學生物科技學研究所博士班畢業，是非常難得的中醫藥行政專才，投入中醫藥行政管理近25年，專研天然藥物應用，對製藥界、中藥販賣業及公協會的協助多所投入，值得肯定，樂於為序，並為推薦。

林四海博士謹序

前衛生福利部主任祕書

2017年10月26日

自　序

有鑑於目前法規繁多但無一本彙總專供中藥、食品、化粧品製造業者參考查閱之工具書，作者任職前衛生署中醫藥委員會至衛生福利部接觸中醫藥行政管理，藉由工作業務上的嫻熟關係，利用公餘時間彙整目前對中藥、食品及化粧品、生技製造業所需最新法規及公告，作為現階段參考工具書，本書共分六篇，包括藥品、食品及化粧品法規、中藥廠接受查廠常見缺失、公告（法規、規範、條例、準則）、如何開發潛力產品、如何開發中草藥、生技、食品及多元化健康產業等。

能藉由了解法規及避免查廠出現常見缺失，進而提升自我產業的優質化，是作者提供參考書籍的最大用意，其次為使物（機械）盡其用，發揮其最大用處，利用中藥廠原有設備兼製食品、化粧品、健康食品及一般商品等，以節省成本朝向多元化的經營模式。而我中藥製造業者，在遵循著中藥五千年悠久歷史文化的基礎下，憑著專業還能開發哪些產業？在本書稍有琢磨及建言提供開發產品參考。

在藥食同源的理念下，作者建議在不違反相關規定下要有不同以往的經營模式，要跟著社會走向消費者的需求，而去改變現有的模式，才能與社會、國際接軌，故對中藥廠製造業者提出建言，生產機械要更新汰換、增添新設備、以量制價，產品要隨族群使用改變包裝而有所差別；在人員網羅上建議多與學界結合開放參觀，並出外參展以吸納志同道合、有興趣之新秀學子投入製造業，以應付人才難以羅致的窘境；中藥材製成藥品需遵循相關規定辦理外，中藥材宜朝向食品化的開發，即我中藥廠在人力的投入要比以往再加倍，開發更多中草藥製成的食品、保健食品、機能性食品等，以符社會需求，為公司創造更多元的市場及利潤。而作者忠實的建議是：製造業、販賣業要使產品永續經營，除專業人員注入新知、消費者的教育亦要持續；除愛用者教育不間斷，新鮮人適時教育亦應予介入，才不致使產品使用者有不新鮮感而產生嘗試它廠牌，影響產業永續經營。

另開發海外訂單，尤其中藥產品在臺灣衛生單位嚴格的把關下，其產製品遠較優於其他國家的品質，特別要鼓勵量產才是公司創造更大利基的基礎。

林南海 博士

謹誌於衛生福利部 2017年12月1日

目　錄

前　言

第壹篇　法規總論

第貳篇　中藥廠沿革及接受查廠常見缺失

第參篇　藥事相關法規、規範、準則、辦法修訂之公告

第肆篇　中藥、食品、化粧品具有潛力產品之開發

第伍篇　中草藥、生技、食品多元化健康產業

第陸篇　參考文獻

附　錄

第壹篇　法規總論

第一章　藥事法及藥事法施行細則

一、藥事法

中華民國一百零五年九月二十八日增訂第53條之1條文，並將第85條及第92條條文修正

第一章　總則

第 1 條　（藥事之管理依據及範圍）

藥事之管理，依本法之規定；本法未規定者，依其他有關法律之規定。但管制藥品管理條例有規定者，優先適用該條例之規定。

前項所稱藥事，指藥物、藥商、藥局及其有關事項。

第 2 條　（主管機關）

本法所稱衛生主管機關：在中央爲衛生福利部；在直轄市爲直轄市政府；在縣（市）爲縣（市）政府。

第 3 條　（藥物管理機關之專設）

中央衛生主管機關得專設藥物管理機關，直轄市及縣（市）衛生主管機關於必要時亦得報准設置。

第 4 條　（藥物之定義）

本法所稱藥物，係指藥品及醫療器材。

第 5 條　（試驗用藥之定義）

本法所稱試驗用藥物，係指醫療效能及安全尚未經證實，專供動物毒性藥理評估或臨床試驗用之藥物。

第 6 條　（藥品之定義）

本法所稱藥品，係指左列各款之一之原料藥及製劑：

一、載於中華藥典或經中央衛生主管機關認定之其他各國藥典、公定之國家處方集，或各該補充典籍之藥品。

二、未載於前款，但使用於診斷、治療、減輕或預防人類疾病之藥品。

三、其他足以影響人類身體結構及生理機能之藥品。

四、用以配製前三款所列之藥品。

第 6-1 條 經中央衛生主管機關公告類別之藥品，其販賣業者或製造業者，應依其產業模式建立藥品來源及流向之追溯或追蹤系統。

中央衛生主管機關應建立前項追溯或追蹤申報系統；前項業者應以電子方式申報之，其電子申報方式，由中央衛生主管機關定之。

前項追溯或追蹤系統之建立、應記錄之事項、查核及其他應遵行事項之辦法，由中央衛生主管機關定之。

第 7 條 （新藥之定義）

本法所稱新藥，係指經中央衛生主管機關審查認定屬新成分、新療效複方或新使用途徑製劑之藥品。

第 8 條 （製劑之定義）

本法所稱製劑，係指以原料藥經加工調製，製成一定劑型及劑量之藥品。

製劑分爲醫師處方藥品、醫師藥師藥劑生指示藥品、成藥及固有成方製劑。

前項成藥之分類、審核、固有成方製劑製售之申請、成藥及固有成方製劑販賣之管理及其他應遵行事項之辦法，由中央衛生主管機關定之。

第 9 條 （成藥之定義）

本法所稱成藥，係指原料藥經加工調製，不用其原名稱，其摻入之藥品，不超過中央衛生主管機關所規定之限量，作用緩和，無積蓄性，耐久儲存，使用簡便，並明示其效能、用量、用法，標明成藥許可證字號，其使用不待醫師指示，即供治療疾病之用者。

第 10 條 （固有成方製劑之定義）

本法所稱固有成方製劑，係指依中央衛生主管機關選定公告具有醫療效能之傳統中藥處方調製（劑）之方劑。

第 11 條 （管制藥品之定義）

本法所稱管制藥品，係指管制藥品管理條例第三條規定所稱之管制藥品。

第 12 條　（毒劇藥品之定義）

本法所稱毒劇藥品，係指列載於中華藥典毒劇藥表中之藥品；表中未列載者，由中央衛生主管機關定之。

第 13 條　（醫療器材之定義）

本法所稱醫療器材，係用於診斷、治療、減輕、直接預防人類疾病、調節生育，或足以影響人類身體結構及機能，且非以藥理、免疫或代謝方法作用於人體，以達成其主要功能之儀器、器械、用具、物質、軟體、體外試劑及其相關物品。

前項醫療器材，中央衛生主管機關應視實際需要，就其範圍、種類、管理及其他應管理事項，訂定醫療器材管理辦法規範之。

第 14 條　（藥商之定義）

本法所稱藥商，係指左列各款規定之業者：

一、藥品或醫療器材販賣業者。

二、藥品或醫療器材製造業者。

第 15 條　（藥品販賣業之定義）

本法所稱藥品販賣業者，係指左列各款規定之業者：

一、經營西藥批發、零售、輸入及輸出之業者。

二、經營中藥批發、零售、調劑、輸入及輸出之業者。

第 16 條　（藥品販賣業之定義）

本法所稱藥品製造業者，係指經營藥品之製造、加工與其產品批發、輸出及自用原料輸入之業者。

前項藥品製造業者輸入自用原料，應於每次進口前向中央衛生主管機關申請核准後，始得進口；已進口之自用原料，非經中央衛生主管機關核准，不得轉售或轉讓。

藥品製造業者，得兼營自製產品之零售業務。

第 17 條　本法所稱醫療器材販賣業者，係指經營醫療器材之批發、零售、輸入及輸出之業者。

經營醫療器材租賃業者，準用本法關於醫療器材販賣業者之規定。

第 18 條　本法所稱醫療器材製造業者，係指製造、裝配醫療器材，與其產品之批發、輸出及自用原料輸入之業者。

前項醫療器材製造業者，得兼營自製產品之零售業務。

第 19 條 本法所稱藥局，係指藥師或藥劑生親自主持，依法執行藥品調劑、供應業務之處所。

前項藥局得兼營藥品及一定等級之醫療器材零售業務。

前項所稱一定等級之醫療器材之範圍及種類，由中央衛生主管機關定之。

第 20 條 本法所稱偽藥，係指藥品經稽查或檢驗有左列各款情形之一者：

一、未經核准，擅自製造者。

二、所含有效成分之名稱，與核准不符者。

三、將他人產品抽換或摻雜者。

四、塗改或更換有效期間之標示者。

第 21 條 本法所稱劣藥，係指核准之藥品經稽查或檢驗有左列情形之一者：

一、擅自添加非法定著色劑、防腐劑、香料、矯味劑及賦形劑者。

二、所含有效成分之質、量或強度，與核准不符者。

三、藥品中一部或全部含有污穢或異物者。

四、有顯明變色、混濁、沉澱、潮解或已腐化分解者。

五、主治效能與核准不符者。

六、超過有效期間或保存期限者。

七、因儲藏過久或儲藏方法不當而變質者。

八、裝入有害物質所製成之容器或使用回收容器者。

第 22 條 本法所稱禁藥，係指藥品有左列各款情形之一者：

一、經中央衛生主管機關明令公告禁止製造、調劑、輸入、輸出、販賣或陳列之毒害藥品。

二、未經核准擅自輸入之藥品。但旅客或隨交通工具服務人員攜帶自用藥品進口者，不在此限。

前項第二款自用藥品之限量，由中央衛生主管機關會同財政部公告之。

第 23 條 本法所稱不良醫療器材，係指醫療器材經稽查或檢驗有左列各款情形之一者：

一、使用時易生危險，或可損傷人體，或使診斷發生錯誤者。

二、含有毒質或有害物質，致使用時有損人體健康者。

三、超過有效期間或保存期限者。

四、性能或有效成分之質、量或強度，與核准不符者。

第 24 條　本法所稱藥物廣告，係指利用傳播方法，宣傳醫療效能，以達招徠銷售爲目的之行爲。

第 25 條　本法所稱標籤，係指藥品或醫療器材之容器上或包裝上，用以記載文字、圖畫或記號之標示物。

第 26 條　本法所稱仿單，係指藥品或醫療器材附加之說明書。

第二章　藥商之管理

第 27 條　凡申請爲藥商者，應申請直轄市或縣（市）衛生主管機關核准登記，繳納執照費，領得許可執照後，方准營業；其登記事項如有變更時，應辦理變更登記。

前項登記事項，由中央衛生主管機關定之。

藥商分設營業處所或分廠，仍應依第一項規定，各別辦理藥商登記。

第 27-1 條　藥商申請停業，應將藥商許可執照及藥物許可證隨繳當地衛生主管機關，於執照上記明停業理由及期限，俟核准復業時發還之。每次停業期間不得超過一年，停業期滿未經當地衛生主管機關核准繼續停業者，應於停業期滿前三十日內申請復業。

藥商申請歇業時，應將其所領藥商許可執照及藥物許可證一併繳銷；其不繳銷者，由原發證照之衛生主管機關註銷。

藥商屆期不申請停業、歇業或復業登記，經直轄市或縣（市）衛生主管機關查核發現原址已無營業事實者，應由原發證照之衛生主管機關，將其有關證照註銷。

違反本法規定，經衛生主管機關處分停止其營業者，其證照依第一項規定辦理。

第 27-2 條　藥商持有經中央衛生主管機關公告爲必要藥品之許可證，如有無法繼續製造、輸入或不足供應該藥品之虞時，應至少於六個月前向中央衛生主管機關通報；如因天災或其他不應歸責於藥商之事由，而未及於前述期間內通報者，應於事件發生後三十日內向中央衛生主管機關通報。

中央衛生主管機關於接獲前項通報或得知必要藥品有不足供應之虞時，得登錄於公開網站，並得專案核准該藥品或其替代藥品之製造或輸入，不受第三十九條之限制。

第一項通報與前項登錄之作業及專案核准之申請條件、審查程序、核准基準及其他應遵行事項之辦法，由中央衛生主管機關定之。

第 28 條　西藥販賣業者之藥品及其買賣，應由專任藥師駐店管理。但不售賣麻醉藥品者，得由專任藥劑生為之。

中藥販賣業者之藥品及其買賣，應由專任中醫師或修習中藥課程達適當標準之藥師或藥劑生駐店管理。

西藥、中藥販賣業者，分設營業處所，仍應依第一項及第二項之規定。

第 29 條　西藥製造業者，應由專任藥師駐廠監製；中藥製造業者，應由專任中醫師或修習中藥課程達適當標準之藥師駐廠監製。

中藥製造業者，以西藥劑型製造中藥，或摻入西藥製造中藥時，除依前項規定外，應由專任藥師監製。

西藥、中藥製造業者，設立分廠，仍應依前二項規定辦理。

第 30 條　藥商聘用之藥師、藥劑生或中醫師，如有解聘或辭聘，應即另聘。

第 31 條　從事人用生物藥品製造業者，應聘用國內外大學院校以上醫藥或生物學等系畢業，具有微生物學、免疫學藥品製造專門知識，並有五年以上製造經驗之技術人員，駐廠負責製造。

第 32 條　醫療器材販賣或製造業者，應視其類別，聘用技術人員。

前項醫療器材類別及技術人員資格，由中央衛生主管機關定之。

第 33 條　藥商僱用之推銷員，應由該業者向當地之直轄市、縣（市）衛生主管機關登記後，方准執行推銷工作。

前項推銷員，以向藥局、藥商、衛生醫療機構、醫學研究機構及經衛生主管機關准予登記為兼售藥物者推銷其受僱藥商所製售或經銷之藥物爲限，並不得有沿途推銷、設攤出售或擅將藥物拆封、改裝或非法廣告之行爲。

第三章　藥局之管理及藥品之調劑

第 34 條　藥局應請領藥局執照，並於明顯處標示經營者之身分姓名。其設立、變更登記，準用第二十七條第一項之規定。

藥局兼營第十九條第二項之業務，應適用關於藥商之規定。但無須另行請領藥商許可執照。

第 35 條　修習中藥課程達適當標準之藥師，親自主持之藥局，得兼營中藥之調劑、供應或零售業務。

第 36 條　藥師親自主持之藥局，具有鑑定設備者，得執行藥品之鑑定業務。

第 37 條　藥品之調劑，非依一定作業程序，不得爲之；其作業準則，由中央衛生主管機關定之。

前項調劑應由藥師爲之。但不含麻醉藥品者，得由藥劑生爲之。

醫院中之藥品之調劑，應由藥師爲之。但本法八十二年二月五日修正施行前已在醫院中服務之藥劑生，適用前項規定，並得繼續或轉院任職。

中藥之調劑，除法律另有規定外，應由中醫師監督爲之。

第 38 條　藥師法第十二條、第十六條至第二十條之規定，於藥劑生調劑藥品時準用之。

第四章　藥物之查驗登記

第 39 條　製造、輸入藥品，應將其成分、原料藥來源、規格、性能、製法之要旨，檢驗規格與方法及有關資料或證件，連同原文和中文標籤、原文和中文仿單及樣品，並繳納費用，申請中央衛生主管機關查驗登記，經核准發給藥品許可證後，始得製造或輸入。

向中央衛生主管機關申請藥品試製經核准輸入原料藥者，不適用前項規定；其申請條件及應繳費用，由中央衛生主管機關定之。

第一項輸入藥品，應由藥品許可證所有人及其授權者輸入。

申請第一項藥品查驗登記、依第四十六條規定辦理藥品許可證變更、移轉登記及依第四十七條規定辦理藥品許可證展延登記、換發及補發，其申請條件、審查程序、核准基準及其他應遵行之事項，由中央衛生主管機關以藥品查驗登記審查準則定之。

第 40 條　製造、輸入醫療器材，應向中央衛生主管機關申請查驗登記並繳納費用，經核准發給醫療器材許可證後，始得製造或輸入。

前項輸入醫療器材，應由醫療器材許可證所有人或其授權者輸入。

申請醫療器材查驗登記、許可證變更、移轉、展延登記、換發及補發，其申請條件、審查程序、核准基準及其他應遵行之事項，由中央衛生主管機關定之。

第 40-1 條　中央衛生主管機關爲維護公益之目的，於必要時，得公開所持有及保管藥商申請製造或輸入藥物所檢附之藥物成分、仿單等相關資料。但對於藥商申請新藥查驗登記屬於營業秘密之資料，應保密之。

前項得公開事項之範圍及方式，其辦法由中央衛生主管機關定之。

第 40-2 條　中央衛生主管機關於核發新藥許可證時，應公開申請人檢附之已揭露專利字號或案號。

新成分新藥許可證自核發之日起五年內，其他藥商非經許可證所有人同意，不得引據其申請資料申請查驗登記。

新成分新藥許可證核發之日起三年後，其他藥商得依本法及相關法規有關藥品查驗登記審查之規定提出同成分、同劑型、同劑量及同單位含量藥品之查驗登記申請，符合規定者，得於新成分新藥許可證核發屆滿五年之翌日起發給藥品許可證。

新成分新藥在外國取得上市許可後三年內，必須向中央衛生主管機關申請查驗登記，始得準用第二項之規定。

新藥專利權不及於藥商申請查驗登記前所進行之研究、教學或試驗。

第 41 條　爲提昇藥物製造工業水準與臨床試驗品質，對於藥物科技之研究發展，中央衛生主管機關每年應委託專業醫療團體辦理教育訓練，培育臨床試驗人才。

新興藥物科技之研究發展，得由中央衛生主管機關會同中央工業主管機關獎勵之。

前項獎勵之資格條件、審議程序及其他應遵行事項之辦法，由中央衛生主管機關會同中央工業主管機關定之。

第 42 條　中央衛生主管機關對於製造、輸入之藥物，應訂定作業準則，作爲核發、變更及展延藥物許可證之基準。

前項作業準則，由中央衛生主管機關定之。

第 43 條　製造、輸入藥物之查驗登記申請書及輸出藥物之申請書，其格式、樣品份數、有關資料或證書費、查驗費之金額，由中央衛生主管機關定之。

第 44 條　試驗用藥物，應經中央衛生主管機關核准始得供經核可之教學醫院臨床試驗，以確認其安全與醫療效能。

第 45 條　經核准製造或輸入之藥物，中央衛生主管機關得指定期間，監視其安全性。

藥商於前項安全監視期間應遵行事項，由中央衛生主管機關定之。

第 45-1 條　醫療機構、藥局及藥商對於因藥物所引起之嚴重不良反應，應行通報；其方式、內容及其他應遵行事項之辦法，由中央衛生主管機關定之。

第 46 條　經核准製造、輸入之藥物，非經中央衛生主管機關之核准，不得變更原登記事項。

經核准製造、輸入之藥物許可證，如有移轉時，應辦理移轉登記。

第 47 條　藥物製造、輸入許可證有效期間爲五年，期滿仍須繼續製造、輸入者，應事先申請中央衛生主管機關核准展延之。但每次展延，不得超過五年。屆期未申請或不准展延者，註銷其許可證。

前項許可證如有污損或遺失，應敘明理由，申請原核發機關換發或補發，並應將原許可證同時繳銷，或由核發機關公告註銷。

第 48 條　藥物於其製造、輸入許可證有效期間內，經中央衛生主管機關重新評估確定有安全或醫療效能疑慮者，得限期令藥商改善，屆期未改善者，廢止其許可證。但安全疑慮重大者，得逕予廢止之。

第 48-1 條　第三十九條第一項製造、輸入藥品，應標示中文標籤、仿單或包裝，始得買賣、批發、零售。但經中央衛生主管機關認定有窒礙難行者，不在此限。

第 48-2 條　有下列情形之一者，中央衛生主管機關得專案核准特定藥物之製造或輸入，不受第三十九條及第四十條之限制：

一、爲預防、診治危及生命或嚴重失能之疾病，且國內尚無適當藥物或合適替代療法。

二、因應緊急公共衛生情事之需要。

有下列情形之一者，中央衛生主管機關得廢止前項核准，並令申請者限期處理未使用之藥物，並得公告回收：

一、已有完成查驗登記之藥物或合適替代療法可提供前項第一款情事之需要。

二、緊急公共衛生情事已終結。

三、藥物經中央衛生主管機關評估確有安全或醫療效能疑慮。

第一項專案核准之申請條件、審查程序、核准基準及其他應遵行事項之辦法，由中央衛生主管機關定之。

第五章　藥物之販賣及製造

第 49 條　藥商不得買賣來源不明或無藥商許可執照者之藥品或醫療器材。

第 50 條　須由醫師處方之藥品，非經醫師處方，不得調劑供應。但左列各款情形不在此限：

一、同業藥商之批發、販賣。

二、醫院、診所及機關、團體、學校之醫療機構或檢驗及學術研究機構之購買。

三、依中華藥典、國民處方選輯處方之調劑。

前項須經醫師處方之藥品，由中央衛生主管機關就中、西藥品分別定之。

第 51 條　西藥販賣業者，不得兼售中藥；中藥販賣業者，不得兼售西藥。但成藥不在此限。

第 52 條　藥品販賣業者，不得兼售農藥、動物用藥品或其他毒性化學物質。

第 53 條　藥品販賣業者輸入之藥品得分裝後出售，其分裝應依下列規定辦理：

一、製劑：申請中央衛生主管機關核准後，由符合藥品優良製造規範之藥品製造業者分裝。

二、原料藥：由符合藥品優良製造規範之藥品製造業者分裝；分裝後，應報請中央衛生主管機關備查。

前項申請分裝之條件、程序、報請備查之期限、程序及其他分裝出售所應遵循之事項，由中央衛生主管機關定之。

第 53-1 條　經營西藥批發、輸入及輸出之業者，其與採購、儲存、供應產品有關之品質管理、組織與人事、作業場所與設備、文件、作業程序、客戶申訴、退回與回收、委外作業、自我查核、運輸及其他西藥運銷作業，應符合西藥優良運銷準則，並經中央衛生主管機關檢查合格，取得西藥運銷許可後，始得爲之。

前項規定，得分階段實施，其分階段實施之藥品與藥商種類、事項、方式及時程，由中央衛生主管機關公告之。

符合第一項規定，取得西藥運銷許可之藥商，得繳納費用，向中央衛生主管機關申領證明文件。

第一項西藥優良運銷準則、西藥運銷許可及前項證明文件之申請條件、審查程序與基準、核發、效期、廢止、返還、註銷及其他應遵行事項之辦法，由中央衛生主管機關定之。

第 54 條　藥品或醫療器材經核准發給藥物輸入許可證後，爲維護國家權益，中央衛生主管機關得加以管制。但在管制前已核准結匯簽證者，不在此限。

第 55 條　經核准製造或輸入之藥物樣品或贈品，不得出售。

前項樣品贈品管理辦法，由中央衛生主管機關定之。

第 56 條　經核准製售之藥物，如輸出國外銷售時，其應輸入國家要求證明文字者，應於輸出前，由製造廠商申請中央衛生主管機關發給輸出證明書。

前項藥物，中央衛生主管機關認有不敷國內需要之虞時，得限制其輸出。

第 57 條　製造藥物，應由藥物製造工廠爲之；藥物製造工廠，應依藥物製造工廠設廠標準設立，並依工廠管理輔導法規定，辦理工廠登記。但依工廠管理輔導法規定免辦理工廠登記，或經中央衛生主管機關核准爲研發而製造者，不在此限。

藥物製造，其廠房設施、設備、組織與人事、生產、品質管制、儲存、運銷、客戶申訴及其他應遵行事項，應符合藥物優良製造準則之規定，並經中央衛生主管機關檢查合格，取得藥物製造許可後，始得製造。但經中央衛生主管機關公告無需符合藥物優良製造準則之醫療器材製造業者，不在此限。

符合前項規定，取得藥物製造許可之藥商，得繳納費用，向中央衛生主管機關申領證明文件。

輸入藥物之國外製造廠，準用前二項規定，並由中央衛生主管機關定期或依實際需要赴國外製造廠檢查之。

第一項藥物製造工廠設廠標準，由中央衛生主管機關會同中央工業主管機關定之；第二項藥物優良製造準則，由中央衛生主管機關定之。

第二項藥物製造許可與第三項證明文件之申請條件、審查程序與基準、核發、效期、廢止、返還、註銷及其他應遵行事項之辦法，由中央衛生主管機關定之。

第 57-1 條　從事藥物研發之機構或公司，其研發用藥物，應於符合中央衛生主管機關規定之工廠或場所製造。

前項工廠或場所非經中央衛生主管機關核准，不得兼製其他產品；其所製造之研發用藥物，非經中央衛生主管機關核准，不得使用於人體。

第 58 條　藥物工廠，非經中央衛生主管機關核准，不得委託他廠製造或接受委託製造藥物。

第六章　管制藥品及毒劇藥品之管理

第 59 條　西藥販賣業者及西藥製造業者，購存或售賣管制藥品及毒劇藥品，應將藥品名稱、數量，詳列簿冊，以備檢查。管制藥品並應專設櫥櫃加鎖儲藏。

管制藥品及毒劇藥品之標籤，應載明警語及足以警惕之圖案或顏色。

第 60 條　管制藥品及毒劇藥品，須有醫師之處方，始得調劑、供應。

前項管制藥品應憑領受人之身分證明並將其姓名、地址、統一編號及所領受品量，詳錄簿冊，連同處方箋保存之，以備檢查。

管制藥品之處方及調劑，中央衛生主管機關得限制之。

第 61 條　（刪除）

第 62 條　第五十九條及第六十條所規定之處方箋、簿冊，均應保存五年。

第 63 條　（刪除）

第 64 條　中藥販賣業者及中藥製造業者，非經中央衛生主管機關核准，不得售賣或使用管制藥品。

中藥販賣業者及中藥製造業者售賣毒劇性之中藥，非有中醫師簽名、蓋章之處方箋，不得出售；其購存或出售毒劇性中藥，準用第五十九條之規定。

第七章　藥物廣告之管理

第 65 條　非藥商不得爲藥物廣告。

第 66 條　藥商刊播藥物廣告時，應於刊播前將所有文字、圖畫或言詞，申請中央或直轄市衛生主管機關核准，並向傳播業者送驗核准文件。原核准機關發現已核准之藥物廣告內容或刊播方式危害民眾健康或有重大危害之虞時，應令藥商立即停止刊播並限期改善，屆期未改善者，廢止之。

藥物廣告在核准登載、刊播期間不得變更原核准事項。

傳播業者不得刊播未經中央或直轄市衛生主管機關核准、與核准事項不符、已廢止或經令立即停止刊播並限期改善而尚未改善之藥物廣告。

接受委託刊播之傳播業者，應自廣告之日起六個月，保存委託刊播廣告者之姓名（法人或團體名稱）、身分證或事業登記證字號、住居所（事務所或營業所）及電話等資料，且於主管機關要求提供時，不得規避、妨礙或拒絕。

第 66-1 條　藥物廣告，經中央或直轄市衛生主管機關核准者，其有效期間爲一年，自核發證明文件之日起算。期滿仍需繼續廣告者，得申請原核准之衛生主管機關核定展延之；每次展延之期間，不得超過一年。前項有效期間，應記明於核准該廣告之證明文件。

第 67 條　須由醫師處方或經中央衛生主管機關公告指定之藥物，其廣告以登載於學術性醫療刊物爲限。

第 68 條　藥物廣告不得以左列方式爲之：

一、假借他人名義爲宣傳者。

二、利用書刊資料保證其效能或性能。

三、藉採訪或報導爲宣傳。

四、以其他不正當方式爲宣傳。

第 69 條　非本法所稱之藥物，不得爲醫療效能之標示或宣傳。

第 70 條　採訪、報導或宣傳，其內容暗示或影射醫療效能者，視爲藥物廣告。

第八章　稽查及取締

第 71 條　衛生主管機關，得派員檢查藥物製造業者、販賣業者之處所設施及有關業務，並得出具單據抽驗其藥物，業者不得無故拒絕。但抽驗數量以足供檢驗之用者爲限。藥物製造業者之檢查，必要時得會同工業主管機關爲之。

本條所列實施檢查辦法，由中央衛生主管機關會同中央工業主管機關定之。

第 71-1 條　爲加強輸入藥物之邊境管理，中央衛生主管機關得公告其輸入時應抽查、檢驗合格後，始得輸入。

前項輸入藥物之抽查及檢驗方式、方法、項目、範圍、收費及其他應遵行事項之辦法，由中央衛生主管機關定之。

第 72 條　衛生主管機關得派員檢查醫療機構或藥局之有關業務，並得出具單據抽驗其藥物，受檢者不得無故拒絕。但抽驗數量以足供檢驗之用者爲限。

第 73 條　直轄市、縣（市）衛生主管機關應每年定期辦理藥商及藥局普查。

藥商或藥局對於前項普查，不得拒絕、規避或妨礙。

第 74 條　依據微生物學、免疫學學理製造之血清、抗毒素、疫苗、類毒素及菌液等，非經中央衛生主管機關於每批產品輸入或製造後，派員抽取樣品，經檢驗合格，並加貼查訖封緘，不得銷售。檢驗封緘作業辦法，由中央衛生主管機關定之。

前項生物藥品之原液，其輸入以生物藥品製造業者爲限。

第 75 條　藥物之標籤、仿單或包裝，應依核准刊載左列事項：

一、廠商名稱及地址。

二、品名及許可證字號。

三、批號。

四、製造日期及有效期間或保存期限。

五、主要成分含量、用量及用法。

六、主治效能、性能或適應症。

七、副作用、禁忌及其他注意事項。

八、其他依規定應刊載事項。

前項第四款經中央衛生主管機關明令公告免予刊載者，不在此限。

經中央衛生主管機關公告之藥物，其標籤、仿單或包裝，除依第一項規定刊載外，應提供點字或其他足以提供資訊易讀性之輔助措施；其刊載事項、刊載方式及其他應遵行事項，由中央衛生主管機關定之。

第 76 條　經許可製造、輸入之藥物，經發現有重大危害時，中央衛生主管機關除應隨時公告禁止其製造、輸入外，並廢止其藥物許可證；其已製造或輸入者，應限期禁止其輸出、調劑、販賣、供應、運送、寄藏、牙保、轉讓或意圖販賣而陳列，必要時並得沒入銷燬之。

第 77 條　直轄市或縣（市）衛生主管機關，對於涉嫌之僞藥、劣藥、禁藥或不良醫療器材，就僞藥、禁藥部分，應先行就地封存，並抽取樣品予以檢驗後，再行處理；就劣藥、不良醫療器材部分，得先行就地封存，並抽取樣品予以檢驗後，再行處理。其對衛生有重大危害者，應於報請中央衛生主管機關核准後，沒入銷燬之。

前項規定於未經核准而製造、輸入之醫療器材，準用之。

第 78 條　經稽查或檢驗爲僞藥、劣藥、禁藥及不良醫療器材，除依本法有關規定處理外，並應爲下列處分：

一、製造或輸入僞藥、禁藥及頂替使用許可證者，應由原核准機關，廢止其全部藥物許可證、藥商許可執照、藥物製造許可及公司、商業、工廠之全部或部分登記事項。

二、販賣或意圖販賣而陳列僞藥、禁藥者，由直轄市或縣（市）衛生主管機關，公告其公司或商號之名稱、地址、負責人姓名、藥品名稱及違反情節；再次違反者，得停止其營業。

三、製造、輸入、販賣或意圖販賣而陳列劣藥、不良醫療器材者，由直轄市或縣（市）衛生主管機關，公告其公司或商號之名稱、地址、負責人姓名、藥物名稱及違反情節；其情節重大或再次違反者，得廢止其各該藥物許可證、藥物製造許可及停止其營業。

前項規定，於未經核准而製造、輸入之醫療器材，準用之。

第 79 條　查獲之僞藥或禁藥，沒入銷燬之。

查獲之劣藥或不良醫療器材，如係本國製造，經檢驗後仍可改製使用者，應由直轄市或縣（市）衛生主管機關，派員監督原製造廠商限期改製；其不能改製或屆期未改製者，沒入銷燬之；如係核准輸入者，應即封存，並由直轄市或縣（市）衛生主管機關責令原進口商限期退運出口，屆期未能退貨者，沒入銷燬之。

前項規定於經依法認定爲未經核准而製造、輸入之醫療器材，準用之。

第 80 條　藥物有下列情形之一，其製造或輸入之業者，應即通知醫療機構、藥局及藥商，並依規定期限收回市售品，連同庫存品一併依本法有關規定處理：

一、原領有許可證，經公告禁止製造或輸入。

二、經依法認定爲僞藥、劣藥或禁藥。

三、經依法認定為不良醫療器材或未經核准而製造、輸入之醫療器材。

四、藥物製造工廠，經檢查發現其藥物確有損害使用者生命、身體或健康之事實，或有損害之虞。

五、製造、輸入藥物許可證未申請展延或不准展延。

六、包裝、標籤、仿單經核准變更登記。

七、其他經中央衛生主管機關公告應回收。

製造、輸入業者回收前項各款藥物時，醫療機構、藥局及藥商應予配合。

第一項應回收之藥物，其分級、處置方法、回收作業實施方式及其他應遵循事項之辦法，由中央衛生福利主管機關定之。

第 81 條　舉發或緝獲偽藥、劣藥、禁藥及不良醫療器材，應予獎勵。

第九章　罰則

第 82 條　製造或輸入偽藥或禁藥者，處十年以下有期徒刑，得併科新臺幣一億元以下罰金。

犯前項之罪，因而致人於死者，處無期徒刑或十年以上有期徒刑，得併科新臺幣二億元以下罰金；致重傷者，處七年以上有期徒刑，得併科新臺幣一億五千萬元以下罰金。

因過失犯第一項之罪者，處三年以下有期徒刑、拘役或科新臺幣一千萬元以下罰金。

第一項之未遂犯罰之。

第 83 條　明知為偽藥或禁藥，而販賣、供應、調劑、運送、寄藏、牙保、轉讓或意圖販賣而陳列者，處七年以下有期徒刑，得併科新臺幣五千萬元以下罰金。

犯前項之罪，因而致人於死者，處七年以上有期徒刑，得併科新臺幣一億元以下罰金；致重傷者，處三年以上十二年以下有期徒刑，得併科新臺幣七千五百萬元以下罰金。

因過失犯第一項之罪者，處二年以下有期徒刑、拘役或科新臺幣五百萬元以下罰金。

第一項之未遂犯罰之。

第 84 條 未經核准擅自製造或輸入醫療器材者，處三年以下有期徒刑，得併科新臺幣一千萬元以下罰金。
明知爲前項之醫療器材而販賣、供應、運送、寄藏、牙保、轉讓或意圖販賣而陳列者，依前項規定處罰之。
因過失犯前項之罪者，處六月以下有期徒刑、拘役或科新臺幣五百萬元以下罰金。

第 85 條 製造或輸入第二十一條第一款之劣藥或第二十三條第一款、第二款之不良醫療器材者，處五年以下有期徒刑或拘役，得併科新臺幣五千萬元以下罰金。
因過失犯前項之罪或明知爲前項之劣藥或不良醫療器材，而販賣、供應、調劑、運送、寄藏、牙保、轉讓或意圖販賣而陳列者，處三年以下有期徒刑或拘役，得併科新臺幣一千萬元以下罰金。
因過失而販賣、供應、調劑、運送、寄藏、牙保、轉讓或意圖販賣而陳列第一項之劣藥或不良醫療器材者，處拘役或科新臺幣一百萬元以下罰金。

第 86 條 擅用或冒用他人藥物之名稱、仿單或標籤者，處五年以下有期徒刑、拘役或科或併科新臺幣二千萬元以下罰金。
明知爲前項之藥物而輸入、販賣、供應、調劑、運送、寄藏、牙保、轉讓或意圖販賣而陳列者，處二年以下有期徒刑、拘役或科或併科新臺幣一千萬元以下罰金。

第 87 條 法人之代表人，法人或自然人之代理人、受雇人，或其他從業人員，因執行業務，犯第八十二條至第八十六條之罪者，除依各該條規定處罰其行爲人外，對該法人或自然人亦科以各該條十倍以下之罰金。

第 88 條 依本法查獲供製造、調劑僞藥、禁藥之器材，不問屬於犯罪行爲人與否，沒收之。
犯本法之罪，其犯罪所得與追徵之範圍及價額，認定顯有困難時，得以估算認定之；其估算辦法，由中央衛生主管機關定之。

第 89 條 公務員假借職務上之權力、機會或方法，犯本章各條之罪或包庇他人犯本章各條之罪者，依各該條之規定，加重其刑至二分之一。

第 90 條　製造或輸入第二十一條第二款至第八款之劣藥者，處新臺幣十萬元以上五千萬元以下罰鍰；製造或輸入第二十三條第三款、第四款之不良醫療器材者，處新臺幣六萬元以上五千萬元以下罰鍰。

販賣、供應、調劑、運送、寄藏、牙保、轉讓或意圖販賣而陳列前項之劣藥或不良醫療器材者，處新臺幣三萬元以上二千萬元以下罰鍰。

犯前二項規定之一者，對其藥物管理人、監製人，亦處以各該項之罰鍰。

第 91 條　違反第六十五條或第八十條第一項第一款至第四款規定之一者，處新臺幣二十萬元以上五百萬元以下罰鍰。

違反第六十九條規定者，處新臺幣六十萬元以上二千五百萬元以下罰鍰，其違法物品沒入銷燬之。

第 92 條　違反第六條之一第一項、第二十七條第一項、第三項、第二十九條、第三十一條、第三十六條、第三十七條第二項、第三項、第三十九條第一項、第四十條第一項、第四十四條、第四十五條之一、第四十六條、第四十九條、第五十條第一項、第五十一條至第五十三條、第五十三條之一第一項、第五十五條第一項、第五十七條第一項、第二項、第四項、第五十七條之一、第五十八條、第五十九條、第六十條、第六十四條、第七十一條第一項、第七十二條、第七十四條、第七十五條規定之一者，處新臺幣三萬元以上二百萬元以下罰鍰。

違反第五十九條規定，或調劑、供應毒劇藥品違反第六十條第一項規定者，對其藥品管理人、監製人，亦處以前項之罰鍰。

違反第五十三條之一第一項、第五十七條第二項或第四項規定者，除依第一項規定處罰外，中央衛生主管機關得公布藥廠或藥商名單，並令其限期改善，改善期間得停止其一部或全部製造、批發、輸入、輸出及營業；屆期未改善者，不准展延其藥物許可證，且不受理該藥廠或藥商其他藥物之新申請案件；其情節重大者，並得廢止其一部或全部之藥物製造許可或西藥運銷許可。

違反第六十六條第一項、第二項、第六十七條、第六十八條規定之一者，處新臺幣二十萬元以上五百萬元以下罰鍰。

第 93 條　違反第十六條第二項、第二十八條、第三十條、第三十二條第一項、第三十三條、第三十七條第一項、第三十八條或第六十二條規定之一，或有左列情形之一者，處新臺幣三萬元以上五百萬元以下罰鍰：

一、成藥、固有成方製劑之製造、標示及販售違反中央衛生主管機關依第八條第三項規定所定辦法。

二、醫療器材之分級及管理違反中央衛生主管機關依第十三條第二項規定所定辦法。

三、藥物樣品、贈品之使用及包裝違反中央衛生主管機關依第五十五條第二項規定所定辦法。

違反第十六條第二項或第三十條規定者，除依前項規定處罰外，衛生主管機關並得停止其營業。

第 94 條　違反第三十四條第一項、第七十三條第二項、第八十條第一項第五款至第七款或第二項規定之一者，處新臺幣二萬元以上十萬元以下罰鍰。

第 95 條　傳播業者違反第六十六條第三項規定者，處新臺幣二十萬元以上五百萬元以下罰鍰，其經衛生主管機關通知限期停止而仍繼續刊播者，處新臺幣六十萬元以上二千五百萬元以下罰鍰，並應按次連續處罰，至其停止刊播爲止。

傳播業者違反第六十六條第四項規定者，處新臺幣六萬元以上三十萬元以下罰鍰，並應按次連續處罰。

第 96 條　違反第七章規定之藥物廣告，除依本章規定處罰外，衛生主管機關得登報公告其負責人姓名、藥物名稱及所犯情節，情節重大者，並得廢止該藥物許可證；其原品名二年內亦不得申請使用。

前項經廢止藥物許可證之違規藥物廣告，仍應由原核准之衛生主管機關責令該業者限期在原傳播媒體同一時段及相同篇幅刊播，聲明致歉。屆期未刊播者，翌日起停止該業者之全部藥物廣告，並不再受理其廣告之申請。

第 96-1 條　藥商違反第四十八條之一規定者，處新臺幣十萬元以上二百萬元以下罰鍰；其經衛生主管機關通知限期改善而仍未改善者，加倍處罰，並得按次連續處罰，至其改善爲止。

藥商違反第二十七條之二第一項通報規定者，中央衛生主管機關得公開該藥商名稱、地址、負責人姓名、藥品名稱及違反情節；情節重大或再次違反者，並得處新臺幣六萬元以上三十萬元以下罰鍰。

第 97 條　藥商使用不實資料或證件，辦理申請藥物許可證之查驗登記、展延登記或變更登記時，除撤銷該藥物許可證外，二年內不得申請該藥物許可證之查驗登記；其涉及刑事責任者，並移送司法機關辦理。

第 97-1 條　依藥品查驗登記審查準則及醫療器材查驗登記審查準則提出申請之案件，其送驗藥物經檢驗與申請資料不符者，中央衛生主管機關自檢驗結果確定日起六個月內，不予受理其製造廠其他藥物之新申請案件。

前項情形於申復期間申請重新檢驗仍未通過者，中央衛生主管機關自重新檢驗結果確定日起一年內，不予受理其製造廠其他藥物之新申請案件。

第 98 條　（刪除）

第 99 條　依本法規定處罰之罰鍰，受罰人不服時，得於處罰通知送達後十五日內，以書面提出異議，申請復核。但以一次爲限。

科處罰鍰機關應於接到前項異議書後十五日內，將該案重行審核，認爲有理由者，應變更或撤銷原處罰。

受罰人不服前項復核時，得依法提起訴願及行政訴訟。

第 99-1 條　依本法申請藥物查驗登記、許可證變更、移轉及展延之案件，未獲核准者，申請人得自處分書送達之日起四個月內，敘明理由提出申復。但以一次爲限。

中央衛生主管機關對前項申復認有理由者，應變更或撤銷原處分。

申復人不服前項申復決定時，得依法提起訴願及行政訴訟。

第 100 條　本法所定之罰鍰，由直轄市、縣（市）衛生主管機關處罰之。

第 101 條　依本法應受處罰者，除依本法處罰外，其有犯罪嫌疑者，應移送司法機關處理。

第十章　附則

第 102 條　醫師以診療爲目的，並具有本法規定之調劑設備者，得依自開處方，親自爲藥品之調劑。

全民健康保險實施二年後，前項規定以在中央或直轄市衛生主管機關公告無藥事人員執業之偏遠地區或醫療急迫情形爲限。

第 103 條　本法公布後，於六十三年五月三十一日前依規定換領中藥販賣業之藥商許可執照有案者，得繼續經營第十五條之中藥販賣業務。

八十二年二月五日前曾經中央衛生主管機關審核，予以列冊登記者，或領有經營中藥證明文件之中藥從業人員，並修習中藥課程達適當標準，得繼續經營中藥販賣業務。

前項中藥販賣業務範圍包括：中藥材及中藥製劑之輸入、輸出及批發；中藥材及非屬中醫師處方藥品之零售；不含毒劇中藥材或依固有成方調配而成之傳統丸、散、膏、丹、及煎藥。

上述人員、中醫師檢定考試及格或在未設中藥師之前曾聘任中醫師、藥師及藥劑生駐店管理之中藥商期滿三年以上之負責人，經修習中藥課程達適當標準，領有地方衛生主管機關證明文件；並經國家考試及格者，其業務範圍如左：

一、中藥材及中藥製劑之輸入、輸出及批發。

二、中藥材及非屬中醫師處方藥品之零售。

三、不含毒劇中藥材或依固有成方調配而成之傳統丸、散、膏、丹、及煎藥。

四、中醫師處方藥品之調劑。

前項考試，由考試院會同行政院定之。

第 104 條　民國七十八年十二月三十一日前業經核准登記領照營業之西藥販賣業者、西藥種商，其所聘請專任管理之藥師或藥劑生免受第二十八條第一項駐店管理之限制。

第 104-1 條　前條所稱民國七十八年十二月三十一日前業經核准登記領照營業之西藥販賣業者、西藥種商，係指其藥商負責人於七十九年一月一日以後，未曾變更且仍繼續營業者。但營業項目登記爲零售之藥商，因負責人死亡，而由其配偶爲負責人繼續營業者，不在此限。

第 104-2 條　依本法申請證照或事項或函詢藥品查驗登記審查準則及醫療器材查驗登記審查準則等相關規定，應繳納費用。

前項應繳費用種類及其費額，由中央衛生主管機關定之。

第 104-3 條　各級衛生主管機關於必要時，得將藥物抽查及檢驗之一部或全部，委任所屬機關或委託相關機關（構）辦理；其委任、委託及其相關事項之辦法，由中央衛生主管機關定之。

第 104-4 條　中央衛生主管機關得就藥物檢驗業務，辦理檢驗機構之認證；其認證及管理辦法，由中央衛生主管機關定之。

前項認證工作，得委任所屬機關或委託其他機關（構）辦理；其委任、委託及其相關事項之辦法，由中央衛生主管機關定之。

第 105 條　本法施行細則，由中央衛生主管機關定之。

第 106 條　本法自公布日施行。

本法中華民國八十六年五月七日修正公布之第五十三條施行日期，由行政院定之；中華民國九十五年五月五日修正之條文，自中華民國九十五年七月一日施行。

二、藥事法施行細則

第 1 條　本細則依藥事法（以下簡稱本法）第一百零五條規定訂定之。

第 2 條　本法第七條，用詞定義如下：

一、新成分：指新發明之成分可供藥用者。

二、新療效複方：指已核准藥品具有新適應症、降低副作用、改善療效強度、改善療效時間或改變使用劑量之新醫療效能，或二種以上已核准成分之複方製劑具有優於各該單一成分藥品之醫療效能者。

三、新使用途徑：指已核准藥品改變其使用途徑者。

第 3 條　本法第八條第二項所稱醫師處方藥品，係指經中央衛生主管機關審定，在藥品許可證上，載明須由醫師處方或限由醫師使用者。

第 4 條　本法所稱稽查，係指關於藥物有無經核准查驗登記及與原核准查驗登記或規定是否相符之檢查事項。

本法所稱檢驗，係指關於藥品之性狀、成分、質、量或強度等化驗鑑定事項，或醫療器材之化學、物理、機械、材質等鑑定事項。

第 5 條　本法第二十條第一款所稱未經核准，擅自製造者，不包括非販賣之研究、試製之藥品。

前項藥品應備有研究或試製紀錄，並以無商品化之包裝者爲限。

第 6 條　本法第二十二條第二款所稱未經核准擅自輸入之藥品，係指該藥品未曾由中央衛生主管機關依本法第三十九條規定核發輸入許可證者。

第 7 條　本法第二十三條第一款所稱使用，係指依標籤或仿單刊載之用法，作正常合理之使用者。

第 8 條　本法第二十五條所稱標籤，包括直接標示於醫療器材上之文字、圖畫或記號。

第 9 條　本法第二十七條第二項規定藥商登記事項如左：

一、藥商種類。

二、營業項目。

三、藥商名稱。

四、地址。

五、負責人。

六、藥物管理、監製或技術人員。

七、其他應行登記事項。

第 10 條　依本法第二十七條第一項規定申請藥商登記者，應填具申請書，連同執照費及下列文件，申請直轄市或縣（市）衛生主管機關核准：

一、依本法規定，應聘用藥物管理、監製或技術人員者，其所聘人員之執業執照或證明文件。

二、藥商為公司組織者，其公司登記、公司組織章程影本。

三、藥物販賣業者，其營業地址、場所（貯存藥品倉庫）及主要設備之平面略圖。

四、藥物製造業者，其工廠登記證明文件及其影本。但依工廠管理輔導法規定免辦理工廠登記者，免附。

五、直轄市或縣（市）衛生主管機關所定之其他文件。

新設立公司組織之藥商，得由衛生主管機關先發給籌設許可文件，俟取得公司登記或工廠登記證明文件後，再核發藥商許可執照。

第 11 條　申請藥商登記者，其藥商種類及應載明之營業項目，應依本法第十四條至第十八條之規定。

西藥販賣業者，由藥劑生駐店管理時，其營業項目應加註不販賣麻醉藥品。

藥商經營醫用放射性藥品者，應依有關法令規定，申請核准後始得販賣。

第 12 條　藥品製造業者依本法第十六條規定在其製造加工之同一處所經營自製產品之批發、輸出、自用原料輸入及兼營自製產品之零售業務者，得由其監製人兼為管理之。但兼營非本藥商產品之販賣業務或分設處所經營各該業務者，應分別聘管理人員，並辦理藥品販賣業之藥商登記。

藥品製造業者依本法第五十八條規定，委託他廠製造之產品，其批發、輸出及零售，得依前項前段規定辦理。

第 13 條　醫療器材製造業者依本法第三十二條規定應聘技術人員之醫療器材類別及其技術人員資格，依左列規定：

一、製造一般醫療設備、臨床檢驗設備及生物材料設備者，應聘國內公立或立案之私立專科以上學校或經教育部承認之國外專科以上學校理、工、醫、農等相關科、系、所畢業之專任技術人員駐廠監製。

二、製造隱形眼鏡鏡片消毒藥水（錠）、移植器官保存液、衛生材料、衛生棉條業者，應聘專任藥師駐廠監製。

第 14 條　藥商許可執照、藥局執照，應懸掛於營業處所之明顯位置。

第 15 條　本法第二十七條第一項所稱應辦理變更登記之事項，包括藥商登記事項之變更及自行停業、復業或歇業。

前項應辦理變更登記事項，藥商應自事實發生之日起十五日內，向原核准登記之衛生主管機關申請辦理變更登記。

第 16 條　藥商辦理變更登記，除遷址變更登記，應先向衛生主管機關申請辦理外，其他公司組織或商業登記事項之變更，應先向商業主管機關辦妥各該變更登記。

第 17 條　藥商依本法第二十八條或第二十九條規定聘用之管理或監製人員，或第三十一條、第三十二條規定聘用之技術人員，因解聘、辭聘或其他原因不能執行其任務而未另行聘置時，應即停止營業，並申請停業或歇業之登記。

第 18 條　藥品販賣業者依本法第二十八條規定聘用之藥師、藥劑生或中醫師，或本法第十九條規定親自主持藥局業務之藥師、藥劑生，均應親自在營業場所執行業務，其不在場時，應於門口懸掛明顯標示。

第 19 條　（刪除）

第 20 條　（刪除）

第 21 條　（刪除）

第 22 條　（刪除）

第 22-1 條　依本法第三十九條第二項規定申請輸入試製藥品原料藥者，應繳納費用，並填具申請書及檢附下列資料，送請中央衛生主管機關核辦：

一、藥商許可執照。

二、試製計畫書。

三、經濟部工廠登記證明文件。但研發單位，免附。

四、委託其他藥商辦理輸入試製藥品原料藥者，其委託書、委託者及受委託者之藥商許可執照。

第 23 條　（刪除）

第 23-1 條　中央衛生主管機關對於藥物之查驗，得委託衛生財團法人或其他相關團體、機構辦理學術性研究、安全、臨床試驗等技術性資料之審查業務。

第 24 條　本法第三十九條、第四十條所稱藥物查驗登記事項如左：

一、藥物中文及外文品名。

二、藥品處方及藥品劑型。

三、醫療器材成分、材料、結構及規格。

四、藥物標籤、仿單及包裝。

五、藥品之直接包裝。

六、適應症、效能、性能、用法、用量及類別。

七、藥物製造方法、檢驗規格及檢驗方法。

八、藥商名稱。

九、製造廠廠名及廠址。

十、其他經中央衛生主管機關指定登記事項。

第 25 條　（刪除）

第 26 條　（刪除）

第 27 條　國內製造之藥物，其標籤、仿單、包裝應以中文為主，所附外文文字應小於中文。

國外輸入之藥物，除應加附中文仿單外，其標籤、包裝均應另以中文載明品名、類別、許可證字號及輸入藥商名稱、地址，且應以中文或依習慣能辨明之方式刊載有效期間或保存期限；其中文品名之文字不得小於外文。

第 28 條　藥商名稱之變更，涉及權利之移轉者，應由雙方共同提出申請。

第 29 條　（刪除）

第 30 條　（刪除）

第 31 條　輸出藥物爲應輸出地區購買者之要求，須變更藥物名稱、標籤、仿單、包裝或附加外文者，應檢附其所變更之實樣各二份，申請中央衛生主管機關核定。

前項經變更名稱、標籤、仿單、包裝或附加外文之藥物，不得用於內銷。

第 32 條　（刪除）

第 33 條　本法第四十九條所稱不得買賣，包括不得將藥物供應非藥局、非藥商及非醫療機構。但中藥製造業者所製造之藥食兩用中藥單方藥品，批發予食品製造廠商作爲食品原料者，不在此限。

第 34 條　依本法第五十三條第二項爲輸入原料藥之分裝，應由輸入之藥商於符合優良藥品製造規範之藥廠分裝後，塡具申請書，連同藥品許可證影本、海關核發之進口報單副本、原廠檢驗成績書、檢驗方法及其他指定文件，申請中央衛生主管機關備查。

經分裝之原料藥，以銷售藥品製造業者爲限；所使用之標籤應分別刊載左列事項：

一、廠商名稱及地址。

二、品名及許可證字號。

三、效能或適應症。

四、批號。

五、分裝藥商名稱及地址。

六、分裝日期。

七、製造日期及有效期間或保存期限。

八、其他依規定應刊載事項。

前項第七款經中央衛生主管機關明令公告免刊載者，不在此限。

第 35 條　生物藥品之容器、標籤、仿單及包裝，除應依本法第七十五條規定刊載外，含有防腐劑者，應標明防腐劑含量。

第 36 條　依本法第七十四條所規定辦理之藥品檢驗封緘，其審查或檢驗結果爲不合格者，國外輸入藥品應由直轄市或縣（市）衛生主管機關派員監督原輸入藥商限期退運；本國製造藥品可改製使用者，由直轄市或縣（市）衛生主管機關派員監督原製造廠商限期改製。屆期未能退運或改製，或不能改製者，應予以銷燬。

第 37 條　藥物有本法第八十條第一項第一款至第四款所列情形之一者，藥商、藥局及醫療機構，應自公告或依法認定之日起，立即停止輸入、製造、批發、陳列、調劑、零售；其製造或輸入之業者，並應於回收期限內回收市售品，連同庫存品依本法第七十九條規定處理；回收期限由中央衛生主管機關依個案性質決定，最長不得超過二個月。

藥物有本法第八十條第一項第五款或第六款情形之一者，其製造或輸入之業者，應自藥物許可證到期或包裝、標籤、仿單經核准變更之日起六個月內收回市售品，連同庫存品送經直轄市或縣（市）衛生主管機關驗章後，始得販賣。

製造或輸入業者執行藥物回收作業前，應訂定回收作業計畫書，載明回收程序、回收期限、執行成果報告書報備之期限及其他相關事項報中央衛生主管機關備查後，依該計畫書執行；並於執行結束後，製作回收報告書，報各級衛生主管機關備查。

第 38 條　取締偽藥、劣藥、禁藥、不良醫療器材及未經許可製造或輸入之醫療器材，直轄市衛生主管機關得設置查緝中心；縣（市）衛生主管機關得設置查緝小組。

第 39 條　舉發偽藥、劣藥、禁藥、不良醫療器材或未經核准製造或輸入之醫療器材經緝獲者，應由直轄市或縣（市）衛生主管機關依左列標準計點核發獎金：

一、舉發製造或輸入偽藥、禁藥或未經核准製造或輸入醫療器材者：四至十點。

二、舉發以批發方式轉售（讓）偽藥、禁藥或未經核准製造或輸入醫療器材者：二至五點。

三、舉發零售、運送、儲（寄）藏、牙保或意圖販賣而陳列偽藥、禁藥或未經核准製造或輸入醫療器材者：二至三點。

四、舉發製造、輸入、販賣劣藥或不良醫療器材者：二至三點。

每點獎金之數額，由直轄市或縣（市）衛生主管機關視情況訂定，並編列預算支應之。中央衛生主管機關於必要時，得編列緝獲獎金補助之。

第 40 條　二人以上聯名舉發前條之案件，其獎金應由原舉發人聯名具領。

二人以上分別舉發案件而有相同部分者，其獎金應發給最先舉發者；如無法分別先後時，平均分發之。

第 41 條　協助查緝機關緝獲僞藥、劣藥、禁藥、不良醫療器材及未經核准製造或輸入之醫療器材者，其獎勵準用關於舉發人之規定。

第 42 條　依本細則應發給獎金者，應由緝獲僞藥、劣藥、禁藥、不良醫療器材及未經核准製造或輸入醫療器材之機關敘明事實申請之。但同時符合本細則或其他法令規定給予獎勵者，不得重複給獎。

第 43 條　對於舉發人或協助緝獲僞藥、劣藥、禁藥、不良醫療器材及未經核准製造或輸入醫療器材者之姓名，應嚴予保密，不得洩漏。

第 44 條　登載或宣播藥物廣告，應由領有藥物許可證之藥商，塡具申請書，連同藥物許可證影本、核定之標籤、仿單或包裝影本、廣告內容及審查費，申請中央或直轄市衛生主管機關核准後爲之。

第 45 條　藥物廣告所用之文字圖畫，應以中央衛生主管機關所核定之藥物名稱、劑型、處方內容、用量、用法、效能、注意事項、包裝及廠商名稱、地址爲限。

中藥材之廣告所用文字，其效能應以本草綱目所載者爲限。

第 46 條　藥物廣告應將廠商名稱、藥物許可證及廣告核准文件字號，一併登載或宣播。

第 47 條　藥物廣告之內容，具有左列情形之一者，應予刪除或不予核准：

一、涉及性方面之效能者。

二、利用容器包裝換獎或使用獎勵方法，有助長濫用藥物之虞者。

三、表示使用該藥物而治癒某種疾病或改進某方面體質及健康或捏造虛僞情事藉以宣揚藥物者。

四、誇張藥物效能及安全性者。

第 48 條　（刪除）

第 49 條　（刪除）

第 50 條　本法第一百零二條第二項所稱醫療急迫情形，係指醫師於醫療機構爲急迫醫療處置，須立即使用藥品之情況。

第 51 條　（刪除）

第 52 條　（刪除）

第 53 條　本法及本細則所定文書格式，由中央衛生主管機關定之。

第 54 條　本細則自發布日施行。

第二章　藥物製造工廠設廠標準

藥物製造工廠設廠標準（民國一百零二年七月四日修正）

第一編　總則

第 1 條　本標準依藥事法（以下簡稱本法）第五十七條第五項規定訂定之。

第 2 條　藥物製造工廠或場所之設備及衛生條件，應符合本標準之規定；本標準未規定者，依其他有關法令之規定。

第 3 條　新設、遷移、擴建、復業或增加原料藥、劑型、加工項目、品項之國產藥物製造工廠，如符合第二編及工廠管理輔導法規定者，由直轄市或縣（市）工業主管機關依申請核發工廠登記證明文件或核准變更登記，並由直轄市或縣（市）衛生主管機關依申請核發製造業藥商許可執照或核准變更登記。

依前項規定取得工廠登記證明文件及製造業藥商許可執照或經核准變更登記之國產藥物製造工廠，如經檢查符合藥物優良製造準則之規定者，由中央衛生主管機關就檢查合格之項目，核發符合藥品優良製造規範或醫療器材優良製造規範之藥物製造許可。

國外藥物製造工廠如經檢查符合藥物優良製造準則之規定者，中央衛生主管機關就檢查合格之項目，核發符合藥品優良製造規範或醫療器材優良製造規範之證明文件。

第二編　設廠基本條件

第 4 條　藥物製造工廠，應具備下列基本條件及共同設備：

一、工廠廠址應選擇環境清潔、空氣新鮮之地帶；其製造、加工及分裝作業場所，應依建築相關法規，並與工廠周圍邊界保持足以避免污染及防火需要之適當距離。生物藥品或生物技術產品之製造工廠及設施，對病原體之安全防護，不得妨礙公共衛生及安全；廠內之排水溝並應加蓋，防止動物出入散布病原體。

二、廠房之建築應堅固安全，建築物之設計，應能防鼠、防蟲、防塵；室內天花板、牆壁及地面應保持平滑而無裂痕及縫隙，且應易於清潔而不發生粉塵，必要時應採用易於消毒清洗之材料；所有作業場所，均應有良好之照明與通風設備，必要時並應具有適當之溫度、濕度及潔淨度調節設備。

三、廠內作業場所應明確區分（如粉劑製造室、液劑製造室等），兼製環境衛生用藥者，其作業場所，應與其他藥物製造工廠保持相當之距離，必要時並應有隔離之牆壁。

四、設置原料、物料、半製品及最終產品等倉庫。

五、粉塵、廢水、有害廢棄物、有毒容器、有害氣體、生物性成分及其他有害成分或物質之處理設備。

六、工廠應設置符合規定之秤量設備，並定期校正。

七、設置容器洗滌設施。如係製造眼用液劑、注射劑及生物藥品或生物技術產品者，所用容器之洗滌設施，應特別注意防止污染，並獨立設置。

八、設置工作人員洗手設備及工作衣、帽、口罩、手套、鞋履等之洗滌或消毒滅菌設備。作業場所外，應視需要設置員工使用之休息室、浴室；製造、加工區域應具備適當之盥洗設施，並與作業場所隔離。

九、設置檢驗部門（化驗室及儀器室）及適當檢驗設備。但如符合藥物委託製造及檢驗作業準則規定，委託經主管機關認可之單位檢驗，並出具確切證明者，得免設置。

十、對於易燃性或危險性原物料、溶劑、半製品或中間產品及產品之作業場所，應有適當之防護、急救及隔離設施。

藥物製造工廠應視工作上之需要，設置鍋爐、抽水機、眞空泵、壓縮機、一般用水處理、純淨水處理（如離子交換樹脂裝置等）及蒸餾水製造、吸塵排氣或空氣處理系統。

第一項第六款至第十款所列各種設備，醫療器材製造工廠得視實際需要設置。

第 5 條　製造內服與毒劇外用藥品之設備，應嚴格區分，不得互爲挪用。

製造人用藥品與動物用藥品之場所設備均應分開，不得在未隔絕之同一建築物作業。但使用符合人用藥品規格製造動物用藥品者，不在此限。

第 6 條　散（粉）劑藥品製造工廠，應視需要設置下列設備：
一、粉碎設備。
二、篩粉設備。
三、混合設備。
四、乾燥設備。
五、粉塵收集設備。
六、其他相關設備。

第 7 條　膠囊劑、軟膠囊劑藥品製造工廠，應視需要設置下列設備：
一、粉碎設備。
二、篩粉設備。
三、混合設備。
四、乾燥設備。
五、溶膠調合設備。
六、軟膠膜加工設備。
七、軟膠囊充填壓製設備。
八、自動膠囊充填或半自動膠囊充填設備。
九、粉塵收集設備。
前項第五款至第七款，係製造軟膠囊工廠常用之設備；第五款及第六款所定設備之裝置場所，應與其他場所隔開；第六款及第七款所定設備之場所，應具備空氣溫度及濕度之調節。

第 8 條　顆粒劑、錠劑（含眼用錠劑）、著衣錠劑、丸劑藥品製造工廠，應視需要設置下列設備：
一、粉碎設備。
二、篩粉設備。
三、混合或煉合設備。
四、乾燥設備。
五、造粒設備。
六、整粒設備。
七、壓錠設備或製丸設備。

八、溶膠或糖漿調合、噴霧或包衣、送風、乾燥、磨光設備。
九、外殼模器、加光器。
十、粉塵收集設備。
前項第八款所定設備之場所，應與其他場所隔開。
眼用錠劑製造工廠，另應視需要設置滅菌設備、空氣潔淨、無菌充填（分裝）及無菌試驗設備。

第 9 條　乳劑藥品製造工廠，應視需要設置下列設備：
一、攪拌乳化設備。
二、乳劑調勻設備。
三、乳劑充填（分裝）設備。

第 10 條　懸液劑、酊劑、浸膏劑、流浸膏劑、液劑（含眼用液劑、血液透析液、灌洗用液劑）藥品製造工廠，應視需要設置下列設備：
一、蒸餾水或純淨水之製造設備。
二、液劑調配容器或液劑澄清槽或瓷缸。
三、滲漉設備。
四、浸漬設備。
五、過濾設備。
六、攪拌設備。
七、定量充填（分裝）及容器封閉設備。
八、加熱濃縮（減壓）裝置。
九、滅菌設備。
眼用液劑製造工廠，另應視需要設置空氣潔淨、無菌充填（分裝）及無菌試驗設備。

第 11 條　氣化噴霧劑藥品製造工廠，應視需要設置下列設備：
一、攪拌設備。
二、充填設備。

第 12 條　軟膏（含眼用軟膏）、栓劑藥品製造工廠，應視需要設置下列設備：
一、粉末研磨設備。
二、篩粉設備。
三、加熱釜。

四、調勻設備。
五、充填（分裝）設備。
六、軟膏管封閉設備。
七、栓劑模型冷凝設備。
八、滅菌設備。
九、粉塵收集設備。
前項第五款及第六款所定之設備，於不裝軟膏管之工廠，得免設置。
眼用軟膏製造工廠，另應視需要設置空氣潔淨、無菌充填（分裝）及無菌試驗設備。

第 13 條　棒劑藥品製造工廠，應視需要設置下列設備：
一、混合設備。
二、充填設備。

第 14 條　貼劑藥品製造工廠，應視需要設置下列設備：
一、加熱設備。
二、攪拌、捏合設備。
三、塗布設備。
四、裁切設備。

第 15 條　植入劑藥品製造工廠，應視需要設置下列設備：
一、壓製或模製設備。
二、滅菌設備。

第 16 條　注射劑（含腹膜透析液）藥品製造工廠，應視需要設置下列設備：
一、注射用水之製造設備。
二、安瓿切斷設備。
三、容器乾燥滅菌設備及冷卻、保管設備：應防止容器之污染，並應有效滅菌。
四、注射藥劑溶液過濾設備：應具備去熱原及除菌過濾設備。但粉末狀態者，免設。
五、準確衡量之充填設備。
六、注射劑容器封閉設備。

七、滅菌設備。

八、注射劑容器封閉狀態及洩漏檢驗設備。

九、注射劑異物檢查設備。

十、消毒室：供員工手腳洗滌消毒之用。

十一、更衣室：供員工更換已滅菌之工作衣帽、口罩、手套及鞋履之用。

十二、藥液調製室。

十三、藥劑充填及容器封閉室。

十四、動物試驗之場所、設施及設備，並配置所需之動物及其飼養觀察場所。

十五、生菌數試驗、無菌試驗或其他檢驗所需之場所、設施及設備。

十六、凍晶乾燥設備。

前項第十二款及第十三款之各室，應與其他作業場所嚴格劃分，並應設置能嚴密關閉之雙重門戶、空氣潔淨、滅菌、溫度及濕度調節等設備。

熱原試驗應以非活體動物替代方式優先。

第 17 條　抗生素藥品製劑工廠，應視需要設置下列設備：

一、注射用抗生素製劑：

(一) 液狀抗生素製劑，應具前條所列設備；粉狀抗生素製劑，除視其實際需要設置前條所列有關設備外，並應增加設置適當控制溫度與濕度之無菌充填（分裝）設備及自動或半自動精密天秤。

(二) 通於室外之門窗，應設置能嚴密關閉之雙重門窗。

(三) 應具備抗生素原料及產品之力價與安全試驗設備。

(四) 加工分裝場所，應設置預備室（供分裝材料及容器之乾燥滅菌與儲藏及從事其他分裝準備工作之用）及分裝室（應設置適當控制濕度之無菌設備及自動或半自動精密天秤）。

二、非注射用抗生素製劑（如膠囊劑、錠劑、液劑、軟膏等）：除應比照各該製劑規定之各項設備外，其加工分裝場所，應視實際需要設置空氣潔淨、滅菌、溫度及濕度調節等設備，並應具備前款第二目及第三目所定之設備。

三、青黴素類藥品之製造、加工、分裝、包裝及其他作業場所，應有完全隔開之廠房，其空氣處理系統並應與其他藥品之系統各自獨立。

第 18 條　生物藥品或生物技術產品製造工廠，除作業場所之室內天花板、牆壁、門窗、地面等之構造設備，應便於洗滌及消毒外，應視需要設置下列設備：

一、製造、試驗用動物及接種微生物後之動物飼養隔離設備。

二、安全試驗與生物檢定場所、設施及設備。

三、動物採血及動物來源製造痘苗之製造廠，應有足夠沖洗之水源設備。

四、作業場所應有清理污水及消毒設備。

五、微生物培養設備。

六、微生物過濾設備。

七、微生物接種及採取設備。

八、冷凍乾燥設備。

九、稀釋原液調製設備。

十、充填（分裝）及容器密封設備。

十一、微生物之貯藏設備。

十二、製造過程中之中間產品及最終產品之貯藏設備：貯藏設備之室溫，應適合各貯藏產品之溫度。

十三、調劑用溶液及培養基調製設備。

十四、使用前、後之製造與檢驗用之器具及各種溶液、培養基等之滅菌消毒設備。

十五、恒溫器、滅菌設備、冷藏及冷凍設備，並附裝自動調節器、溫度計及其他必要之紀錄儀器。

十六、動物屍體及其他污物焚化或銷毀設備。

十七、員工更衣及沐浴設備。

十八、動物解剖及臟器磨碎設備。

十九、其他相關設備。

操作芽孢、細菌及病毒場所，應與其他場所完全隔離。

第一項第七款至第十款所定設備之場所，須係無菌室設備，並應裝設所需之無菌空氣調節器。第一項第十款設備之場所應裝設之無菌空氣調節器，須係無菌減濕空氣調節器。

第 19 條　中藥磨粉工廠，應視需要設置下列設備：

一、粉碎設備。

二、篩粉設備。

三、乾燥設備。

四、粉塵收集設備。

五、分裝及包裝設備。

第 20 條　中藥飲片炮製工廠，應視需要設置下列設備：

一、淨選加工設備。

二、切製處理設備。

三、切製設備。

四、乾燥設備。

五、炮製設備。

六、分裝及包裝設備。

七、其他相關設備。

第 21 條　中藥膏藥（硬膏、油膏）及藥膠布製造工廠，應視需要設置下列設備：

一、粉碎設備。

二、混合設備。

三、熬膏釜爐攪拌設備。

四、膏藥塗布設備。

五、裁切設備。

第 22 條　中藥碎片製造工廠，應視需要設置下列設備：

一、切片（碎）設備。

二、篩粒設備。

三、混合設備。

四、乾燥設備。

第 23 條　中藥液劑、露劑、酒劑、膏滋劑、膠劑製造工廠，應視需要設置下列設備：
一、切斷（碎）設備。
二、浸漬設備。
三、過濾設備。
四、煎熬或濃縮設備。
五、蒸餾設備。
六、攪拌設備。
七、液體充填（分裝）設備。
八、膠模盤及切膠刀。

第 24 條　中藥濃縮製造工廠，應視需要設置下列設備：
一、切斷（碎）設備。
二、萃取設備。
三、過濾設備。
四、減壓濃縮設備。
五、恒溫或減壓乾燥設備。

第 25 條　硬空膠囊製造工廠，應視需要設置下列設備：
一、溶膠設備。
二、模製設備。
三、乾燥設備。
四、裁截及套合設備。
五、消毒滅菌設備。
六、微生物檢查設備。
七、作業場所，應設置空氣潔淨、溫度、濕度等調節設備。

第 26 條　醫用氣體製造工廠，應視需要設置下列設備：
一、儲存設備。
二、蒸發設備。
三、空氣壓縮設備。
四、純化設備。
五、灌充或充填設備。
六、分離設備。
七、合成設備。

第 27 條　衛生材料類製造工廠，除各作業場所應視其性質予以區分隔離外，應視需要設置下列設備：

一、彈棉機、展棉機或梳棉機：委託整棉廠加工者，得免設置。

二、加壓脫脂設備。

三、漂洗設備。

四、脫水設備。

五、乾燥設備（乾燥室）。

六、紡紗機、織布機等紡織設備：委託棉織廠加工者，得免設置。

七、紗布裁切設備。

八、繃帶裁切設備。

九、敷料經乾燥後，應有適當防止再污染之設備。

十、絆創膏基劑或藥材料煉合設備。

十一、浸漬調合設備：係採用溶劑法者，應具有之設備。

十二、塗布設備。

十三、乾燥及滅菌設備。

十四、底布加工設備。

十五、裁切及捲布設備。

十六、藥用紗布浸漬乾燥設備。

十七、視需要設置半製品或最終產品之無菌檢查設備。

前項第一款至第五款，係製造藥用脫脂棉者常用之設備；第二款至第八款，係製造藥用紗布繃帶者常用之設備；第十款至第十五款，係製造絆創膏者常用之設備；第十五款及第十六款，係製造急救用絆創膏、藥用紗布者常用之設備。

第 28 條　注射筒類製造工廠，應視需要設置下列設備：

一、瓦斯加工設備。

二、研磨加工設備。

三、刻度加工設備。

四、檢查筒管接頭設備。

五、玻璃鹼性度試驗設備。

六、裂紋檢查器。

七、熱衝擊試驗設備。
八、標準容量測定器。
九、氣密檢查器。

第 29 條　醫療用電氣器械製造工廠，應視需要設置下列設備：
一、車床。
二、鑽床。
三、千斤鼎。
四、磨床或砂輪機。
五、四分之一馬力以上之電動設備。
六、沖床。
七、試驗用配電盤。
八、檢電器。
九、電阻測定器。

第 30 條　採血及輸血用器具類（使用塑膠管）製造工廠，應視需要設置下列設備：
一、高速攪拌設備。
二、冷卻攪拌設備。
三、膠粒設備。
四、高壓蒸氣滅菌設備。
五、高週波熔接設備。
六、製造無菌水裝置。
七、無菌操作室。

第 31 條　注射針製造工廠，應視需要設置下列設備：
一、直線設備。
二、研磨設備。
三、針座車製設備。
四、套緊用器具。
五、彎曲試驗器。
六、彈性試驗器。
七、引拔試驗器。
八、鉗面計。

九、測微計。

十、測微尺。

第 32 條 分裝、包裝及標示作業場所，應視需要設置下列設備：

一、衡量器及其他必要之分裝設備（如人工計數器或自動分裝設備等）。

二、防濕用包裝設備。

三、瓶栓或瓶用封蓋設備。

四、半自動或自動安瓿印字設備。

五、批號印製設備。

六、迴轉工作台或普通作業台。

第 33 條 醫療器材製造工廠，其設備應視產品實際需要設置之；對其用以證明產品符合規定要求之檢驗、量測及試驗設備，應予記錄、管制、校正及維護。

第三編 附則

第 34 條 本標準自發布日施行。

第三章　藥物製造業者檢查辦法

中華民國一百零三年二月二十一日衛生福利部部授食字第1021150906號令、經濟部經工字第10302601930號令會銜修正發布第3條、第7條、第8條至第10條條文

第　1　條　本辦法依藥事法第七十一條第三項規定訂定之。

第　2　條　應依本辦法實施檢查之藥物製造業者如下：

一、經營藥品製造、加工之業者。

二、經營醫療器材製造、裝配之業者。

三、其他與藥物製造、加工或裝配有關之業者，包括經中央衛生主管機關核准爲研發而製造藥物者、兼作藥物標示及與分裝或包裝藥物有關之業者等。

第　3　條　藥物製造業者之檢查，分類如下：

一、藥物製造業者之新設、遷移、擴建、復業或增加原料藥、劑型、加工項目、品項之檢查。

二、藥物製造業者後續追蹤管理之檢查。

三、區域例行性檢查。

四、其他檢查。

前項第一款之國產藥物製造業者，其硬體設備及衛生條件，應符合藥物製造工廠設廠標準第二編及工廠管理輔導法之規，並由工業主管機關及直轄市或縣（市）衛生主管機關檢查之；其軟體設備及衛生條件，應符合藥物優良製造準則之規定，並由中央衛生主管機關依第四條或第六條規定檢查之。

第一項第一款之國外藥物製造業者，應符合藥物優良製造準則之規定，並由中央衛生主管機關依第五條或第七條規定檢查之。

第一項第二款之檢查，國產藥物製造業者依第八條規定辦理，國外藥物製造業者依第九條規定辦理。

經中央衛生主管機關核准爲研發而製造藥物者，如未申請藥物上市許可，得不適用前三項規定。但其臨床試驗用藥物，應符合藥物優良製造準則之規定，並由衛生主管機關檢查之。

第一項第三款之檢查，依第十一條規定辦理。

第一項第四款之檢查，依第十二條規定辦理。

第 4 條 新設、遷移、擴建、復業或增加原料藥、劑型、加工項目之國產藥品製造業者，應繳納費用，並填具藥品優良製造評鑑申請表及檢附下列資料，向中央衛生主管機關申請檢查：

一、通過硬體檢查之證明文件或工廠登記證明文件。

二、填具製藥工廠基本資料查核表，並依查核表所載事項檢附工廠基本資料（Site Master File，以下簡稱SMF）。

前項檢查，中央衛生主管機關得會同直轄市或縣（市）衛生主管機關赴廠檢查之。

第 5 條 第三條第一項第一款之輸入藥品國外製造業者，應由我國代理商（藥商）繳納費用，並填具申請書表及依書表所載事項檢附該國外製造業者之工廠資料（Plant Master File，以下簡稱PMF），向中央衛生主管機關申請檢查。但經中央衛生主管機關認可之國家，其製造業者之工廠資料（PMF），得以該業者之工廠基本資料（SMF）及該國衛生主管機關核發之稽查報告替代之。

前項工廠資料（PMF）及工廠基本資料（SMF），應經出產國最高衛生主管機關或商會簽證。但如檢附出產國最高衛生主管機關出具該製造業者符合當地藥品優良製造規範之證明或載明該製造業者係符合當地藥品優良製造規範之製售證明正本，得免簽證；如出產國係德國者，其證明文件得由德國邦政府衛生主管機關出具，免其聯邦政府簽證。

第一項檢查如有實施國外查廠之必要者，申請人應向中央衛生主管機關繳納費用，並與國外製造業者配合檢查要求，備齊相關資料。

第 6 條 新設、遷移、擴建、復業或增加醫療器材品項之國產醫療器材製造業者，應繳納費用，並填具申請書表二份及檢附下列資料，向中央衛生主管機關申請檢查：

一、品質手冊。

二、工廠登記證明文件。

三、製造業藥商許可執照。

第 7 條　第三條第一項第一款之輸入醫療器材國外製造業者，應由我國代理商（藥商）繳納費用，並填具申請書表二份及檢附下列資料，向中央衛生主管機關申請檢查：

一、該輸入醫療器材國外製造業者之品質系統文件。

二、與醫療器材優良製造規範同等效力之符合性驗證合格登錄證書。

三、該輸入醫療器材國外製造業者之全廠配置圖、各類產品製造作業區域、主要設備、產品製造流程；必要時，並應標示作業人員與物料搬運之通路。

前項第一款之品質系統文件，得先檢附品質手冊與相關程序書及文件總覽表。但必要時，申請人應依中央衛生主管機關之通知，補送其他品質系統文件或資料。

產地為美國之製造業者，得以美國最高衛生主管機關出具之製售證明，並其內容載明該製造業者係符合美國之醫療器材優良製造規範（Current G-ood Manufacturing Practice）者，替代第一項第二款資料。

產地為美國、美屬波多黎各或關島之製造業者，於中美醫療器材技術合作換文有效期間內，得以美國最高衛生主管機關出具之查廠報告書與製售證明及與醫療器材優良製造規範同等效力之符合性證書（如ISO 13485證書），共同替代第一項第一款至第三款之資料。

產地為歐盟之製造業者，於中歐醫療器材技術合作換文有效期間內，或產地為瑞士之製造業者，於臺瑞醫療器材技術合作換文有效期間內，或產地為列支敦斯登之製造業者，於臺列醫療器材技術合作換文有效期間內，得以經中央衛生主管機關認可且與中央衛生主管機關醫療器材優良製造規範代施查核機構簽訂查廠報告交換技術合作方案之歐盟醫療器材代施查核機構所出具查廠報告書，連同該產製國最高衛生主管機關出具之製售證明及前述認可代施查核機構出具與醫療器材優良製造規範同等效力之符合性證書（如ISO 13485證書）共同替代第一項第一款至第三款之資料。

第一項檢查如有實施國外檢查之必要者，申請人應向中央衛生主管機關繳納費用及國外製造業者之品質手冊，並與國外製造業者配合檢查要求，備齊相關資料。

第 7-1 條　申請檢查符合醫療器材優良製造規範者，所附資料如有不符規定而得補正時，申請人應於通知期限內補正之。補正期限爲二個月。申請人如未能於期限內補正者，得於補正期滿前，申請延期一個月，且延期以一次爲限。

申請人如未於期限內補正或延期一個月後仍逾期未補正者，中央衛生主管機關得依現有資料逕爲檢查判定。

第 8 條　第三條第一項第二款之檢查，國產藥品製造業者每二年檢查一次，並得視其生產產品之劑型、作業內容及歷次檢查紀錄，延長一年至二年。國產醫療器材製造業者，每三年檢查一次。

前項檢查，業者應於藥物製造許可有效期間屆滿六個月前主動提出申請。

中央衛生主管機關於必要時或發現藥物有重大危害之情事者，得另實施不定期檢查，並以不預先通知檢查對象爲原則。

第一項及前項之檢查，由中央衛生主管機關檢查藥物製造業者實施藥品優良製造規範或醫療器材優良製造規範之現況，並得通知直轄市或縣（市）衛生主管機關及工業主管機關派員參加。業者應配合檢查要求，並準用第四條或第六條規定辦理。

第 9 條　輸入藥品國外製造業者後續追蹤管理每二年檢查一次，並得視當地國藥品製造管理制度及標準延長一年至二年；其檢查除書面審查外，得視其輸入產品之劑型、作業內容、歷次檢查紀錄及當地國藥品製造管理制度及標準等辦理實地查核。輸入醫療器材國外製造業者每三年檢查一次。

前項檢查，業者應於核定文件有效期間屆滿六個月前主動提出申請。

中央衛生主管機關於必要時或發現藥物有重大危害之情事者，得另實施不定期檢查。

第一項及前項之檢查，由中央衛生主管機關檢查藥物製造業者實施藥品優良製造規範或醫療器材優良製造規範之現況；業者應配合檢查要求，並準用第五條或第七條規定辦理。

第 10 條　國產藥物製造業者符合第四條、第六條及第八條規定者，由中央衛生主管機關核發藥物製造許可；國外藥物製造業者符合第五條、第七條及第九條規定者，由中央衛生主管機關發給核定文件。

第 11 條　第三條第一項第三款之檢查，由直轄市或縣（市）衛生主管機關會同工業主管機關檢查當地之藥物製造業者；其檢查期間及重點如下：

一、每年舉行一次。

二、檢查重點除藥物製造業者之設備外，並包括其製造、加工、裝配之作業程序、品質管制及其成品、半成品、原料、配件容器、包裝、標籤、仿單與工廠或場所之安全、機器按裝排列及操作效率等。

第 12 條　其他檢查，由衛生主管機關及工業主管機關依相關法令規定或視需要依職權辦理。

第 13 條　主管機關執行各項檢查時，得視需要邀請有關機關或專家參與。

第 14 條　檢查人員執行檢查任務時，應出示身分證明文件；檢查時，得索取並影印相關文件；必要時，得取樣、照相並錄音存證。

如受檢查業者無故拒絕、規避或妨礙時，得逕予判定該次檢查結果爲不合格。

第 15 條　藥物製造業者經檢查所見缺失，應依檢查機關核發之檢查報告或有關文件，於期限內改善並檢送改善報告。

執行檢查之機關得視受檢查業者之違規情節，或於受檢查業者逾期未改善或其改善報告仍有缺失時，依相關法令規定處罰。

第 15-1 條　藥商申請醫療器材製造業者應符合醫療器材優良製造規範之規定；經檢查不合格者，得於核定之日起二個月內提出複評，以一次爲限。

第 16 條　本辦法之各項書表，由中央衛生主管機關定之。

受檢查業者應依書表所載事項，備齊相關資料；塡寫書表及檢附之資料，限用繁體中文及英文；如非繁體中文或英文者，應另附繁體中文或英文譯本。

第 17 條　本辦法自發布日施行。

第四章　藥品查驗登記審查準則

中華民國一百零陸年七月三十一日衛生福利部衛部中字第1061860969號令修正

第一章　總　則

第 1 條　本準則依藥事法（以下簡稱本法）第三十九條第四項規定訂定之。

第 2 條　藥品之查驗登記與許可證之變更、移轉、展延登記及污損或遺失之換發或補發，依本準則之規定；本準則未規定者，依其他有關法令及中央衛生主管機關公告事項之規定。

第 3 條　申請前條各類登記，應繳納費用，並塡具中央衛生主管機關規定之申請書表格式及檢附應備資料，送交中央衛生主管機關審查。

前項所稱之申請書表格式，包括藥品查驗登記申請書、變更登記申請書、許可證有效期間展延申請書、切結書、外盒仿單標籤黏貼表、證照黏貼表及其他與申請程序有關之書表格式。

本準則所稱中文，係指繁體中文。塡寫申請書表或檢附之資料如係中文者，應使用繁體中文或附繁體中文譯本。

第二章　西　藥

第一節　通則

第 4 條　本章用詞定義如下：

一、新藥：指本法第七條所稱之新藥。

二、學名藥：指與國內已核准之藥品具同成分、同劑型、同劑量、同療效之製劑。

三、生物藥品：指依據微生物學、免疫學學理製造之血清、抗毒素、疫苗、類毒素及菌液等。

四、原料藥（藥品有效成分）：指一種經物理、化學處理或生物技術過程製造所得具藥理作用之活性物或成分，常用於藥品、生物藥品或生物技術產品之製造。

五、核醫放射性藥品：指符合本法第六條所稱藥品之定義，並係以具有放射活度之物質使用於人體內，經體內分佈之後，可被用來診斷、監測、治療、緩解疾病或具其他醫療效能之藥品。

第 5 條 本章所稱委託書，係指輸入藥品之國外製造廠或其總公司、或國外許可證持有者所出具之授權登記證明文件。

前項委託書限出具日起一年內有效，且內容應載明製造廠及代理商之名稱、地址，與藥品名稱、劑型及含量，並其記載應與申請書相符。如委託書非中文或英文者，應附中文或英文譯本。

如持有出產國藥品製造許可證之製造廠於中華民國境內（以下簡稱國內）設有分公司者，其委託書得由該製造廠之總公司或設於亞洲之總部出具。

第 6 條 本章所稱出產國許可製售證明，係指出產國最高衛生主管機關出具之許可製造及准在該國自由販賣之證明文件正本，並符合下列規定者：

一、應檢附之證明文件如非中文或英文者，應另附中文或英文譯本。

二、限出具日起二年內有效，並應經中華民國駐外使領館、代表處、辦事處或外交部授權之駐外機構（以下簡稱我國駐外館處）簽證。

三、記載之產品名稱、製造廠名稱、地址及處方內容、劑型、含量，應與申請書相符。如係膠囊劑者，除應載明其內容物之全處方外，軟膠囊應載明軟膠囊殼之全處方，硬膠囊應分別載明膠囊殼蓋、體之色素名稱及含量。

四、其內容應載明該藥品之製造廠及准在該國自由販售，並記載之製造及販售情形應明確。

前項出產國許可製售證明，得以下列文件替代之：

一、出產國最高衛生主管機關出具之核准製造證明及中央衛生主管機關認可之核准販售證明。

二、如申請之藥品係列載於USPDI或美國食品藥物管理局（以下簡稱美國FDA）出版之處方藥品核准名冊Approved Prescription Drug Product With Therapeutic Equivalence Evaluations

（Orange Book）者，得影印刊載之頁數並檢附美國州政府衛生主管機關核發之許可製售證明，替代美國FDA出具之許可製售證明。

三、如藥品出產國係德國者，其許可製售證明得由德國邦政府衛生主管機關出具，免其聯邦政府簽章。

四、如藥品出產國係歐洲聯盟（European Union，以下簡稱歐盟）會員國之一者，得以歐盟藥品審核機關The European Agency for the Evaluation of Medicinal Products（以下簡稱EMEA）出具核准製售證明替代之。

五、如輸入藥品係委託製造且未於受託製造廠所在國家上市者，得以委託者所在國出具自由販賣證明及受託製造廠所在國出具製造證明替代之。

前項替代文件內容及出產國核准變更證明，除別有規定外，準用第一項第一款至第四款之規定。

第 7 條　本章所稱採用證明，除別有規定外，應由採用國之最高衛生主管機關出具且經我國駐外館處簽證，並依下列規定之一辦理：

一、檢附德國、美國、英國、法國、日本、瑞士、加拿大、澳洲、比利時、瑞典等十國（以下簡稱十大醫藥先進國家）中之三國採用證明。

二、檢附美國、日本、加拿大、澳洲、英國，或德國、法國、瑞典、瑞士、比利時，前五國與後五國中之各一國採用證明。

三、如出產國屬十大醫藥先進國家之一者，得檢附出產國許可製售證明及十大醫藥先進國家中另一國之採用證明。

四、檢附歐盟藥品審核機關EMEA出具之採用證明。

採用證明得以採用國收載該處方成分之下列醫藥品集（以下簡稱公定書）影本及採用國核准含該成分之處方藥品仿單替代，免由該國最高衛生主管機關出具，並免經我國駐外館處簽證。但引用之醫藥品集，應載明版次並以最近五年內之版本為限。

一、美國：Physicians' Desk Reference（PDR）。

二、英國：British National Formulary（B.N.F.）、Data Sheet and Summary of Product Characteristics Compendium（published by Association of British Pharmaceutical Industries, ABPI）。

三、日本：日本醫藥品集（Drugs in Japan）、日本最近之新藥。

四、瑞士：Arzneimittel-Kompendium der Schweiz。

五、加拿大：Compendium of Pharmaceuticals and Specialities。

六、法國：Dictionnarie ViDal。

七、澳洲：MIM'S。

八、德國：Rote Liste。

九、比利時：Repertoire Commente Des Medicaments。

十、瑞典：Farmacevtiska specialiteteri Sverige（FASS）。

第 8 條 本章所稱處方依據，除別有規定外，以十大醫藥先進國家出版之藥典或公定書爲準，並以出版日起五年內之版本爲限。

檢附處方依據，應符合下列規定，並記載所據書名、版次、年次及頁數，檢附完整依據之影本；如所附依據非中文或英文者，除專有名詞得以英文列出外，應逐字翻譯成中文。

一、如檢附USP者，應同時附USPDI供審核。非屬公定書之Extra Pharmacopoeia，僅供參考。

二、處方與所附依據未盡相符而有變更時，應附具理由書，並視實際變更情形檢附有關必要資料。

三、錠劑、膜衣錠、糖衣錠，得使用相同處方依據。但腸溶錠不得以錠劑、膜衣錠、糖衣錠爲處方依據。

四、軟膏與乳膏之處方依據或採用證明，如非列入監視藥品者，得互用之。

五、如以錠劑爲處方依據或採用證明者，申請雙層錠或子母錠時，應說明製成雙層錠或子母錠之理由，且不得藉劑型於仿單、標籤中誇大療效。如藉由劑型以達相乘或加大效果者，廠商於檢附臨床資料並經審查核准後，得於仿單、標籤上增列之。

六、國內廠商申請查驗登記所檢附之處方依據，如非屬十大醫藥先進國家出版之藥典或公定書者，得以美國FDA之Orange book 或USPDI替代之。

由國內自行研發之新藥、新劑型、新使用劑量、新單位含量製劑，免附處方依據。但應另附處方設計研究及該藥品之技術性資料。

第 9 條　本章所稱原料檢驗規格、方法及檢驗成績書，係指各有效成分原料之檢驗規格、方法及檢驗成績書；如係輸入藥品者，係指其每一處方成分原料（包括製程中加入輔助原料及色素）之檢驗規格與方法及檢驗成績書。

原料檢驗規格、方法及檢驗成績書，規定如下：

一、申請查驗登記藥品所用之原料，如依據藥典者，應依序註明藥典名稱、版次及頁數。但依據之藥典，以中華藥典、十大醫藥先進國家出版之藥典、或其他經中央衛生主管機關採用之藥典為限；其版本限出版日起五年內。

二、新成分新藥得依廠規為主。

三、檢驗所需之標準品，應註明係Primary Standard或Working Standard。如係Primary Standard者，應註明來源；如係Working Standard者，應註明來源、批號及標示含量（或力價）、檢驗規格、檢驗成績書、標定程序。

四、色素應有檢驗規格及方法；香料無需檢附檢驗規格。

五、每一處方成分原料之檢驗成績書，應為所附成品批次使用之原料檢驗成績書。

六、原料應依規格逐項檢驗，如有減免者，應檢附減免之書面作業程序及其他全項檢驗批號之檢驗成績書。

七、檢驗結果如為數值者，應以數據表示；檢驗方法為比對標準品者，得以「合格」表示。

第 10 條　本章所稱成品檢驗規格、方法及檢驗成績書，係指藥品製劑之檢驗規格、方法及檢驗成績書。

成品檢驗規格、方法及檢驗成績書，規定如下：

一、申請查驗登記之藥品如屬藥典藥品者，應於申請書及所附檢驗規格中記明所依據藥典之名稱、年次或版次及頁數；其於同一品名下有二種以上酯或鹽類、或含結晶水及無水物之成分者，均應明確記載申請案件係採用何種。

二、申請查驗登記藥品之各有效成分，均應於檢驗規格中明確記載其各項合格範圍及檢驗方法；其鑑別及含量測定，不得僅記載按某藥典操作代之。

三、必要時，申請人應依中央衛生主管機關之要求，提出檢驗紀錄，包括所有爲確定是否符合既訂規格及標準之檢驗所得數據與下列紀錄：

(一) 樣品之取樣地點、數量、批號或其他明確之代號、取樣日期、樣品化驗完成日期。

(二) 所有檢驗方法之依據。

(三) 每一檢驗所用樣品之重量或容量。

(四) 檢驗所需之標準品，應註明係Primary Standard或Working Standard。如係Primary Standard者，應註明來源；如係Working Standard者，應註明來源、批號及標示含量（或力價）、檢驗規格、檢驗成績書、標定程序。

(五) 每一檢驗過程中所產生數據之完整紀錄，包括儀器輸出之圖表及光譜等，均應明確標記，避免混淆。

(六) 有關檢驗之所有運算紀錄。

(七) 檢驗結果須與既訂規格相比較而作判定。

(八) 每一檢驗操作者之姓名及日期。

(九) 校核者簽名認定已檢視原始紀錄之精確性、安全性與符合既訂規格之記載。

四、成品檢驗成績書，準用前條第二項第五款至第七款之規定。

分段委託製造藥品成品檢驗試驗之執行，應符合藥物委託製造及檢驗作業準則之規定，並以能確認藥品之品質爲原則，不限由分段委託製造製程之受託製造廠執行。

第 11 條　本章所稱批次製造紀錄，係指與送驗樣品同一批之批次製造紀錄。但不需送驗之申請案件，係指申請藥品之任一批批次製造紀錄。

本章所稱製造管制標準書，係指符合藥物製造工廠設廠標準第三編規定（以下簡稱藥品優良製造規範）之製造管制標準書，並包括批次製造紀錄之下料量。

第 12 條　本章所稱已完成變更之證照，包括工廠登記證、藥商許可執照及商業主管機關核發之公司登記證明文件。但如申請人非公司組織者，得以營利事業登記證替代商業主管機關核發之公司登記證明文件。

證照黏貼表應黏貼下列證照之影本或照片：

一、藥商許可執照。

二、工廠登記證。但輸入藥品免附。

三、如係公司組織者，應黏貼商業主管機關核發之公司登記證明文件。

四、如非公司組織者，應黏貼營利事業登記證。

第 13 條　申請案件檢附藥品之化學、物理性質資料、藥理與毒性試驗資料、藥物動力學資料、生體可用率、臨床使用文獻及其他研究報告，應提出原始資料，不得以一般敘述性資料、摘要性資料或個案報告替代。相關資料、文獻或其他研究報告如非中文或英文者，應另附中文或英文翻譯及翻譯者姓名。

第 14 條　藥品品名，應符合下列規定：

一、品名不得使用他人藥物商標或廠商名稱。但取得所用廠商名稱之商標權者，不在此限。

二、以藥典記載之名稱、學名、通俗名稱或固有成方名稱爲品名者，應加冠商標、廠商名稱或其他可資辨別之名稱。

三、品名不得與其他廠商藥品品名相同，或涉及仿冒或影射情事。

四、品名不得涉有虛僞或誇大，或使人對品名與效能產生不當聯想或混淆。

五、中文品名不得夾雜外文或數字。但具直接意義者，不在此限。

六、依本法撤銷許可證之藥品，其品名不得再使用；依本法註銷或廢止許可證之藥品，二年內其品名不得再使用。

七、同一廠商對於不同處方之複方製劑而使用相同品名者，應於中文品名中，以適當字詞明顯區分其藥品之不同效能。

八、不得有其他不適合爲藥品名稱之情形。

認定藥品品名是否相同或近似之標準，依商標、廠商名稱或其他可資辨別名稱之順位認定之。但前項第三款之認定，廠商名稱及劑型不列入比對。

已核准上市之藥品許可證，中央衛生主管機關得依前二項規定，重新審查核定其藥品品名。

第 15 條　藥品製劑包裝及申請書包裝欄之記載，應符合下列規定：

一、應載明包裝數量、包裝材質及包裝形態。

二、瓶裝之內服液劑、糖漿劑，除營養口服液劑外，不得使用安瓿裝，並應註明容量。

三、包裝欄記載之單位，應與處方記載之劑型單位相同。

每種藥品之包裝限量，應依藥品製劑包裝限量表之規定辦理；如有特殊目的者，應在包裝上加註限用目的。一般製劑之最小包裝，以成人二日最小用量爲準；含可待因（磷酸鹽）糖漿劑零售最大單位包裝不得超過三日用量；感冒、解熱鎮痛、咳嗽液劑，其包裝限量爲成人一次量至四千公撮。但暈動藥、驅蟲藥不在此限。

前項所稱藥品製劑包裝限量表，如附件一。

第 16 條　申請書之申請者商號、代號、住址、電話、藥商執照字號，與負責人及管理或監製藥師之姓名、住址及證書字號欄，應詳實塡明並加蓋印章。

前項加蓋之印章，應與其後所有申請案件所用之印章相同；如有遺失，應申請備案。

申請書之製造廠名稱、代號及廠址欄，如係委託製造，應塡明包括所有製程之製造廠名稱、代號及廠址。

第 17 條　申請書之原料名稱及分量欄，其記載應符合下列規定：

一、處方應以最小單位之含量爲標示。

二、分量限以公制塡寫，增率不得計入。

三、含生藥成分之西藥製劑，其處方中之有效成分排列方式，統一爲化學成分在前、生藥成分在後。

四、注射劑之處方所用溶劑、溶解輔助劑、安定劑或其他賦形劑，均應詳細記載，並均應適於注射用；其處方以最小單位含量表示爲原則。但如係乾粉、凍晶注射劑，得以最小包裝之含量標示。

五、香料應記載品名及分量；著色劑應詳細記載英文品名及分量；防腐劑或其他賦形劑，均應詳細記載其品名及分量。

六、人工甘味劑如經認定於醫療上有須使用者，得准使用。但不得使用於營養液劑。

七、如係膠囊劑者，除應載明其內容物之全處方外，軟膠囊應載明軟膠囊殼之全處方，硬膠囊應分別載明膠囊殼蓋、體之色素名稱及含量。

八、原料藥應依藥典收載原料成分、含量之標示法記載。

九、藥品成分如同一品名下有二種以上酯或鹽類、或含結晶水及無水物之成分者，均應明確記載申請案件係採用何種。

第 18 條　申請書之適應症欄，其記載應以中央衛生主管機關核定之藥品效能或適應症品目資料爲準，包括藥品再分類品項、藥品再評估結果、指示藥品審查基準。

藥品效能或適應症除依前項規定塡明外，申請人得另參考新藥新適應症及十大醫藥先進國家之醫藥品集，簡明塡寫。如療效有所增減，並應檢附有關資料以供審核。

第 19 條　申請書表所附之切結書（甲）及切結書（乙），塡寫時應載明具切結商號名稱、地址、負責人姓名及切結日期，並均加蓋與申請書相同之印章。如係委託製造，委託者與受託廠均應具名切結。

第 20 條　藥品之標籤、仿單、包裝，應符合本法第七十五條規定，依中央衛生主管機關核准事項刊載。其擬製與刊載之方式及內容，應符合下列規定，且其字體應易於辨識：

一、仿單應載明使用類別、包裝、儲藏及其他依規定應刊載之必要事項。

二、輸入藥品外盒之標示，應符合下列規定：

(一) 應於原廠刊載品名、有效成分及含量、製造廠或其公司之名稱及地址。但外盒未刊載製造廠名及廠址者，應另以小籤條標示之。

(二) 藥商名稱及地址、許可證字號、中文品名、類別，得以小籤條標示。

(三) 如係委託製造，經中央衛生主管機關核准者，其外盒之受託廠名稱、地址，得以刊載其所在國別替代之。

三、監視藥品之學名藥仿單，應依已核准之首家仿單核定方式記載；非監視藥品應依原廠仿單據實翻譯。

四、貼標籤（籤條）作業，視同製程之一部分，應依藥品優良製造規範之作業程序執行；輸入藥品應於原廠貼妥，或依藥物委託製造及檢驗作業準則之規定，於輸入國內後委託國內符合藥品優良製造規範之藥廠（以下簡稱GMP藥廠）或符合藥品優良製造規範之醫藥物流中心執行藥品包裝及貼籤條作業。但製造廠名及廠址之籤條，仍應於原廠貼妥，不得於國內委託執行。

五、藥品外包裝及最小單位包裝（直接包材之包裝），應依本條規定，以中文及英文標示。但如受限於最小包裝之面積者，至少應標示中文品名及含量。下列品項之標示，得視爲符合本款規定：

(一) 單次使用之單支單盒包裝之注射劑，其外盒已載明中文者。

(二) 以原包裝給藥或販售之藥品，於給藥或販售時不單獨將外盒拆開，其外盒已載明中文者。

(三) 依中央衛生主管機關核定之藥品類別列屬「限由醫師使用」之製劑，其外盒已載明中文者。

六、下列品項，其外盒已載明中文者，最小單位包裝（直接包材之包裝）得僅標示中文品名或英文品名及含量，並視爲符合前款規定：

(一) 罕見疾病用藥。

(二) 架儲條件特殊，須冷藏冷凍儲存之藥品。

(三) 其他特殊狀況，須申請中央衛生主管機關認定之藥品。

七、仿單記載事項以不超出主治效能及主要成分之藥理範圍爲原則，複方製劑以各有效成分混合使用之主要藥理作用爲範圍，不得有誇大字樣。

八、仿單應詳實刊載禁忌、警語、副作用及注意事項，並應使用紅字或加印紅框或使用粗黑異體字，以引起使用者特別注意。

九、中文仿單之字體大小規格不得小於電腦字體七號字。

十、市售藥品得僅放置經審查核定之中文仿單。但如市售藥品同時放置中、外文仿單者，外文仿單內容須與核定本之中文仿單內容相符，廠商得依核定之中文仿單自行修正其外文仿單內容。

十一、仿單、標籤、包裝不得刊印涉及猥褻、有傷風化或誇大效能之圖案或文字。

十二、如於仿單、標籤或包裝上刊載經銷商名稱時，其上刊載經銷商名稱之字體不得大於藥商（許可證持有者）名稱之字體，並應檢附經銷商之藥商許可執照影本供參。

十三、中文品名之字體不得小於外文字體，並應清晰可辨，且得以單一中文品名字體高度不小於單一外文字母之高度為比對標準。

十四、成藥之標籤及包裝上，應依其類別，在正面明顯處加印大號空心「成藥」或「乙類成藥」，每字之大小不得小於標籤或包裝正面面積十六分之一，字體並以正楷為原則。

十五、如同一張許可證藥品之有效成分、劑型、劑量及用途均相同，其不具任何藥理作用香料、色素、矯味劑之外觀或形狀變更，不影響藥品品質及民眾用藥安全者，得以賦形劑變更方式增加組成。但其藥品標籤、仿單及外盒包裝應有適當文字敘述，以明顯區別，至其圖案、顏色得配合文字敘述有不同組成。

十六、鋁箔盒裝之每一片鋁箔紙上，均應刊印藥品名稱且應以中文為主；並得刊印其廠名及許可證字號。下列品項得視為符合本款規定：

(一) 鋁箔塑膠片之最小包裝，其每片鋁箔紙上均已刊印（含印妥或加貼）中文藥品名稱者。

(二) 以原包裝給藥或販售之藥品，於給藥或販售時不單獨將外盒拆開，其外盒已載明中文者。

十七、藥品之標籤或包裝，應依下列方式之一，刊載批號、製造日期、有效期間、保存期限：

(一) 批號與製造日期及有效期間。

(二) 批號與保存期限。

(三) 批號與製造日期及保存期限。

十八、依前款規定刊載製造日期、保存期限時，應以年、月、日標明，且製造日期、有效期間、保存期限，並應以消費者易於辨識或判斷之方式刊載。

十九、以塑膠爲包裝容器之大型輸注液，應於容器上標示其與藥品接觸之材質名稱。

擬製藥品仿單、標籤、外盒、鋁箔及其他各種標示材料圖樣，應另符合中央衛生主管機關公告之須加刊注意事項品目、藥品再評估結果、指示藥品審查基準、藥品再分類品項、醫療藥品仿單刊載事項標準化之規定。

管制藥品之標籤及包裝應加刊事項，除準用前二項之規定外，應另依管制藥品管理條例及其相關法令規定辦理。

外盒、仿單、標籤黏貼表，應黏貼或附仿單、標籤、外盒、鋁箔及其他標示材料之已印妥實體或擬稿。須檢送外盒、仿單、標籤黏貼表之變更及查驗登記案，於申請時，得檢送包材之印刷實體或擬稿；鋁箔實體得以彩色照片替代之。

第 21 條　藥品製劑確效作業之實施，規定如下：

一、申請查驗登記時，得先行檢齊申請藥品之分析方法確效作業報告書及關鍵性製程確效計畫書。但核准後，應執行連續三批之製程確效，俟其結果符合規格後，始得上市。

二、藥品確效作業應達到確保藥品之有效性及安全性，並符合中央衛生主管機關公告之藥品優良製造確效作業基準。

三、藥品確效作業之實施項目與時程規定如下：

(一) 國產藥品製造廠應於民國八十九年十二月三十一日前，領有輸入藥品許可證之廠商應於民國九十一年六月十日前，檢附其藥品製造廠之支援系統、儀器、設備確效與該廠至少一種以上產品之關鍵性製程（含製程之清潔確效）及分析方法確效作業書面資料，送交中央衛生主管機關核備。如未檢附資料或經審核不通過者，除依法公布該製造廠及其在我國境內之所有藥品許可證名單且令限期改善外，不准該廠藥品新案查驗登記。如未於期限改善者，不准展延藥品許可證。

(二) 國產藥品製造廠應於民國九十一年六月三十日前，領有輸入藥品許可證之廠商應於民國九十二年十二月十日前，完成各藥品關鍵性製程（含製程清潔確效）與分析方法確效作業之實施及送交中央衛生主管機關核備之程序。如未檢附資料或經審核不通過者，準用前目規定處理。

(三) 國產藥品製造廠應於民國九十三年六月三十日前，領有輸入藥品許可證之廠商應於民國九十四年十二月十日前，完成各藥品全面確效作業之實施及送交中央衛生主管機關核備之程序。如未檢附資料或經審核不通過者，準用第一目規定處理。

(四) 國產藥品自民國九十一年七月一日起，輸入藥品自民國九十二年十二月十一日起，持有許可證而不產製、不輸入販售者，得不執行確效作業。但輸入藥品應檢附其藥品許可證，切結待備齊確效作業書面資料，經審核通過始得輸入該藥品販售，並於許可證正面加蓋本證未依本署公告事項規定檢齊資料不得輸入販售之章戳者，得不執行確效作業而准其許可證展延；其後如檢齊資料，經審核通過後，得於其許可證再加蓋本證業已依本署公告事項檢齊資料准予輸入販售之章戳。

(五) 如有未執行確效作業而產製或輸入販售藥品者，依本法規定處罰。

第 22 條　申請藥品查驗登記或變更登記執行之國內臨床試驗及應檢附資料，規定如下：

一、廠商執行國內臨床試驗，應符合藥品優良臨床試驗準則之規定，並依中央衛生主管機關公告之臨床試驗申請須知及銜接性試驗基準辦理。

二、廠商進行臨床試驗前，應提出藥品臨床試驗計畫，詳實填載臨床試驗內容摘要表及藥品臨床試驗申請書，送交中央衛生主管機關審查。

三、俟中央衛生主管機關審查同意並發給同意試驗進行函後，廠商應依審查意見所載事項，進行臨床試驗，並於試驗完成後，將試驗報告結果送交備查。

四、前款試驗報告結果未經中央衛生主管機關審查並發給同意報告備查函之前，其查驗登記或變更登記申請案不予核准。

申請案件檢附之國外臨床資料，應具備對照組比較或雙盲設計，不得以一般敘述性資料、摘要性資料或個案報告替代。如係國內臨床試驗，應檢附之技術性資料準用前項規定。

第 23 條　申請查驗登記或變更登記之藥品如係委託製造或委託檢驗者，除應符合藥物委託製造及檢驗作業準則之規定外，並應依第六十四條及第六十六條規定備齊相關資料。

第 24 條　本章規定之各類申請案件，除別有規定外，其審查以書面審核與藥品送驗作業併行。如書面審核通過者，申請人即應依中央衛生主管機關通知辦理領證手續；如檢驗規格審核通過者，申請人即應依中央衛生主管機關通知辦理送驗手續。

列屬成藥（含乙類成藥）、符合含維生素產品認定基準表之維生素製劑、非藥物安全監視期間內申請之學名藥製劑及符合指示藥品審查基準之查驗登記或變更登記申請案，均以書面審核方式爲之，無須送驗樣品。藥品確效作業經評鑑通過之GMP藥廠申請外銷製劑查驗登記，與原料藥廠於GMP廠區製造符合GMP之外銷原料藥查驗登記者，亦同。

前項採書面審核之學名藥，申請人須加送樣品掃描檔或彩色圖片供審查。

第 25 條　申請案件有下列情形之一者，不予核准：

一、申請人資格不合或製造設備不符，包括其軟硬體設備及相關劑型設備不符合藥品優良製造規範或未依規定提出符合該規範之證明文件影本。
二、未依規定繳納費用或檢附之資料不充足或與申請案件內容不符。
三、申請之藥品，主治效能不明確或無顯著療效、或未通過藥品再評估。
四、申請之藥品有嚴重副作用或具安全疑慮。
五、申請之製劑所含毒劇或管制藥品不符規定之劑量。
六、申請之藥品含有未經核准使用之著色劑、防腐劑、抗氧化劑。
七、申請含有禁止使用之成分。
八、申請之藥品，處方、製法或劑型不適當。
九、口服液製劑成分非營養保健，或含有Caffeine類之成分。
十、激素（包括蛋白同化荷爾蒙、類固醇類）、胃腸藥、驅蟲劑、鎮暈劑及具抗睡眠、解熱、鎮痛、鎮咳、祛痰或其他具醫療效能之製劑，以口服液登記。
十一、胺基酸類及多種維生素類營養劑之含醇總量超過8%W/V。
十二、含可待因（磷酸鹽）之糖漿劑，含蔗糖量未滿百分五十五W/V者；或可待因糖漿製劑含量每一百毫升未滿一公克而列屬於指示用藥，其可待因含量不符下列規定：
(一) 一日最大配合量，感冒糖漿劑九毫克，鎮咳、祛痰糖漿劑十八毫克。
(二) 如與Ephedrine Hydrochloride、dl-Methylephedrine Hydrochloride配合時，應減量百分之二十。
(三) 成人每次服用量應爲五毫升以上，處方單位含量應配合調整。
十三、含有影響中樞神經及毒藥、劇藥之中西藥混合製劑。
十四、檢送之檢驗規格或資料文獻不適當。
十五、未於規定期限內辦理領證或送驗手續，或送驗之藥品經檢驗與申請資料不符或其他原因不合格者。
十六、未依核定事項刊載、修正或變更藥品之包裝、標籤或仿單。

十七、其他不符本準則或有關法令規定，或不符中央衛生主管機關公告事項之情形。

第 26 條 申請案件如未依規定繳納費用、未塡具申請書表、未備齊資料或有其他不符本準則規定之情形而得補正時，申請人應依中央衛生主管機關通知之期限內補正。補正期限爲二個月。

申請人如未能於期限內補正者，得於補正期滿前，以書面敘明理由申請延期；其延期期限，自補正期滿翌日起算一個月，且延期以一次爲限。

申請人如未於期限內補正或延期一個月後仍逾期未補正者，中央衛生主管機關得依現有資料逕爲審查核駁。

第 27 條 申請人如接獲領證通知者，除依規定辦理藥品送驗手續外，應於領證期限內繳納費用，依下列程序辦理領證手續：

一、檢附依核定草本印妥之標籤、仿單、包裝各二份。但新藥應檢附三份；輸入藥品除市售品包裝正本外，中文仿單與小籤條須依排版印刷方式印妥。

二、蓋用申請人及其負責人印章。

三、檢還原附之標籤、仿單、外包裝核定草本。

四、檢還原附之藥品查驗登記申請書影本。

五、檢還原附之藥品許可證影本。

六、檢還藥品許可證資料電腦存檔、編寫表。

領證期限爲三個月。如申請人於規定期限內辦理領證手續，所檢附之標籤、仿單、包裝或其他相關物品資料有錯誤而須重新更正刊印者，應依中央衛生主管機關通知之期限內更正，並於更正後始得領證。

藥品變更登記申請案如經審查核准者，除藥品許可證係污損或遺失予以換發或補發外，其餘變更事項，由中央衛生主管機關於原許可證加註變更登記事項、日期及加蓋章戳後發還之。但如換發新證者，應另繳納費用。

如申請人領得藥品許可證後，未依規定辦理送驗手續或送驗樣品經檢驗與申請資料不符或其他原因不合格者，應依中央衛生主管機關通知，繳回藥品許可證。

第 28 條　申請人如接獲送驗通知者，應於通知之送驗期限內，繳納費用並檢附下列樣品及資料，送交行政院衛生署藥物食品檢驗局（以下簡稱藥檢局）檢驗：

一、藥物樣品三份；本款所稱一份，係指足夠一次檢驗數量爲一份。

二、視檢驗需要，提供對照標準品適量。

三、藥物樣品檢驗遞送表。

四、藥檢局通知之檢驗項目收費標準表。

五、樣品掃描檔或彩色圖片。

監視期間之藥品查驗登記申請案件，應依下列程序辦理：

一、如其申請查驗登記所附之書面資料齊全者，由藥檢局通知申請人檢送樣品至該局辦理檢驗。

二、送驗樣品經藥檢局檢驗合格，如其生體相等性試驗報告或臨床試驗報告尙未准備查者，中央衛生主管機關除發函通知外，並將原檢送留存查驗登記資料，以彌封方式送還原申請廠商，申請人應負代行保管責任且不得任意自行拆封。但如經藥檢局檢驗認定不合格者，依本法有關規定處罰。

三、申請人接獲中央衛生主管機關通知其藥品生體相等性試驗報告或臨床試驗報告准予備查後，應將原檢還彌封資料及該通知函影本送回中央衛生主管機關，以完成後續作業。

凡有重新檢驗案件，申請人應再繳納費用。

第 29 條　申請人如未領證前，即辦理送驗手續者，其後不得以書面審核未獲通過爲由，要求退還檢驗費及送驗樣品。

申請人如尙未辦理送驗手續或送驗樣品之檢驗尙未完成前，即領得藥品許可證者並將相關藥品上市銷售者，應確實逐批將製造日期、批號、銷售對象及數量列表，每隔十日分別向中央衛生主管機關及其所在地之直轄市或縣（市）衛生主管機關報備。

前項情形，如申請人未依規定辦理送驗手續或送驗樣品經檢驗與申請資料不符或其他原因不合格，應於收受通知後立即停止製售相關藥品並繳回藥品許可證，且依本法有關規定處罰。

第 30 條　申請輸入藥品查驗登記所需檢附樣品、數量與通關作業規定如下：

一、凡持藥檢局核發之通知廠商送驗書函通關，原則上以該送驗書函上載明之藥物樣品及對照標準品之數量為準。但為顧及包裝完整性，得商請海關視實際單一完整包裝酌量放行。

二、輸出、輸入管制藥品（含試製管制藥品原料藥輸入）之相關同意文件，應依管制藥品管理條例及其施行細則之規定，向行政院衛生署管制藥品管理局申請。非列屬管制藥品分級及品項，應出產國要求應申請我國輸入許可文件者，亦同。

申請輸入藥品變更登記如須送驗時，其樣品、數量與通關作業，準用前項規定。

第 31 條　已領有許可證之藥品，如未通過療效及安全性評估、或列為應再評估之處方者，依下列規定處理：

一、原列為評估未通過，如提出臨床資料申復，經再評估結果仍維持原議定案者，其藥品許可證有效期間屆滿時，不准展延。

二、原列為應再評估之處方，如持有許可證之廠商提出臨床資料送審，經評估結果列為評估未通過者，其藥品許可證有效期間屆滿時，不准展延。

三、原列為評估未通過、或應再評估之處方，如檢附完整之臨床資料，經再評估通過者，其藥品許可證得准變更、展延。如提出之臨床資料不完整或未提出任何資料申復之廠商，其原領之藥品許可證有效期間屆滿時，不准展延。

四、原列為評估未通過、或應再評估之處方，持有相關處方藥品許可證之廠商，於申復期間內或送審再評估資料前，其許可證仍屬有效。但如已逾申復期限，無任何廠商提出資料或申復者，該相關處方藥品之許可證有效期間屆滿時，不准展延。

第二節　查驗登記

第 32 條　申請藥品查驗登記，其製造廠之軟硬體設備及相關劑型設備，應符合藥品優良製造規範，並提出符合該規範之證明文件影本。如係分段委託製造者，其製造廠應包括分段委託製造中所有製程涉及之受託製造廠。

第 33 條　中央衛生主管機關曾核准相同有效成分、劑型、劑量之藥品許可證，如其廢止或註銷之原因與藥品療效安全性有關者，日後首家申請案應依新成分新藥規定辦理查驗登記；如其廢止或註銷之原因與藥品療效安全性無關者，日後首家申請案得依學名藥規定辦理查驗登記。

第 34 條　申請人如在同一月份內申請藥品查驗登記四件以上者，應事先提出專案申請，說明理由並檢附製造廠有關資料，包括藥品製造、品質管制部門之設備及專業技術人員等資料，經中央衛生主管機關審查或派員實地檢視其品質管制、生產紀錄、樣品製造過程及藥品監製者駐廠情形，以確認其符合實際並有製造能力。

藥廠如分別依第二十一條第三款時程規定完成確效作業者，每月得申請藥品查驗登記三件或一年三十六件。

第 35 條　申請查驗登記之藥品如係製劑者，其劑型應符合下列規定：

一、同一品名有二種以上劑型者，應分別申請查驗登記；同一劑型，其製劑之濃度或單位含量不同者，亦應分別申請。

二、乾粉注射劑不同內容量，得以一案申請。但其注射液濃度不同者，應分別申請。

三、乾粉注射劑如其肌肉注射與靜脈注射所附之溶液不同者，應分別申請。

四、製藥工廠之劑型未經中央衛生主管機關評鑑通過者，不得申請該劑型製劑之查驗登記。但其工廠劑型經評鑑通過軟膏劑者，得申請乳膏劑、凝膠劑之查驗登記；經評鑑通過糖衣錠、膜衣錠者，得申請錠劑、內服顆粒劑、內服散劑之查驗登記；經評鑑通過錠劑者，得申請內服顆粒劑、內服散劑之查驗登記。

第 36 條　申請查驗登記須執行之藥品安定性試驗，規定如下：

一、執行安定性試驗，應研究出藥品退化曲線，據以推定有效期間，確保藥品使用時之有效性及安全性，並符合中央衛生主管機關公告之藥品安定性試驗基準。

二、執行安定性試驗，應提出安定性試驗書面作業程序及其報告。

三、為確認安定性試驗之充足與完整，申請人應依中央衛生主管機關之通知，補充其他相關或必要資料。但藥品查驗登記申請案件，有關安定性試驗報告之原始數據紀錄得免送審而留廠商備查。

四、分段委託製造之藥品，其安定性試驗之執行，以能確認藥品品質為原則，不限由分段委託製造製程之受託製造廠執行。

第 37 條　申請查驗登記須執行生體可用率及生體相等性試驗之藥品範圍、品目、對照品、試驗原則、施行期間、替代原則及其他有關試驗之事項，應依中央衛生主管機關公告之藥品生體可用率及生體相等性試驗基準辦理。

執行生體可用率或生體相等性試驗，應塡具中央衛生主管機關製定之藥品生體相等性試驗計畫書備查申請表、藥品生體相等性試驗報告備查申請表、藥品生體可用率試驗計畫書備查申請表、藥品生體可用率試驗報告備查申請表、溶離率曲線比對報告備查申請表，並依書表所載事項備齊相關資料。

第 38 條　申請新成分新藥查驗登記時，應檢附出產國許可製售證明及採用證明。但未能於申請時檢附出產國許可製售證明者，得先檢附十大醫藥先進國家中任一國之採用證明，惟出產國許可製售證明應於領證前補齊；如未能於申請時檢附採用證明者，得先檢附出產國許可製售證明，惟採用證明應於領證前補齊。

申請藥品查驗登記應檢附之出產國許可製售證明及採用證明，得於下列情形簡化之：

一、新成分新藥查驗登記申請案，除國內自行研發者外，如檢附已在十大醫藥先進國家申請藥品查驗登記中之證明，並提出下列證明之一者，得先行送件申請查驗登記：

(一) 已於國內進行臨床上、統計學上有意義之臨床試驗證明。

(二) 已於我國設立GMP藥廠，推廣內、外銷者。

(三) 國外藥廠委託國內GMP藥廠生產者。

(四) 與我國建立相互認證國家之藥廠生產者。

二、依前款規定送件申請查驗登記，如符合下列情形並檢附十大醫藥先進國家中之一國採用證明，且於國內執行證明對國人用藥之安全性、有效性具臨床上、統計學上有意義之臨床試驗而得替代銜接性試驗（Bridging Study）者，得免除其他國家之採用證明：

(一) 已於我國設立GMP藥廠並推廣內、外銷者，或國外藥廠委託國內GMP藥廠生產該申請登記之新成分新藥者。

(二) 該藥品之出產國與我國建立相互認証者。

三、其他對藥品品質安全、療效有顯著改進，或對我國有貢獻造福民衆、或特殊情況，經中央衛生主管機關認定者，得準用前二款之規定。

申請新成分新藥查驗登記應檢附之出產國許可製售證明及採用證明，如不符合前項第二款但符合第一款規定之情形者，仍得檢附已在十大醫藥先進國家申請藥品查驗登記中之證明，先行送件申請。但領證前，應補齊出產國許可製售證明及第七條規定之採用證明。

第 39 條　申請新藥、新劑型、新使用劑量、新單位含量製劑查驗登記應檢附資料，規定如附件二及附件三。

新劑型、新使用劑量、新單位含量製劑，準用本章新藥之規定。

第 40 條　申請學名藥查驗登記應檢附資料，規定如附件四及附件五。

第 41 條　申請生物藥品查驗登記應檢附資料，規定如附件六及附件七。

第 42 條　申請原料藥查驗登記應檢附資料，規定如附件八及附件九。

第 43 條　申請核醫放射性藥品查驗登記應檢附資料，規定如附件十及附件十一。

前項申請應符合中央衛生主管機關公告之核醫放射性藥臨床試驗基準及核醫放射性藥品審查基準。

新劑型、新劑量之核醫放射性藥品，準用本章新藥之規定。

第 44 條　申請外銷專用許可證查驗登記，除應檢附外銷專用切結書並準用國產藥品查驗登記程序外，得免附處方依據、關鍵性製程確效計劃書及分析方法確效作業報告書、藥品生體相等性試驗報告；其安定性試驗資料，除應於領證後三個月內補齊三個月之加速安定性試驗資料外，其餘資料應留廠備查。

第三節　登記事項之變更

第 45 條　申請藥品登記事項變更，如依規定應執行安定性試驗者，其安定性試驗之執行及應檢送資料如下：

一、藥品直接包裝材質變更，或輸入藥品之製造廠變論有未涉及製程或檢驗規格變更者，均應依藥品安定性試驗基準之規定，以變更後之藥品一批，執行六個月之加速試驗及達宣稱效期之長期試驗安定性試驗。申請變更登記時，應檢送至少三個月之加速安定性資料，其餘加速試驗及長期試驗結果與安定性試驗之書面作業資料及實驗數據等，應留廠商備查。

二、藥品有效期間變更者，應以市售品三批執行包括達有效期間之長期試驗，並經統計分析。但其原許可證係於民國九十年一月一日前提出藥品查驗登記申請者，得自行決定依藥品安定性試驗基準執行儲存試驗或長期試驗，歷年安定性試驗之書面作業資料與實驗數據及其他相關資料應留廠商備查，無需再申請變更登記。

三、其餘藥品各項變更，依規定須檢附藥品安定性試告資料者，應依藥品安定性試驗基準有關學名藥之規定檢送資料。必要時，應依中央衛生主管機關要求提出留廠商備查資料，如經查核發現有不實者，申請人應回收市售藥品，並依本法有關規定處罰。

第 46 條　申請藥品登記事項變更須執行生體可用率及生體相等性試驗之規定如下：

一、主要改變及次要改變之定義，依中央衛生主管機關公告事項規定認定之。

二、速放製劑如涉及製造變更者，應檢附資料如下：

(一) 屬主要改變者，應檢附生體相等性試驗報告。

(二) 屬次要改變者，應檢附溶離率曲線比對報告。

三、速放製劑如涉及製造場所變更者，應檢附資料如下：

(一) 配方與製程比對，包括原料來源、規格及製造設備。

(二) 溶離率曲線比對資料。

(三) 如經判定屬主要改變或資料不足者，應另檢送生體相等性試驗報告。

四、控釋製劑如涉及製造與其場所之變更者，應檢送生體相等性試驗報告。但其場所變更如未涉及包括原料來源、規格、製造設備或其他配方製程之改變者，得以溶離率曲線比對報告替代之。

五、申請變更之藥品，如涉及配方與製程之多重改變者，依其各別之變更範圍辦理。

六、所有生體相等性試驗，均得以生體可用率連同臨床試驗報告替代之。

七、執行之生體可用率及生體相等性試驗，應符合藥品生體可用率及生體相等性試驗基準之規定。

已核准上市之藥品，廠商自行申請執行生體相等性試驗並其報告經中央衛生主管機關審核通過，如其後涉及製造與其場所之變更者，準用前項規定。

供生體可用率或生體相等性試驗之藥品批量，以最低不得少於一萬顆為原則，如有特殊情況，不在此限。但仍不得低於生產批量之十分之一。

第 47 條　申請輸入藥品變更登記須檢附之原廠變更通知函，應由原登記製造廠或其總公司、或國外許可證持有者出具證明函正本，且其所載之廠名、廠址均應與原核定相符，不得以關係企業、代理商、經銷商出具，或持電報、報價單或電傳資料替代。

第 48 條　藥品製劑之仿單、標籤、包裝變更，符合下列情形之一者，得自行變更。但其變更應符合藥品優良製造規範，於書面作業程序詳實修正並作紀錄，且需留廠商備查，並其市售品應依有關法令規定辦理。

一、原核准文字內容未變更者，包括如下：

(一) 僅標籤、仿單、外盒圖樣或色澤之變更。但不得有涉及猥褻、有傷風化或誤導效能之圖樣。

(二) 因包裝數量不同而依比例縮小或放大原核准之圖文，或更改原核准圖文位置之版面移動。

(三) 原核准文字之字體更改。但其品名英文字體不得大於中文字體。

(四) 企業識別CIS之加印或更改。

(五) 由標籤黏貼改爲外盒印刷或增加外盒者。但其文字、圖樣之設計應與原核准標籤相同。

(六) 同一注射劑不同包裝量之標籤外盒，得以相同圖樣、文字而不同色系之標籤外盒，以資區分。

二、文字內容雖有變更，但不涉及藥品品質、用藥安全者：

(一) 增印或變更條碼、健保代碼、識別代碼、GMP藥廠之GMP字樣、主管機關核准登記之著作權登記字號或公司商標、註冊商標字號或專利證書字號。

(二) 增印或變更建議售價或消費者服務專線。但以指示藥品及成藥爲限。

(三) 經中央衛生主管機關核准變更製造廠名稱、藥商名稱或地址，與增印或變更電話、傳眞、連絡處。

(四) 增印或變更經銷商名稱、地址。但經銷商名稱之字體不得大於藥商（許可證持有者）名稱之字體，且經商應具有藥商許可執照。

(五) 增加封口標示（外盒）或更改其標示，包括價位標示。

(六) 輸出藥品，依外銷國之要求於標籤、仿單上增列項目。

(七) 爲藥品市場區隔所需，於原核定包裝上加註本藥限由某醫院使用、或限供醫院用，不得轉售及其他適當辭句。

(八) 英文品名加註之廠名增刪或變更。

(九) 處方之單位標示方式更改，符合中華藥典者。

(十) 於不影響原訂貯藏法情形下，對整合其貯藏法之用詞改變。但其用詞應依中華藥典用詞規定。

三、爲維護藥品品質及用藥安全，而加註使用方法之文字內容變更者。

第 49 條　已領有許可證之藥品，如原列屬於指示藥或其後列屬於指示藥品審查基準之類別者，應依中央衛生主管機關公告事項規定辦理。

逾期未辦理者，依本法有關規定處罰。

第 50 條　申請藥品中、英文品名變更登記，應檢附下列資料：

一、藥品變更登記申請書。

二、藥品許可證正本。

三、如係國產藥品之中、英文品名或輸入藥品之中文品名變更，應另附切結書（甲）；如持有經濟部智慧財產局商標註冊證或核准審定書者，得附其影本。

四、如係輸入藥品之英文品名變更，應另附原廠變更通知函，與出產國最高衛生主管機關核准品名變更之製售證明或核准製造證明加中央衛生主管機關認可之核准販售證明，並經我國駐外館處簽證。

第 51 條　申請藥品類別變更登記，應檢附下列資料：

一、藥品變更登記申請書。

二、藥品許可證正本。

三、安全性試驗、臨床文獻及十大醫藥先進國家藥典或醫藥品集收載情形。

四、如係輸入藥品，應另附原廠變更通知函。

經中央衛生主管機關評估應變更類別者，得免附前項第三款及第四款資料。

如涉及須換證者，應另附查驗登記申請書正本。

第 52 條　藥品劑型之變更，以錠劑、糖衣錠、膜衣錠之間或乳膏劑、軟膏劑之間互爲變更，或符合中央衛生主管機關曾核准相同有效成分、劑型、劑量之外用凝膠劑與乳膏劑、軟膏劑之間互爲變更爲限。

申請前項劑型變更登記，應檢附下列資料，並依規定送驗：

一、藥品變更登記申請書。

二、藥品許可證正本。

三、製造管制標準書，或與成品同批次之批次製造紀錄。

四、安定性試驗資料。

五、如係國產藥品，應另附成品檢驗規格、方法及檢驗成績書各二份、切結書（甲）及工廠登記證影本。

六、如係輸入藥品，應另附該批次使用之原料與成品檢驗規格、方法及檢驗成績書各二份、原廠變更通知函及出產國許可製售證明。

第 53 條　申請藥品處方變更登記，應檢附下列資料，監視中藥品並應依規定送驗：

一、藥品變更登記申請書。

二、藥品許可證正本。

三、製造管制標準書，或與成品同批次之批次製造紀錄。

四、安定性試驗資料。

五、切結書（甲）。

六、如係國產藥品，應另附成品檢驗規格、方法及檢驗成績書各二份。

七、如係輸入藥品，應另附該批次使用之原料與成品檢驗規格、方法及檢驗成績書各二份、原廠變更通知函及出產國許可製售證明；其證明應有全處方，包括有效成分、賦形劑與膠囊色素之成分名稱及含量之記載，並經我國駐外館處簽證。

藥品之有效成分不得任意變更，如有變更，應重新申請查驗登記。但如符合下列情形之一者，得以申請處方變更登記之方式辦理：

一、原許可證未列鹽類之維生素製劑，僅加註鹽類者。

二、抗生素類製劑原為重量標示，改為以力價標示者。

三、中央衛生主管機關認定處方成分禁用或安全堪虞，應修正者。

四、如係輸入藥品，應另附其原廠之製造方法、檢驗方法、規格、安定性或藥品再評估，經由出產國最高衛生主管機關出具證明應變更處方者。

藥品有下列情形之一者，應重新申請查驗登記，不得以申請處方變更登記之方式辦理：

一、同一成分不同含量者。

二、原製造廠不再製造原核定藥品，而以新產品替代原登記藥品，且品名、處方均與原核定不同者。

第 54 條　申請藥品適應症變更登記，應檢附下列資料：
一、藥品變更登記申請書。
二、藥品許可證正本。
三、所宣稱適應症之詳細臨床文獻報告二份。
四、如係國產藥品，應另附含其新適應症之公定書依據。
如係輸入藥品，應另附經中央衛生主管機關認可之核准該適應症之證明，並經我國駐外館處簽證。
五、原核准並蓋有中央衛生主管機關騎縫章之外盒、仿單、標籤黏貼表。
六、標籤、中文仿單、外盒、鋁箔片實體或彩色照片或其擬稿各二份；如係輸入藥品，應另附外文仿單二份。
七、輸入藥品應另附原廠變更通知函。
如首家申請增加新適應症之廠商於國內執行臨床試驗並所附資料能證實該新適應症之療效及安全性，或首家廠商申請增加新適應症經核准後，其他廠商具有相同成分、劑型、劑量之許可證申請增加相同適應症，或新申請相同成分、劑型、劑量之查驗登記宣稱具相同適應症，得免附前項第四款資料。
依中央衛生主管機關公告之統一新適應症而自行修訂標仿單者，得免附第一項第三款至第七款資料。
申請已核准藥品增加新適應症之首家申請廠商，得自行決定是否執行國內臨床試驗。

第 55 條　申請藥品用法用量變更登記，應檢附下列資料：
一、藥品變更登記申請書。
二、藥品許可證正、反面影本。
三、所宣稱用法用量之詳細臨床文獻報告二份。
四、原核准並蓋有中央衛生主管機關騎縫章之外盒、仿單、標籤黏貼表。
五、標籤、中文仿單、外盒、鋁箔片實體或彩色照片或其擬稿各二份；如係輸入藥品，應另附外文仿單二份。
六、公定書影本或出產國衛生機關核准該用法用量之證明。
七、如係輸入藥品，應另附原廠變更通知函。

第 56 條　申請藥品賦形劑變更登記，應檢附下列資料：

一、藥品變更登記申請書。

二、如賦形劑變更足以影響藥品特性者，應依中央衛生主管機關通知，將藥品送驗並附檢驗規格、方法及檢驗成績書各二份、安全性之資料、生體相等性試驗資料及安定性試驗資料。

三、藥品許可證影本。

四、如係輸入藥品，應另附原廠變更通知函及出產國許可製售證明。

已執行生體相等性試驗之製劑申請前項變更登記時，應另依第四十六條規定辦理。

如藥品之有效成分、劑型、劑量、用途均相同，其不具任何藥理作用香料、色素、矯味劑之外觀或形狀變更，不影響藥品品質及民眾用藥安全者，得以賦形劑變更方式，檢送資料增加上述組成。但其藥品標籤、仿單及外盒包裝應有適當文字敘述，以明顯區別，至其圖案、顏色得配合文字敘述有不同組成。

第 57 條　申請藥品檢驗規格、方法、外觀變更登記，應檢附下列資料：

一、藥品變更登記申請書。

二、藥品許可證正、反面影本。

三、變更後之藥品檢驗規格、方法及檢驗成績書各二份，並說明新舊二規格之差異。

四、如係輸入藥品，應另附原廠變更通知函。

第 58 條　申請藥品直接包裝材質變更登記，應檢附下列資料：

一、藥品變更登記申請書。

二、藥品許可證正本。

三、安定性試驗報告。

四、如係注射劑，應另附成品檢驗規格、方法及檢驗成績書各二份；如以注射針筒或塑膠軟袋爲容器者，並應附該容器之檢驗規格、方法及檢驗成績書各二份。

五、如係國產注射劑，應另附處方依據影本。

六、如係輸入藥品，應另附原廠變更通知函。

七、如係注射劑增加軟袋包裝，應另附製造管制標準書或與成品同批次之批次製造紀錄。

第 59 條　申請注射液充填量之變更，以單位含量不變及容器材質不變為限，其變更登記應檢附資料如下：

一、藥品變更登記申請書。

二、藥品許可證正本。

三、如係國產藥品，應另附用法用量依據影本；如係輸入藥品，應另附原廠變更通知函。

四、如係充填量變小者，應另附安定性試驗資料。

第 60 條　藥商名稱變更如不涉及權利移轉者，申請變更登記，應檢附下列資料：

一、藥品變更登記申請書。

二、藥品許可證正本。

三、藥品許可證清冊。

四、已完成變更之證照影本各一份。但全廠委託製造者免附工廠登記證；如係輸入藥品之藥商，得僅附變更後之藥商許可執照影本。

依前項規定申請變更登記時，得將所有藥品許可證一次報備。但如未能一次報備者，其於分次報備時，應註明第一次報備核准函之文號或檢附其核准函影本，免附藥商許可執照影本。

如國外藥廠合併，致其原設立於國內之不同分公司或代理商重新改組合併且變更藥商名稱者，應依下列規定辦理變更登記，如涉及權利移轉者，並應由讓與人及受讓人共同提出申請：

一、變更登記申請書；其應由合併之藥商共同具名提出，載明申請藥商名稱變更登記，係因國外藥廠合併。但如藥商經改組後，原藥商名稱消滅者，得僅由更名後之新藥商提出申請。

二、國外藥廠合併之變更通知函，並應由國外製造廠或其總公司、或國外許可證持有者出具或有關主管機關出具之官方證明文件。

三、合併後之國外製造廠或其總公司、或國外許可證持有者出具之委託書正本，並經我國駐外館處簽證。

四、合併後藥商之藥商許可執照影本。

五、合併後之藥商負責人出具之切結書，載明對所有藥品切結依法輸入販賣，並願負全責。

六、如變更前之藥商已持有藥品許可證者，應另附藥品許可證正本及原持有之輸入藥品許可證清冊，並以一件申請案辦妥全部許可證變更爲原則。其變更登記申請案如經核准，申請人應自行變更所有藥品標籤、仿單、外盒、鋁箔片等之藥商名稱，必要時應提出備查。

七、如變更前之藥商有查驗登記申請案仍在審查中者，應另重新塡具藥品查驗登記申請書正、副本，載明合併之藥商名稱。

第 61 條　藥品製造廠名稱變更，廠址不變者，應檢附下列資料，申請變更登記：

一、藥品變更登記申請書。

二、藥品許可證正本。

三、藥品許可證清冊。

四、如係國內藥品製造廠，應另附已完成變更之證照影本各一份。

五、如係輸入藥品之製造廠，應另附原廠變更通知函及出產國最高衛生主管機關出具之製造廠名稱變更證明文件。

本款證明文件之內容應載明廠址與總公司地址及所生產藥品之清冊，並經我國駐外館處簽證，免附個案許可製售證明。

第 62 條　藥品製造廠地址變更者，應依下列規定，申請變更登記：

一、地址變更如係因門牌整編者，應檢附下列資料：

(一) 藥品變更登記申請書。

(二) 藥品許可證正本。

(三) 如係國產藥品之製造廠，應另附藥品許可證清冊、已完成變更之證照影本及戶政機關出具之門牌整編證明文件各一份。

(四) 如係輸入藥品之國外製造廠，應另附原廠變更通知函與出產國戶政機關或有關機關出具之證明文件，其證明文件並應經我國駐外館處簽證。

二、如係遷廠或產地變更者，應檢附下列資料：

(一) 藥品變更登記申請書。

(二) 藥品許可證正本。

(三) 如係國產藥品製造廠，應另附藥品許可證清冊、已完成變更之證照影本各一份及遷廠後取得符合藥品優良製造規範之證明文件影本。

(四) 如係輸入藥品之國外製造廠，應另附原廠變更通知函正本及符合藥品優良製造規範之證明文件影本，並其所有許可證之藥品，應準用查驗登記規定，檢附全套應備資料。

三、如係輸入藥品之國外製造廠廠址不變，製造廠公司地址變更者，應檢附下列資料：

(一) 藥品變更登記申請書。

(二) 藥品許可證正本。

(三) 藥品許可證清冊。

(四) 原廠變更通知函。

第 63 條　申請藥品之仿單、標籤、外盒、鋁箔變更或核定本遺失補發，應檢附下列資料：

一、藥品變更登記申請書。

二、藥品許可證正、反面影本。

三、原核准並蓋有中央衛生主管機關騎縫章之外盒、仿單、標籤黏貼表。但申請核定本遺失補發者，免附。

四、標籤、仿單、外盒、鋁箔片實體或其彩色照片或擬稿各二份，輸入藥品並應附外文仿單及中文仿單擬稿，其中文仿單擬稿應依新版外文仿單內容詳實翻譯。但如僅係仿單變更，其他包材未變更者，得僅送仿單，無須檢送其他包材。

五、如係申請遺失補發者，應另附遺失切結書。

六、輸入藥品應另附原廠變更通知函。但申請核定本遺失補發者，免附。

第 64 條　申請藥品委託製造登記，應符合藥物委託製造及檢驗作業準則之規定，並檢附下列資料：

一、委託製造申請函。
二、委託製造契約書影本，其內容應說明委託製造管理之規定。
三、藥品變更登記申請書。
四、藥品許可證正本。
五、藥品許可證清冊，其內容應以劑型分類。但單張委託製造者，免附。
六、說明製程之分段委託製造情形之資料。但全程委託製造者，免附。
七、製程管制標準書。但國產藥品如尚不製造者，得免附製造管制標準書，惟應於許可證加註「不得製造」之字樣。如廠商其後擬實際生產該藥品者，應檢送製造管制標準書，經中央衛生主管機關審核後，始得製造。
八、委託者之藥商許可執照影本。
九、受託廠之工廠登記證及藥商製造業許可執照影本各一份。但輸入藥品之委託製造，得檢附受託製造廠符合藥品優良製造規範之證明文件影本替代之。
十、受託廠出具之受託藥品成品檢驗規格及方法各二份。
十一、與前受託製造廠解約書。但首次申請委託製造者，免附。
十二、輸入藥品委託製造，應另附原廠變更通知函及出產國許可製售證明。

委託製造之藥品如已執行生體相等性試驗者，應另依有關規定檢附資料。

申請第一項登記之許可證換證，以於原證加註而不換證方式為原則。但如申請變更之案件，經核定需由輸入許可證改列製造許可證者，應予換證。

有前項但書情形者，除應塡具委託製造檢附資料查檢表並依書表所載事項檢附資料外，應另附查驗登記申請書及切結書（甲）各一份。

申請人於其申請案獲准後，應自行變更其藥品標籤、仿單、外盒、鋁箔片等，必要時應提出備查。

第 65 條　申請國產藥品委託製造後收回自製登記，應檢附下列資料：

一、收回自製申請函。
二、藥品變更登記申請書。
三、藥品許可證正本。
四、藥品查驗登記申請書正本。
五、切結書（甲）。
六、已完成變更之證照影本各一份。
七、製造管制標準書或試製批次製造紀錄。
八、成品檢驗規格、方法及檢驗成績書各二份。
九、如申請人原非GMP藥廠者，應另附符合藥品優良製造規範之證明文件影本。

第 66 條　申請藥品委託檢驗，應符合藥物委託製造及檢驗作業準則之規定，並檢附下列資料：
一、委託檢驗申請函。
二、委託檢驗申請書。
三、委託檢驗契約書影本，其內容應列明委託檢驗範圍之相關事項。
四、委託者與受託者訂定之委託檢驗作業計劃書及標準作業程序（含採樣方法、樣本保存方法、運送移交條件等）。
五、委託項目之檢驗規格及方法。
中央衛生主管機關得視實際需要，對受託者進行現場查核。

第 67 條　申請外銷專用之國產藥品變更或增加外銷專用包裝、標籤、仿單、外盒、藥品名稱、適應症、賦形劑、檢驗規格、方法、外觀者，應檢附下列資料：
一、藥品變更登記申請書。
二、如申請藥品名稱、適應症、包裝之變更者，應檢附藥品許可證正本。
三、如申請標仿單外盒變更或增加者，應檢附藥品許可證影本。
四、外銷專用切結書。
五、仿單、標籤、外盒、鋁箔擬稿各二份。
六、如係檢驗規格、方法之變更者，應另附變更後之藥品檢驗規格、方法及檢驗成績書各二份，並說明新舊二規格之差異。

第 68 條　申請藥品貯存條件變更登記，應檢附下列資料：
一、藥品變更登記申請書。
二、藥品許可證影本。
三、依藥品安定性試驗基準有關學名藥規定辦理之資料。
四、輸入藥品應另附原廠變更通知函。

第 69 條　申請流行性感冒疫苗病毒株變更登記，應檢附下列資料：
一、藥品變更登記申請書。
二、藥品許可證正本。
三、變更後藥品之成分、製程、原料與成品檢驗規格、方法及檢驗成績書各二份。
四、藥品安定性試驗報告。但送件申請時，如變更病毒株後之藥品安定性試驗報告尚未完成者，得先檢附變更前之藥品安定性試驗報告，俟新病毒株藥品安定性試驗報告完成後，送交審查核備。
五、新病毒株之相關臨床文獻資料。
六、中央衛生主管機關原核准之外盒、仿單、標籤黏貼表。
七、變更後藥品之標籤、仿單及外盒擬稿二份。
八、如係輸入藥品，應另附原廠變更通知函及出產國許可製售證明。但出產國許可製售證明，得於送件申請時先檢附影本，核准前，應附正本。

第四節　許可證之移轉與換發及補發

第 70 條　國產藥品許可證移轉及輸入藥品之代理權移轉登記，應由讓與人及受讓人共同申請，並檢附下列資料：
一、雙方具名之藥品變更登記申請書。
二、移轉之藥品許可證正本。
三、移轉之藥品許可證清冊，其內容應包括許可證字號、處方、劑量、劑型。
四、受讓人對移轉藥品負責之切結書；申請國產藥品許可證移轉，並應加具對移轉藥品無相同處方之切結書。
五、申請國產藥品許可證移轉登記，應另附下列資料：

(一) 讓與人及受讓人所在地之直轄市或縣（市）衛生主管機關核准移轉文件影本。
(二) 受讓人現有藥品許可證清冊，其內容應包括許可證字號、處方、劑量、劑型。
(三) 切結書（甲）。
(四) 已完成變更之證照影本各一份。
(五) 製造管制標準書。但如產品尚不製造者，得免附製造管制標準書，惟應於許可證加註「不得製造」之字樣。如廠商其後擬實際生產該藥品者，應檢送製造管制標準書，經中央衛生主管機關審核後，始得製造。

六、申請輸入藥品之代理權移轉登記，應另附下列資料：
(一) 讓與人與受讓人之藥商許可執照影本。
(二) 雙方讓渡書正本，並加蓋讓與人及受讓人雙方原印鑑。
(三) 原廠委託書正本，詳述終止讓與人之代理權，改由受讓人取得代理權，與雙方地址及移轉藥品之品名；其委託書並應經我國駐外館處簽證。

申請國產藥品許可證移轉登記，如移轉藥品許可證之品名有加冠廠名且未經被加冠廠名之廠商授權者，應同時辦理藥品品名變更登記；已執行生體相等性試驗之藥品，並應依藥品生體可用率及生體相等性試驗基準辦理。

第 71 條　藥品許可證遺失或污損，申請補發或換發，應檢附下列資料：

一、藥品變更登記申請書。
二、藥品許可證正、反面影本。但申請許可證污損換發者，應附許可證正本。
三、藥品查驗登記申請書正本。
四、藥品許可證遺失切結書。但申請許可證污損換發者，免附。
五、如係國產藥品，應另附原核准之標仿單核定本一份及外盒、仿單、標籤黏貼表二份。但原許可證如係衛署藥（成）製字者，免附。
六、如係輸入藥品，應另附原廠委託書正本，並經我國駐外館處簽證。

第五節　許可證之展延登記

第 72 條　藥品許可證有效期間之展延，應於期滿前三個月內申請。逾期者，應重新申請查驗登記，不受理其展延申請。但於原許可證有效期間屆滿後六個月內重新申請查驗登記者，得準用第七十三條規定並檢附查驗登記申請書正本，簡化其申請程序。

申請藥品許可證展延登記，如需同時辦理變更者，應與其他展延案分開申請。

藥品許可證有效期間欄位如已蓋滿展延章戳者，應另附藥品查驗登記申請書正本，以憑換發新證。

第 73 條　申請藥品許可證展延登記，應檢附下列資料：

一、藥品許可證正本。

二、經申請人所在地之直轄市或縣（市）衛生主管機關核章之藥品許可證有效期間展延申請書。如藥品係委託製造者，應由藥品許可證所有人提出申請，並由其所在地之衛生主管機關核章。

三、如國產藥品係委託製造者，應另附委託製造契約書。

四、如係輸入藥品，應另附出產國許可製售證明及原廠委託書。本款出產國許可製售證明，除適用第六條規定外，其內容並應有全處方包括有效成分、賦形劑及其含量之記載。

輸入藥品許可證之展延登記，如其藥品未曾檢送安定性試驗資料經中央衛生主管機關准予備查者，申請展延時應另附安定性試驗資料，包括安定性試驗之書面作業資料及實驗數據。

申請生物藥品許可證展延，應另附成品檢驗規格、方法與檢驗成績書及外盒、仿單、標籤黏貼表各二份。

中藥品查驗登記審查準則106/07/31衛部中字第1061860969號修訂

第三章　中藥

第一節　通則

第 74 條　本章所定中藥之檢驗規格，以臺灣中藥典、中華藥典或中央衛生主管機關認定之其他各國藥典或公告事項爲準，藥典並以最新版本或前一版本爲限。

前項檢驗規格，臺灣中藥典、中華藥典未收載或非屬中央衛生主管機關認定之其他各國藥典或公告事項者，製造及輸入業者應視需要自行定之。

第 75 條　中藥之處方依據，應符合下列規定之一：

一、屬中央衛生主管機關公告之基準方者，其劑型、處方內容，與基準方所載者相同。

二、符合固有典籍或其他經中央衛生主管機關認可之典籍所載之處方。

三、符合其他藥商藥品許可證所載之處方。但內政部核發或其後經中央衛生主管機關換發之非屬固有典籍收載之藥品許可證所載之處方，不得爲處方依據。

四、屬外銷專用許可證者，符合輸入國藥典、基準方或訂單要求。

前項第二款固有典籍，指醫宗金鑑、醫方集解、本草綱目、本草拾遺、本草備要、中國醫學大辭典及中國藥學大辭典。

查驗登記申請書之處方依據欄，應記載許可證字號或書名、版次及頁數，並檢附其影本。

前項所檢附處方依據之劑型，應與擬製造、輸入者相符。但散劑、膠囊劑互爲變換，或中藥濃縮製劑各劑型之間互爲變換者，不在此限。

第 76 條　中藥之品名，應依下列規定定之：

一、單方製劑：以中藥材名，加冠廠名、品牌或註冊商標及劑型名稱；其以商品名加冠者，並於品名末處以括號加註中藥材名。

二、複方製劑：以原典成方名，加冠廠名、品牌或註冊商標及劑型名稱；其以商品名加冠者，並於品名末處以括號加註原典成方名。

前項中藥之品名，專供外銷者，不受前項之限制。

第 76-1 條　中藥有外銷專用品名，或有下列情形之一，於申請查驗登記時，檢附註明外銷專用品名之輸入國訂單或商標註冊證影本者，其品名得免含廠名：

一、申請人爲商標權人。

二、申請人爲非商標權人，其獲授權使用商標，且商標權人爲接受申請人委託製造之受託製造廠，並具有檢附商標使用授權書者。

三、申請人爲非商標權人，其獲授權使用商標，且商標權人非接受申請人委託製造之受託製造廠，經商標專責機關登記，並具有檢附商標使用授權書及登記證明文件者。

第 76-2 條　中藥之品名不得使用他廠藥品商標或廠名。但取得所用廠名之商標權，或其係委託製造，取得受託製造廠出具之廠名使用同意書者，不在此限。

第 76-3 條　中藥之品名之使用方式，分中文及外文：

一、中文：不得夾雜外文或阿拉伯數字。但具直接意義者，不在此限。

二、外文：得以中文音譯或意譯。

前項品名，至多擬訂三種，由中央衛生主管機關核准其一。

專供外銷中藥品名，由中文直接音譯者，不受前項數量之限制。但非直接音譯者，每次申請所核准數量，以三種爲限。

第 76-4 條　中藥之商品名，不得與其他藥商藥品之商品名相同或近似，且不得涉及仿冒或影射情事。

新申請案擬使用申請人原有藥品許可證之品名加註其他字樣者，所加註之字樣，不得使人對原品名與加註字樣之品名有不當聯想或混淆。

第 76-5 條　中藥以同一處方，作成大小丸、大小錠或大小膠囊者，其所用品名應相同，並應於品名末處以括號加註可資辨別之名稱；同一處方作成不同劑型者，其品名得不相同。

同藥商之不同處方，不得使用相同品名。

第 76-6 條　中藥之品名涉及療效者，應與其效能及適應症配合；必要時，應提供臨床療效評估結果佐證之。

第 76-7 條　中藥之品名不得涉有虛僞或誇大效能、安全，或使人對品名與效能產生不當聯想、混淆或助長藥品濫用之虞。

第 76-8 條　申請中藥許可證移轉或品名變更，或中藥品名有與前七條規定不符者，中央衛生主管機關得重新審查核定其藥品品名。

第 77 條　中藥查驗登記申請書之包裝欄，應載明包裝數量、包裝材質及包裝形態；其包裝數量所載之包裝最小單位，應與藥品查驗登記申請書之劑型單位相同。

中藥藥膠布包裝數量之重量標示，不包括布膜之重量。

第 77-1 條　中藥之單位包裝最大限量如下：

一、錠劑、丸劑、膠囊劑：一千粒以下。

二、粉劑、散劑、顆粒劑、膠劑、油膏劑、硬膏劑：一千公克以下。

三、內服液劑、外用液劑、膏滋劑、酒劑、露劑：一千毫升以下。

四、碎片劑：一千包以下。

五、藥膠布劑：一千片以下。

中藥多劑量之最小包裝，以成人二日最小用量爲準。

申請外銷專用、藥廠及食品製造廠商作爲原料使用，或醫療機構使用之中藥，其最大或最小包裝數量，不受前二項規定之限制。但申請供醫療機構使用之藥品包裝，不得超過包裝限量規定之二倍量。

中藥包裝於前三項規定範圍內，廠商得配合市場需要，自行調整，免申請變更登記；前三項規定範圍外之包裝，仍應檢附醫療機構或學術團體訂購證明，申請變更登記。

第 78 條　中藥查驗登記申請書之原料名稱及分量欄，應符合下列規定：

一、原料名稱以中文標示。

二、中藥材，以本草綱目、臺灣中藥典或其他經中央衛生主管機關認可之藥典或醫藥品集所載者爲準，並以公制單位塡載原料含量。

三、依君、臣、佐、使及賦形劑之順序塡明全處方；其屬中央衛生主管機關公告之基準方者，依基準方之順序塡載。

四、單位標示：

(一) 傳統錠、丸、膠囊製劑：以最小單位標示各原料分量之含量。

(二) 傳統粉、散、顆粒、膠、油膏、硬膏、藥膠布製劑：以每公克標示各原料分量之含量。

(三) 液、膏滋、酒劑、露劑製劑：以每毫升標示各原料分量之含量。

(四) 碎片劑：以一包爲單位標示。

(五) 中藥濃縮製劑：單方製劑，以一公克爲單位標示；複方製劑，以一日用量爲單位標示。但錠、丸、膠囊製劑，以最小單位標示各原料分量之含量。

五、膠囊殼標示：

(一) 軟膠囊：載明軟膠囊殼之全處方。

(二) 硬膠囊：分別載明膠囊殼蓋、體之外觀顏色及膠囊大小號數。

六、感冒、咳嗽製劑含有茶葉者，其一日茶葉之最大分量爲三點七五公克。

第 79 條　中藥查驗登記申請書之效能或適應症欄，應符合下列規定：

一、依據中央衛生主管機關公告之基準方者，所載與基準方相符。

二、依據固有典籍者，所載與典籍相符。

三、依據其他藥商之藥品許可證所載處方者，所載與藥品許可證相符。

四、經臨床試驗者，所載與經備查之臨床試驗報告相符。

第 80 條　中藥查驗登記申請書之用法用量欄，應符合下列規定：

一、符合原處方依據之分量比例使用。

二、濃縮劑型及內服液劑中藥之每日服用量，經換算後與一日飲片量相同，原則上分二至三次服用。

三、小兒用量：原則上八至十五歲服成人三分之二量；五至七歲服成人二分之一量；二至四歲服成人三分之一量；或標示兒童依年齡遞減。

二歲以下嬰幼兒，應由醫師診治服用，成藥不得對二歲以下嬰幼兒標示用法、用量。

第 81 條　中藥之標籤、仿單或包裝之刊載事項，應符合本法第七十五條規定；其刊載之方式及內容，字體應易於辨識，並符合下列規定：

一、仿單載明儲藏及其他應刊載之必要事項。

二、仿單記載事項，不得超出其效能或適應症。複方製劑，以各有效成分混合使用之主要藥理作用為範圍，不得有誇大字樣。

三、仿單詳實刊載禁忌、警語、副作用及注意事項，使用紅字或粗黑異體字，必要時，並得加印紅框。

四、使用商品名為品名之中藥製劑，於仿單之品名後加註原典成方名。無仿單者，標示於標籤或外盒。

五、中文仿單之字體大小規格，除另有規定外，不得小於標楷體七號字。

六、仿單、標籤或包裝，不得刊印涉及猥褻、有傷風化或誇大效能、適應症之圖案或文字。

七、仿單、標籤或包裝，刊載經銷商名稱時，經銷商應取得藥商許可執照，且其上刊載經銷商名稱之字體不得大於許可證持有藥商名稱之字體。

八、中文品名之字體，不得小於外文字體，且單一中文品名字體高度不得小於單一外文字母。

九、藥品名稱字體大小，每個字不得小於另一個字一倍以上。但廠名、商品名及劑型名之間，不互比對。

十、成藥之標籤及包裝，依其類別，加印明顯大號「成藥」或「乙類成藥」，其字體為正楷；其屬外用製劑者，加印「外用」，使用紅字或粗黑異體字，必要時，並得加印紅框。

十一、鋁箔片盒裝之每一片鋁箔紙，均刊載品名、廠名及許可證字號；供醫療機構使用之鋁箔袋裝補充包，亦同。

十二、標籤、包裝，或供醫療機構使用之鋁箔袋裝補充包，依下列方式之一刊載：

(一) 批號、製造日期及有效期間。

(二) 批號及保存期限。

(三) 批號、製造日期及保存期限。

十三、依前款規定刊載製造日期或保存期限時，以年、月、日標明；製造日期、有效期間及保存期限，以消費者易於辨識之方式爲之。

十四、輸入藥品之藥商名稱、地址、許可證字號、中文品名及類別，得以小籤條標示。

十五、貼標籤或小籤條，依藥品優良製造規範之作業程序爲之；輸入藥品於原廠貼妥，或依藥物委託製造及檢驗作業準則之規定，於輸入國內後委託國內符合藥品優良製造規範之藥廠或醫藥物流中心爲藥品包裝及貼標籤或小籤條作業。但國外製造廠之名稱及地址，應於原廠貼妥。

第三條第二項所定外盒、仿單及標籤黏貼表，應貼妥符合前項各款規定之仿單、標籤或小籤條、外盒、鋁箔紙及其他標示材料之已印妥實體或擬稿。

第 82 條　依第九十二條及第九十三條申請中藥查驗登記，經審查通過者，中央衛生主管機關應通知申請人領取藥品許可證及送驗。

申請人接獲前項領取藥品許可證通知後，應於三個月內繳納費用，並依下列程序辦理：

一、檢附印妥之外盒、仿單及標籤黏貼表各二份，新藥爲三份。

二、檢還原附外盒、仿單及標籤黏貼表之核定草本。

三、檢還原附之藥品許可證影本。

申請人於規定期限內辦理領證手續，所檢附之標籤、仿單、包裝或其他相關物品資料有誤而須重新更正刊印，應依中央衛生主管機關通知之期限內更正，始得領證。

申請人收受領證通知後，再次申請變更者，應重新繳納變更審查費。

申請人領得藥品許可證後，未依規定辦理送驗手續、送驗樣品經檢驗與申請資料不符或其他原因不合格者，中央衛生主管機關應通知其限期繳回藥品許可證，並依本法有關規定處罰。

第 83 條　申請人接獲前條第一項送驗通知後，應於期限內繳納費用，並檢附原料藥材三份及藥物樣品檢驗遞送表送驗。送驗期限，國產中藥爲三十日，輸入中藥爲三個月。

中央衛生主管機關於必要時，得令其提供藥物樣品三份或適量對照標準品。

前二項所稱三份，指足夠三次檢驗之數量。

中藥檢驗案件經中央衛生主管機關認定應重新檢驗者，申請人應再繳納費用。

申請人送驗時，應遵守之相關事項，準用第二十九條規定。

第 84 條　申請輸入中藥查驗登記，依前條規定送驗前須申請中藥樣品者，除依前條規定辦理送驗外，應依第八十二條第一項送驗通知所載之中藥樣品、原藥材及對照標準品之數量，辦理通關。但輸入之單一包裝數量適檢驗所需數量者，爲顧及包裝完整性，得商請海關以單一完整包裝酌量放行。

申請輸入中藥變更登記須送驗時，其樣品、數量與通關作業，準用前項規定。

第 85 條　申請人未依規定繳納費用、塡具申請書表、備齊資料或有其他不符本準則規定之情形而得補正時，中央衛生主管機關應通知申請人於三個月內補正。

申請人未能於期限內補正者，得於補正期滿前，以書面敘明理由申請延期；其延期期間，自補正期滿翌日起算一個月，並以一次爲限。屆期未補正者，中央衛生主管機關得依現有資料逕爲審查核駁。

第 86 條　中藥濃縮製劑之審查基準如下：

一、複方以合併煎煮爲原則。原方爲傳統丸、散者，得分別煎煮；阿膠、芒硝、飴糖及其他不能加入煎煮者，不得合併煎煮。

二、煎煮抽出之浸膏，得以中華藥典收載之乳糖、澱粉或不影響藥效之賦形劑調製；其原方依據爲傳統丸、非煮散之傳統散或其他經中央衛生主管機關核准者，亦得以中藥原末調製。中藥原末之微生物限量，適用賦形劑之規定。

三、中藥濃縮製劑微生物、重金屬、農藥殘留之限量，應符合中央衛生主管機關公告之規定。

四、浸膏與賦形劑比例，以一比一爲原則，以一比三爲上限。

五、實際生產之生藥與浸膏比例倍數，不得超過申請值上下百分之十五。

中藥濃縮製劑之指標成分定量法、規格及所需檢附資料，應符合中央衛生主管機關公告之規定。

第 87 條 中藥材使用瀕臨絕種野生動植物國際貿易公約附錄二所列之保育類物種者，應附來源證明。

第 88 條 本準則所定之切結書甲、乙表、外銷專用切結書丙表及遺失切結書丁表，應載明具切結公司或商號名稱、地址、負責人姓名及切結日期，並加蓋與申請書相同之印章；屬委託製造者，應由雙方具名切結。

第 89 條 申請中藥查驗登記或變更登記，其進行國內臨床試驗之規定如下：

一、藥商進行國內臨床試驗，應符合藥品優良臨床試驗準則及中央衛生主管機關公告之規定。

二、藥商進行臨床試驗前，應提出藥品臨床試驗申請書、計畫書、內容摘要表及中央衛生主管機關公告之技術性資料，送交中央衛生主管機關審查。

三、中央衛生主管機關審查同意後，藥商應依審查意見所載事項，進行臨床試驗，並於試驗完成後，將試驗報告結果送交備查；其臨床試驗計畫有變更必要時，應申請核准變更後，始得進行。

四、試驗報告結果未經中央衛生主管機關審查核准，並發給報告備查函之前，其查驗登記或變更登記申請案不予核准。

第 90 條 除本章另有規定外，委託書、出產國許可製售證明、批次製造紀錄與製造管制標準書、已完成變更之證照與黏貼表、檢附之文獻資料與研究報告、申請書之申請者欄、委託製造及檢驗，分別準用第五條、第六條、第十一條至第十三條、第十六條第一項、第三項及第二十三條規定。

中藥申請案件，有下列情形之一者，不予核准：

一、有第二十五條規定情形之一。

二、重複申請同處方依據之同劑型，且非作成大小丸、錠或膠囊。

第二節　中藥查驗登記

第 91 條　申請中藥查驗登記，其製造廠之軟硬體及相關劑型設備，應符合藥品優良製造規範，並提出證明文件影本；屬分段委託製造者，其製造廠應包括分段委託製造中所有製程之受託製造廠。

第 92 條　申請國產中藥查驗登記，應檢附下列文件、資料：

一、藥品查驗登記申請書正本。

二、切結書甲、乙表。同時申請外銷專用品名或外銷專用許可證查驗登記者，並附外銷專用切結書丙表。

三、外盒、仿單及標籤黏貼表各二份。

四、證照黏貼表。

五、處方依據影本。

六、批次製造紀錄影本。

七、成品檢驗規格、成品檢驗方法、成品一般檢查紀錄表、成品檢驗成績書及薄層層析檢驗結果彩色照片或圖片黏貼本各二份；其檢驗項目及規格，符合附件十三及中央衛生主管機關公告事項。

八、安定性試驗書面作業程序及其報告。

九、非中央衛生主管機關核准而收載於固有典籍之處方，屬單方製劑者，檢附一種；屬複方製劑者，檢附處方中不同藥材之二種以上指標成分含量測定檢驗方法、規格範圍及圖譜。但經中央衛生主管機關認定窒礙難行者，不在此限。

十、申請以其他藥商藥品許可證所載處方為處方依據之案件，另檢附該藥品經核准時所提出相同之試驗或檢驗項目資料。

申請外銷專用藥品查驗登記者，前項第七款至第九款所應檢附資料，得依輸入國相關主管機關之法令規定辦理。

第一項第八款安定性試驗，應符合中央衛生主管機關公告之中藥藥品安定性試驗基準。

第 93 條　申請輸入中藥查驗登記，應檢附下列文件、資料：

一、委託書正本。

二、出產國許可製售證明正本及中文譯本。

三、藥品查驗登記申請書正本。

四、切結書甲、乙表。

五、外盒、仿單及標籤黏貼表各二份。

六、證照黏貼表。

七、處方依據影本。

八、與送驗樣品同批之批次製造紀錄影本。

九、中文或英文之原料與成品檢驗規格及檢驗方法二份；其檢附之資料，並符合下列規定：

(一) 載明每一處方成分原料（含主成分及賦形劑）；其原料以藥典為依據者，並檢附藥典所載該原料影本。

(二) 成品之檢驗項目及規格，符合附件十三及中央衛生主管機關公告事項。

十、原料及成品之檢驗成績書二份；其檢附之資料，並符合下列規定：

(一) 載明批號、檢驗日期、品名，並有檢驗人員及其主管之簽名。

(二) 每一處方成分原料（含主成分及賦形劑）之檢驗成績書所載批號，與所附成品批次使用之原料批號相同；其原料及成品，並依規格逐項檢驗。

十一、安定性試驗書面作業程序及其報告。

十二、非中央衛生主管機關核准而收載於固有典籍之處方，屬單方製劑者，檢附一種；屬複方製劑者，檢附處方中不同藥材之二種以上指標成分含量測定檢驗方法、規格範圍及圖譜。但經中央衛生主管機關認定窒礙難行者，不在此限。

十三、申請以其他藥商藥品許可證所載處方為處方依據之案件，另檢附該藥品經核准時所提出相同之試驗或檢驗項目資料。

第 94 條　申請中藥新藥查驗登記，應檢附下列文件、資料：

一、查驗登記申請資料。

二、國內臨床試驗報告。

三、中央衛生主管機關公告之技術性資料。

第 95 條　同劑型不同含量之藥品許可證，應分開提出申請。

第 96 條　藥商在同一月內，得申請查驗登記複方二件或單方六件，或複方一件及單方三件。但藥商敘明理由，檢附有關資料，向中央衛生主管機關專案申請核准者，不在此限。

前項有關資料，包括藥品製造、品質管制部門之設備、專業技術人員及其他相關資料。中央衛生主管機關必要時得派員實地檢查其品質管制、生產紀錄、樣品製造過程及藥品監製者駐廠情形。

第一項專案申請，每次以二十四件爲限。

第三節　中藥登記事項之變更

第 97 條　申請中藥登記事項之變更，屬委託製造者，應檢附雙方具名之藥品變更登記申請書。

第 98 條　申請中藥之中、英文品名變更登記，應檢附下列文件、資料：

一、藥品變更登記申請書。

二、藥品許可證正本。

三、切結書甲表；使用商標者，並檢附商標註冊證或核准審定書影本。

四、原外盒、仿單及標籤核定本及擬變更之外盒、仿單及標籤黏貼表各二份。

五、屬輸入之中藥，並檢附原廠變更通知函及出產國許可製售證明正本。

六、屬外銷之中藥，並檢附外銷專用切結書丙表。

第 99 條　中藥劑型之變更，以中央衛生主管機關公告基準方之濃縮散劑及濃縮顆粒劑之間互爲變更爲限。其餘變更劑型，應重新申請。

申請中藥劑型變更登記，應送驗樣品，並檢附下列文件、資料：

一、藥品變更登記申請書。

二、藥品許可證正本。

三、藥品查驗登記申請書正本。

四、切結書甲表。

五、原外盒、仿單及標籤核定本及擬變更之外盒、仿單及標籤黏貼表各二份。

六、證照黏貼表。

七、批次製造紀錄影本。

八、成品檢驗規格、成品檢驗方法、成品一般檢查紀錄表、成品檢驗成績書及薄層層析檢驗結果彩色照片或圖片黏貼本各二份；其檢驗項目及規格，應符合附件十三及中央衛生主管機關公告事項。

九、安定性試驗書面作業程序及報告。

十、屬輸入之中藥，並檢附原廠變更通知函及出產國許可製售證明正本。

第 100 條　申請中藥賦形劑變更登記，應送驗樣品，並檢附下列文件、資料：

一、藥品變更登記申請書。

二、藥品許可證正本。

三、原外盒、仿單及標籤核定本及擬變更之外盒、仿單及標籤黏貼表各二份。

四、批次製造紀錄影本。

五、成品檢驗規格、成品檢驗方法、成品一般檢查紀錄表、成品檢驗成績書及薄層層析檢驗結果彩色照片或圖片黏貼本各二份；其檢驗項目及規格，應符合附件十三及中央衛生主管機關公告事項。

六、安定性試驗書面作業程序及其報告。

七、變更賦形劑之檢驗規格、方法及檢驗成績書。

八、屬輸入之中藥，並檢附原廠變更通知函及出產國許可製售證明正本。

第 101 條　申請中藥之處方變更，屬有效成分變更者，應重新申請查驗登記。但刪除硃砂、保育類藥材，或依基準方處方或其他處方等比例變更，準用前條規定以申請賦形劑變更登記之方式辦理者，不在此限。

第 102 條　申請中藥適應症、效能、用法用量變更登記，應檢附下列文件、資料：

一、藥品變更登記申請書。

二、藥品許可證正本。但申請變更用法用量者，檢附影本。
三、原外盒、仿單及標籤核定本及擬變更之外盒、仿單及標籤黏貼表各二份。
四、變更依據影本。

第 103 條　申請中藥類別、證別變更登記，應檢附下列文件、資料：
一、藥品變更登記申請書。
二、藥品許可證正本。
三、查驗登記申請書正本。
四、原外盒、仿單及標籤核定本及擬變更之外盒、仿單及標籤黏貼表各二份。
五、變更依據影本。

第 104 條　國產中藥製劑標籤、仿單或包裝，有下列情形之一，而未變更原核准文字內容者，得自行變更：
一、圖樣或色澤變更。但不得有涉及猥褻、有傷風化或誤導效能之圖樣。
二、依比例縮小或放大原核准之圖文，或變更原核准圖文之版面位置。
三、字體變更。但其品名英文字體不得大於中文字體。
四、企業識別系統標誌之加印或變更。
五、標籤黏貼變更爲於外包裝直接印刷。
六、增加與原標籤文字、圖樣設計相同之外盒。

國產中藥製劑標籤、仿單或包裝，有下列原核准文字內容變更情形之一，而不涉及藥品品質或用藥安全者，得自行變更：
一、增印或變更條碼、健保代碼、識別代碼、GMP字樣、處方原料之外文名、著作權登記字號、商標註冊證字號或專利證書字號。
二、增印、變更建議售價或消費者服務電話。
三、變更藥商名稱或地址，或增印、變更電話、傳眞、連絡處。
四、增印或變更經銷商名稱、地址。但經銷商名稱之字體不得大於藥商名稱之字體。
五、增加或變更外盒封口標示、價位標示。

六、外銷藥品，依外銷國之要求於標籤、仿單上增列項目。

七、原核定包裝加註「本藥限由某醫院或限供醫院使用，不得轉售」或其他類似用語。

八、英文品名之廠名變更。

九、處方之單位標示以符合臺灣中藥典之方式變更。

十、未變更原貯藏方式，僅變更貯藏法之用詞；其用詞應符合臺灣中藥典或中華藥典。

國產中藥製劑標籤、仿單或包裝，有爲維護藥品品質及用藥安全，而加註使用方法之文字內容變更者，得自行變更。

前三項變更，應符合藥品優良製造規範，並作成紀錄留廠備查。

第 105 條　前條規定以外中藥包裝之變更，應依下列規定申請變更登記：

一、包裝材質不變更，僅申請變更包裝限量者，檢附下列文件、資料：

(一) 藥品變更登記申請書。

(二) 藥品許可證正本。

二、包裝材質變更者，檢附下列文件、資料：

(一) 藥品變更登記申請書。

(二) 藥品許可證正本。

(三) 安定性試驗書面作業程序及其報告。

(四) 批次製造紀錄影本。

前項包裝材質之變更，如涉及標籤、仿單、外盒變更者，並應加具原外盒、仿單及標籤核定本及擬變更之外盒、仿單及標籤黏貼表各二份。

屬輸入之中藥，應另檢附原廠變更通知函及出產國許可製售證明正本。

第 106 條　中藥委託製造登記或委託製造後收回自製登記，應附切結書甲表，並分別準用第六十四條或第六十五條規定。

中藥委託檢驗，準用第六十六條規定。

第 107 條　中藥許可證登記事項之變更，包括原廠變更通知函、檢驗規格與方法、藥商（含製造廠）名稱或地址、藥品標籤、仿單、外盒與鋁箔紙（袋），及其核定本遺失補發，分別準用第四十七條、第五十七條及第六十條至第六十三條規定。

第四節　中藥許可證之移轉、換發及補發

第 108 條　中藥許可證移轉登記或遺失補發、污損換發，分別準用第七十條或第七十一條規定。

第五節　中藥許可證之展延登記

第 109 條　中藥許可證有效期間展延，應於期滿前六個月內申請。

適前項期限申請者，應重新申請查驗登記。但於原許可證有效期間屆滿後六個月內重新申請查驗登記者，得檢附查驗登記申請書正本，準用第一百零九條之一規定辦理。

申請展延登記，同時辦理查驗登記事項變更者，應與展延案分開申請。

第 109-1 條　前條第一項申請，應檢附下列文件、資料：

一、經申請人所在地直轄市、縣（市）衛生主管機關核章之藥品許可證有效期間展延申請書；其藥品係委託製造者，由藥品許可證所有人提出申請，並由其所在地衛生主管機關核章。

二、藥品許可證正本。

三、藥品許可證有效期間欄位已蓋滿展延章戳者，另附藥品查驗登記申請書正本，以憑換發新證。

四、申請展延之藥品，屬中央衛生主管機關依本法第四十八條評估公告之藥品者，依公告規定檢附有關資料。

五、國產藥品委託製造者，並檢附委託製造契約書。

六、屬輸入之中藥，並檢附出產國許可製售證明正本、原廠委託書正本及輸入藥品之國外製造廠符合藥品優良製造規範之證明文件影本。符合藥品優良製造規範之證明文件持有者非申請人時，得以原廠授權函或持有證明文件之國內藥商授權函，並載明其證明文件之核准文號替代之。

依前項規定辦理許可證展延申請，如涉有產品安全或效能、適應症疑慮者，中央衛生主管機關得命提出相關資料。

第四章　附則

第 110 條　本準則自發布日施行。

本準則中華民國一百零五年四月六日修正發布之第五十三條、第三十九條之附件二及第四十條之附件四，自一百零六年七月一日施行；一百零六年七月三十一日修正發布之第九十二條第三項，自一百零八年一月一日施行。

附件十三　中藥製劑規格及檢驗方法必須記載之項目及內容表

劑型／必要性／項目		傳統製劑																				濃縮製劑										
		散劑	顆粒劑	丸劑	錠劑	糖衣錠劑	膜衣錠劑	膠囊劑	軟膠囊劑	膠(膠塊)劑	碎片劑	膏滋（滋膏）劑	糖漿劑	內服液劑	中藥酒劑	外用粉（散）劑	軟膏劑	膏藥（硬膏、油膏）劑	藥膠布劑	外用液(藥洗)劑	外用氣化噴霧劑	濃縮丸劑	濃縮散劑	濃縮粉劑	濃縮顆粒(細粒)劑	濃縮錠劑	濃縮糖衣錠劑	濃縮膜衣錠劑	濃縮膠囊劑	濃縮軟膠囊劑	浸膏劑	流浸膏劑
外觀性狀		○	○	○	○	○	○	○	○	○	○	○	○	○	○	○	○	○	○	○	○	○	○	○	○	○	○	○	○	○	○	○
一般檢查	重（容）量差異試驗	○	○	○	○	×	×	○	○	○	○	○	○	○	○	○	○	○	○	○	○	○	○	○	○	○	×	×	○	○	○	○
	平均重量	○	○	○	○	○	○	○	○	○	○	○	○	○	○	○	○	○	○	○	○	○	○	○	○	○	○	○	○	○	○	○
	崩散度試驗	×	△	○	○	○	○	○	○	×	×	×	×	×	×	×	×	×	×	×	×	○	×	×	△	○	○	○	○	○	×	×
	pH值	×	×	×	×	×	×	×	×	×	×	△	○	○	×	×	×	×	×	○	○	×	×	×	×	×	×	×	×	×	×	×
	比重	×	×	×	×	×	×	×	×	×	×	△	○	○	○	×	×	×	×	△	△	×	×	×	×	×	×	×	×	×	×	×
	尺寸	×	×	×	×	×	×	×	×	×	×	×	×	×	×	×	×	×	○	×	×	×	×	×	×	×	×	×	×	×	×	×
	黏附力	×	×	×	×	×	×	×	×	×	×	×	×	×	×	×	×	×	△	×	×	×	×	×	×	×	×	×	×	×	×	×
	含糖量測定	×	×	×	×	×	×	×	×	×	×	△	○	△	×	×	×	×	×	×	×	×	×	×	×	×	×	×	×	×	×	×
	含醇量測定	×	×	×	×	×	×	×	×	×	×	×	×	△	○	×	×	×	×	×	×	×	×	×	×	×	×	×	×	×	×	○
	其他（如溶離度試驗等）	△	△	△	△	△	△	△	△	△	△	△	△	△	△	△	△	△	△	△	△	△	△	△	△	△	△	△	△	△	△	△
鑑別試驗		○	○	○	○	○	○	○	○	○	○	○	○	○	○	○	○	○	○	○	○	○	○	○	○	○	○	○	○	○	○	○
雜質檢查	乾燥減重	○	○	△	○	×	○	○	×	○	○	×	×	×	×	○	×	×	×	×	×	△	○	○	○	○	×	○	○	×	○	○
	總灰分	○	○	○	○	○	○	○	○	○	○	×	×	×	×	×	×	×	×	×	×	○	○	○	○	○	○	○	○	○	○	○
	酸不溶性灰分	○	○	○	○	○	○	○	○	○	○	×	×	×	×	×	×	×	×	×	×	○	○	○	○	○	○	○	○	○	○	○
	重金屬（以鉛計）	○	○	○	○	○	○	○	○	○	○	○	○	○	○	×	×	×	×	×	×	○	○	○	○	○	○	○	○	○	○	○

必要性項目 \ 劑型		傳統製劑																			
		散劑	顆粒劑	丸劑	錠劑	糖衣錠劑	膜衣錠劑	膠囊劑	軟膠囊劑	膠(膠塊)劑	碎片劑	膏滋（滋膏）劑	糖漿劑	內服液劑	中藥酒劑	外用粉（散）劑	軟膏劑	膏藥（硬膏、油膏）劑	藥膠布劑	外用液(藥洗)劑	外用氣化噴霧劑
	重金屬元素（砷鎘汞鉛）	△	△	△	△	△	△	△	△	△	△	△	△	△	△	×	×	×	×	×	×
	微生物限量	△	△	△	△	△	△	△	△	△	○	△	×	△	△	△	△	△	△	△	△
	農藥殘留	△	△	△	△	△	△	△	△	△	△	△	△	△	△	△	△	△	△	△	△
	其他	△	△	△	△	△	△	△	△	△	△	△	△	△	△	△	△	△	△	△	△
含量測定	水抽提物	○	○	△	○	○	○	○	×	○	○	×	×	×	×	○	×	×	×	×	×
含量測定	稀醇抽提物	○	○	△	○	○	○	○	×	○	○	×	×	×	×	○	×	×	×	×	×
含量測定	指標成分	△	△	△	△	△	△	△	△	△	△	△	△	△	△	△	△	△	△	△	△
含量測定	其他	△	△	△	△	△	△	△	△	△	△	△	△	△	△	△	△	△	△	△	△

必要性項目 \ 劑型		濃縮製劑										
		濃縮丸劑	濃縮散劑	濃縮粉劑	濃縮顆粒(細粒)劑	濃縮錠劑	濃縮糖衣錠劑	濃縮膜衣錠劑	濃縮膠囊劑	濃縮軟膠囊劑	浸膏劑	流浸膏劑
	重金屬元素（砷鎘汞鉛）	△	△	△	△	△	△	△	△	△	△	△
	微生物限量	○	○	○	○	○	○	○	○	○	○	○
	農藥殘留	△	△	△	△	△	△	△	△	△	△	△
	其他	△	△	△	△	△	△	△	△	△	△	△
含量測定	水抽提物	○	○	○	○	○	○	○	○	×	○	○
含量測定	稀醇抽提物	○	○	○	○	○	○	○	○	×	×	×
含量測定	指標成分	△	△	△	△	△	△	△	△	△	△	△
含量測定	其他	△	△	△	△	△	△	△	△	△	△	△

○：原則上要記載
△：必要時記載（可予檢驗者記載之）或依主管機關公告要求記載
×：可不記載

附件二：新藥及新劑型、新使用劑量、新單位含量製劑查驗登記應檢附資料表（藥品查驗登記審查準則第三十九條第一項附件）。

附件三：新藥及新劑型、新使用劑量、新單位含量製劑查驗登記應檢附之技術性資料表（藥品查驗登記審查準則第三十九條第一項附件）。

附件四：學名藥查驗登記應檢附資料表（藥品查驗登記審查準則第四十條附件）。

附件五：微脂粒（Liposome）及經皮吸收劑型學名藥查驗登記應檢附之技術性資料表（藥品查驗登記審查準則第四十條附件）。

附件六：生物藥品查驗登記應檢附資料表（藥品查驗登記審查準則第四十一條附件）。

附件七：生物藥品查驗登記應檢附之技術性資料表（藥品查驗登記審查準則第四十一條附件）。

附件八：原料藥查驗登記應檢附資料表（藥品查驗登記審查準則第四十二條附件）。

附件九：原料藥查驗登記應檢附之技術性資料表（藥品查驗登記審查準則第四十二條附件）。

附件十：核醫放射性藥品查驗登記應檢附資料表（藥品查驗登記審查準則第四十三條第一項附件）。

附件十一：核醫放射性藥品新藥、新劑型、新劑量查驗登記應檢附之技術性資料表（藥品查驗登記審查準則第四十三條第一項附件）。

第五章 化粧品製造工廠設廠標準

中華民國九十七年四月三十日經濟部經工字第09704600940號令、行政院衛生署衛署藥字第0970311117號令會銜修正發布第2、11條條文

第 1 條 本標準依化粧品衛生管理條例第十五條第二項規定訂定之。

第 2 條 化粧品製造工廠，應具備下列基本條件及共同設備：

一、廠房應與住宅或公共場所隔離為原則，且不得妨害公共衛生及安全。

二、廠房之建築應堅固清潔，其建築設計應能防鼠、防蟲、防塵；室內之天花板、牆壁及地面，應保持平滑而無裂痕，且應易於清潔不發生粉塵（如採用環氧樹脂或其他易於消毒清洗之建築材料）；室內導管應選用表面平滑之材料，並應力求隱蔽；排水裝置之排水口應有防止污水回流之設施。

三、廠內各作業場所（如液劑、粉劑製造場所、包裝場所、倉庫及其他相關場所）應明確區隔。

四、原料、物料、半製品及成品之儲存場所，得視業者需要適當隔離。

五、容器洗滌設備。

六、廠內之各種容器及製造設備，應視其需要採用不銹鋼、陽極處理鋁、無毒塑膠或其他耐水性材料，不可使用鉛、鐵、銅及其他有毒化學材質之物品。

七、符合規定之正確稱量設備，並應定期校正。

八、工作人員之更衣室、洗手設備及工作衣、帽、口罩、手套及鞋履之洗滌或消毒滅菌設備。

九、視工作上之需要設置鍋爐、抽水機、眞空泵、空氣壓縮機、一般用水處理系統、蒸餾水或純水設備、吸塵排氣或空氣清淨、滅菌設備或空氣、溫度、濕度調節設備。

十、廠內各製造、加工、分裝作業過程中之設施，應由進料口至出料口採一貫密閉式作業為原則；其未採一貫密閉式作業

者，如有粉塵或有害氣體產生，應設置局部排氣裝置及負壓操作。

十一、設置產品之批號打印裝置，以直接打印批號及製造日期。

第 3 條 粉劑化粧品製造工廠應具備左列設備：

一、粉末研磨或超微粒磨粉設備。

二、篩粉設備及集塵設備。

三、混合設備。

四、定量充填（分裝）設備。

前項工廠得視工作需要設置乾燥機或乾燥箱。

第 4 條 液劑化粧品製造工廠應具備左列設備：

一、液劑調配容器或液劑澄清槽或瓷缸。

二、攪拌設備。

三、過濾設備。

四、定量充填（分裝）設備。

前項工廠得視工作需要設置左列設備：

一、加熱濃縮（減壓）裝置。

二、加壓滅菌機。

第 5 條 乳劑化粧品製造工廠應具備左列設備：

一、攪拌乳化設備。

二、調勻設備。

三、定量充填（分裝）設備。

前項工廠得視工作需要設置左列設備：

一、加熱裝置。

二、過濾裝置。

三、冷卻設備。

第 6 條 油劑化粧品製造工廠應具備左列設備：

一、油劑調配容器。

二、攪拌設備。

三、定量充填（分裝）設備。

前項工廠得視工作需要設置過濾裝置。

第 7 條 油膏化粧品製造工廠應具備左列設備：

一、粉末研磨或超微粒磨粉設備。
二、篩粉設備及集塵設備。
三、調勻設備。
四、定量充填（分裝）設備。
前項工廠得視工作需要設置左列設備：
一、二重加熱釜：需要加熱之製劑應具設備。
二、軟膏管封閉設備：軟管裝製劑應具設備。

第 8 條　固形化粧品製造工廠應具備左列設備：
一、粉末研磨或超微粒磨粉設備。
二、篩粉設備及集塵設備。
三、調勻設備。
四、煉合設備。
五、模製設備。
六、乾燥或冷卻設備。
七、定量分裝設備。

第 9 條　眉筆化粧品製造工廠應具備左列設備：
一、原料調配設備。
二、製筆蕊設備。
三、製筆身設備。
四、筆身油漆設備。

第 10 條　噴霧劑化粧品製造工廠應具備左列設備：
一、調合容器。
二、加壓充填設備。
三、漏氣檢查設備。

第 11 條　非手工之香皀製造工廠應具備下列設備：
一、不銹鋼貯藏桶。
二、皀化設備。
三、乾燥設備。
四、添加香料、色料設備。
五、壓出機。
六、模製機。

七、切斷機。

前項工廠得視工作需要設置下列設備：

一、鹽析設備。

二、輸送機。

手工香皂製造工廠應具備下列器具：

一、電子秤。

二、不銹鋼鍋。

三、瓦斯爐、電磁爐或其他加熱設備。

四、攪拌器。

五、量杯。

六、溫度計。

七、橡皮刮刀。

八、模型。

九、切皂器。

第 12 條　化粧品色素製造工廠其設備得視產品實際需要設置之。

第 13 條　本標準自發布日施行。

第六章 化粧品衛生管理條例

中華民國一百零五年十一月九日總統華總一義字第10500136181號令修正公布第27、35條條文；並增訂第23-2條條文；除23-2條、第27條第2項、第3項有關違反第23-2條規定部分，自公布後三年施行外，其餘公布日施行

第一章 總則

第 1 條 化粧品衛生管理，依本條例之規定；本條例未規定者，依其他有關法律之規定。

第 2 條 本條例所稱衛生主管機關：在中央爲行政院衛生署；在直轄市爲直轄市政府；在縣（市）爲縣（市）政府。

第 3 條 本條例所稱化粧品，係指施於人體外部，以潤澤髮膚，刺激嗅覺，掩飾體臭或修飾容貌之物品；其範圍及種類，由中央衛生主管機關公告之。

第 4 條 本條例所稱標籤，係指化粧品容器上或包裝上，用以記載文字、圖畫或記號之標示物。

第 5 條 本條例所稱仿單，係指化粧品附加之說明書。

第 6 條 化粧品之標籤、仿單或包裝，應依中央衛生主管機關之規定，分別刊載廠名、地址、品名、許可證或核准字號、成分、用途、用法、重量或容量、批號或出廠日期。經中央衛生主管機關指定公告者，並應刊載保存方法以及保存期限。

前項所定應刊載之事項，如因化粧品體積過小，無法在容器上或包裝上詳細記載時，應於仿單內記載之。其屬國內製造之化粧品，標籤、仿單及包裝所刊載之文字以中文爲主；自國外輸入之化粧品，其仿單應譯爲中文，並載明輸入廠商之名稱、地址。

化粧品含有醫療或毒劇藥品者，應標示藥品名稱、含量及使用時注意事項。

第二章 輸入及販賣

第 7 條 輸入化粧品含有醫療或毒劇藥品者，應提出載有原料名稱、成

分、色素名稱及其用途之申請書，連同標籤、仿單、樣品、包裝、容器、化驗報告書及有關證件，並繳納證書費、查驗費，申請中央衛生主管機關查驗；經核准並發給許可證後，始得輸入。

輸入化粧品未含有醫療或毒劇藥品者，應提出載有原料名稱、成分、色素名稱及其用途之申請書，連同標籤、仿單及有關證件，並繳納審查費，申請中央衛生主管機關備查。但經中央衛生主管機關公告免予備查者，不在此限。

第一項醫療或毒劇藥品之名稱、用量、規格及申請書之格式、樣品之數量、標籤及仿單之份數及證書費、查驗費之金額；第二項申請書之格式、標籤、仿單之份數及審查費之金額，由中央衛生主管機關定之。

第 8 條　輸入化粧品色素者，應提出載有色素名稱之申請書，連同標籤、仿單、樣品、包裝、容器、化驗報告書及有關證件，並繳納證書費、查驗費，申請中央衛生主管機關查驗；經核准並發給許可證後，始得輸入。

前項申請書之格式、樣品之數量、標籤及仿單之份數及證書費、查驗費之金額，由中央衛生主管機關定之。

第 9 條　輸入之化粧品，應以原裝爲限，非經中央衛生主管機關核准，不得在國內分裝或改裝出售。

經中央衛生主管機關依前項規定核准在國內分裝或改裝出售之化粧品，應在標籤及仿單之明顯處，以中文載明分裝或改裝之廠商名稱及地址。

第 10 條　輸入化粧品或化粧品色素之核准或備查事項，非經申請中央衛生主管機關核准或備查，不得變更。

第 11 條　化粧品內含有不合法定標準之化粧品色素者，不得輸入或販賣。

第 12 條　化粧品販賣業者，不得將化粧品之標籤、仿單、包裝或容器等改變出售。

第 13 條　化粧品色素販賣業者，應報經直轄市或縣（市）衛生主管機關之許可，始得營業。

前項業者許可執照之記載事項如有變更或自行停業、歇業者，應自事實發生之日起十五日內申請變更或停業、歇業之記載。停業期間不得超過一年，並應於停業期滿前一個月內申請復業。

第 14 條　含有醫療或毒劇藥品化粧品及化粧品色素輸入許可證，其有效期間爲五年；期滿仍須繼續輸入者，應事先報請原核發機關延長之。但每次延長不得超過四年。

第三章　製造

第 15 條　化粧品之製造，非經領有工廠登記證者，不得爲之。

前項工廠之設廠標準，由中央工業主管機關會同中央衛生主管機關定之。

第 16 條　製造化粧品含有醫療或毒劇藥品者，應提出載有原料名稱、成分、色素名稱及製造要旨之申請書，連同標籤、仿單、樣品、包裝、容器及化驗報告書，並繳納證書費、查驗費，申請中央衛生主管機關查驗；經核准發給許可證後，始得製造。

製造化粧品未含有醫療或毒劇藥品者，應提出載有原料名稱、成分、色素名稱及其用途之申請書，連同標籤、仿單及有關證件，並繳納審查費，申請直轄市或縣（市）衛生主管機關備查。但經中央衛生主管機關公告免予備查者，不在此限。

第一項申請書之格式、樣品之數量、標籤、仿單之份數及證書費、查驗費之金額；第二項申請書之格式、標籤、仿單之份數及審查費之金額，由中央衛生主管機關定之。

第 17 條　製造化粧品色素，應提出載有色素名稱之申請書，連同標籤、樣品、包裝、容器及化驗報告書，並繳納證書費、查驗費，申請中央衛生主管機關查驗登記；經核准並發給許可證後，始得製造。

前項申請書之格式、樣品之數量及證書費、查驗費之金額，由中央衛生主管機關定之。

第 18 條　製造化粧品，除使用法定化粧品色素外，其他色素，非經中央衛生主管機關核准，不得使用。

前項法定化粧品色素之品目，由中央衛生主管機關定之。

第 19 條　製造化粧品含有醫療或毒劇藥品者，應聘請藥師駐廠監督調配製造。

第 20 條　製造化粧品所使用醫療或毒劇藥品之基準，由中央衛生主管機關定之。

第 21 條　製造化粧品或化粧品色素之核准或備查事項，非經申請原衛生主管機關核准或備查，不得變更。

第 22 條　含有醫療或毒劇藥品化粧品及化粧品色素之製造許可證，其有效期間爲五年；期滿仍須繼續製造者，應事先報請原核發機關延長之。但每次延長不得超過四年。

第四章　抽查及取締

第 23 條　化粧品或化粧品色素足以損害人體健康者，中央、直轄市或縣（市）衛生主管機關應禁止其輸入、製造、販賣、供應或意圖販賣、供應而陳列；其已核准或備查者，並公告註銷其許可或備查證件。

依前項規定公告註銷許可或備查證件前已製售之化粧品或化粧品色素，應由製造、輸入或販賣業者立即公告停止使用，並依規定期限收回市售品，連同庫存品一併依中央衛生主管機關規定之方法處理。

來源不明之化粧品或化粧品色素，不得販賣、供應或意圖販賣、供應而陳列。

第 23-1 條　輸入化粧品之樣品，應提出載有品名、成分、數量、用途之申請書，並檢附有關證件，申請中央衛生主管機關核發證明。化粧品販賣、製造業者或學術研究試驗機構，爲申請查驗或供研究試驗之用，所輸入之含有醫療或毒劇藥品化粧品或化粧品色素，亦同。

前項物品之容器及包裝上，應載明「樣品」字樣，不得販賣。

第 23-2 條　化粧品製造、輸入或販賣業者於國內進行化粧品或化粧品成分之安全性評估，除有下列情形之一，並經中央主管機關許可者外，不得以動物作爲檢測對象：

一、該成分被廣泛使用，且其功能無法以其他成分替代。

二、具評估資料顯示有損害人體健康之虞，須進行動物試驗者。

違反前項規定之化粧品，不得販賣。

第一項以動物作爲檢測對象之申請程序及其他應遵行事項之辦法，由中央主管機關定之。

第 24 條　化粧品不得於報紙、刊物、傳單、廣播、幻燈片、電影、電視及其他傳播工具登載或宣播猥褻、有傷風化或虛僞誇大之廣告。

化粧品之廠商登載或宣播廣告時，應於事前將所有文字、畫面或言詞，申請中央或直轄市衛生主管機關核准，並向傳播機構繳驗核准之證明文件。

經中央或直轄市衛生主管機關依前項規定核准之化粧品廣告，自核發證明文件之日起算，其有效期間爲一年，期滿仍需繼續廣告者，得申請原核准之衛生主管機關延長之，每次核准延長之期間不得逾一年；其在核准登載、宣播期間，發現內容或登載、宣播方式不當者，原核准機關得廢止或令其修正之。

第 25 條　國外輸入或國內產銷之化粧品及化粧品色素，直轄市或縣（市）衛生主管機關得派員持憑證明文件，赴各廠商抽查或檢查；必要時，得以原價抽取樣品，檢查其品質，廠商不得無故拒絕。

中央衛生主管機關於必要時，得爲前項之抽查或檢查，廠商不得無故拒絕。

第 26 條　直轄市或縣（市）衛生及工業主管機關，應派員持憑證明文件，赴各化粧品及化粧品色素製造、加工之場所、倉庫、販賣處所，實地檢查其設備、裝置、製造程序、環境衛生及其成品、半成品、原料、配料、包裝、容器、標籤、仿單等，廠商不得無故拒絕。

中央衛生及工業主管機關於必要時，得爲前項之檢查，廠商不得無故拒絕。

第 26-1 條　化粧品及化粧品色素製造工廠經依前條第一項規定檢查發現其不合規定或品質管制不良者，直轄市、縣（市）衛生主管機關或工業主管機關應限期令其改善或爲其他必要之處置。

第五章　罰則

第 27 條　違反第七條第一項、第八條第一項、第十一條、第十五條第一項、第十六條第一項、第十七條第一項、第十八條第一項或第二十三條第一項禁止規定之一者，處一年以下有期徒刑、拘役或科或併科新臺幣十五萬元以下罰金；其妨害衛生之物品沒收銷燬之。

違反第二十三條之二第一項或第二項禁止規定者，處新臺幣十五萬元以下罰鍰；其妨害衛生之物品沒入銷燬之。

違反第二十三條第一項、第二十三條之二第一項或第二項禁止規定之一，情節重大或再次違反者，並得命其歇業及廢止其公司、商業、工廠之全部或部分登記事項。

法人或非法人之工廠有第一項情事者，除處罰其行爲人外，並對該法人或工廠之負責人處以該項之罰金。

第 28 條　違反第六條、第七條第二項、第九條、第十條、第十二條、第十三條、第十六條第二項、第十九條、第二十一條、第二十三條第二項、第三項或第二十三條之一規定之一者，處新台幣十萬元以下罰鍰；其妨害衛生之物品沒入銷燬之。

第 29 條　違反第二十五條、第二十六條之規定無故拒絕抽查或檢查者，處新台幣七萬元以下罰鍰。

第 30 條　違反第二十四條第一項或第二項規定者，處新臺幣五萬元以下罰鍰；情節重大或再次違反者，並得由原發證照機關廢止其有關營業或設廠之許可證照。

違反直轄市、縣（市）衛生主管機關或工業主管機關依第二十六條之一規定所爲命令者，處新臺幣五萬元以下罰鍰，並再限期令其改善；情節重大或再次違反者，並得由原發證照機關廢止其有關營業或設廠之許可證照。

第 31 條　本條例所定之沒入、罰鍰，除違反第二十五條第二項、第二十六條第二項或工業主管機關依第二十六條之一規定所爲命令者，由中央衛生主管機關或工業主管機關處罰外，由直轄市或縣（市）衛生主管機關爲之。

第 32 條　依本條例所處之罰鍰，經通知逾期不繳納者，由主管機關移送法院強制執行。

第 33 條　依本條例應處罰鍰之案件涉及刑事責任者，應分別處罰。

第 33-1 條　依第十條、第十四條、第二十一條及第二十二條規定為變更、延長之申請者，應繳納查驗費，須換發新證者，並應繳納證書費；其費額，由中央衛生主管機關定之。

第六章　附則

第 34 條　本條例施行細則，由中央衛生主管機關定之。

第 35 條　本條例自公布日施行。

本條例中華民國一百零五年十月二十一日修正之第二十三條之二、第二十七條第二項、第三項有關違反第二十三條之二規定部分，自公布後三年施行。

第七章　化粧品衛生管理條例施行細則

化粧品衛生管理條例施行細則（民國九十八年九月十六日修正）

第 1 條　本細則依化粧品衛生管理條例（以下簡稱本條例）第三十四條之規定訂定之。

第 2 條　（刪除）

第 3 條　依本條例第七條第一項及第八條第一項申請輸入含有醫療或毒劇藥品化粧品及化粧品色素之查驗，應塡具申請書，連同查驗費及下列文件，向中央衛生主管機關爲之：

一、仿單標籤粘貼表二份，並附中文譯本。

二、證照粘貼表一份（粘貼公司登記、商業登記證明文件影本或化粧品色素販賣許可執照影本）。

三、出產國家許可製售之證明文件一份。但申請輸入化粧品色素者，免附。

四、原製造廠檢驗規格、方法及檢驗成績書各二份。

五、國外廠商委託代理或經銷證明文件，並附中文譯本一份。

六、新發明或新製品之含有醫療或毒劇藥品化粧品、化粧品色素，應附有關研究報告資料、安全試驗報告、儲存試驗變化報告及臨床試驗報告文件各二份。

七、樣品。

八、其他經中央衛生主管機關指定之文件。

第 4 條　依本條例第七條及第八條核准或備查輸入有案之化粧品及化粧品色素，非原申請核准或備查之業者，亦得檢具來源證明等有關證件，申請中央衛生主管機關備查後，依有關規定辦理輸入手續。

第 5 條　輸入之化粧品依本條例第九條申請在國內分裝或改裝者，應依原廠授權之產品項目，分別塡具分裝或改裝申請書，連同左列文件，申請中央衛生主管機關核准：

一、工廠登記證影本一份。

二、仿單標籤粘貼表五份。

三、含有醫療或毒劇藥品化粧品輸入許可證影本或輸入未含有醫療或毒劇藥品化粧品備查文件影本一份。但輸入免備查之未含有醫療或毒劇藥品化粧品者，免附。

四、其他經中央衛生主管機關指定之文件。

第 6 條 經核准或備查輸入或製造之化粧品及化粧品色素，依本條例第十條或第二十一條申請變更原核准或備查事項者，應按件分別塡具申請書，依左列規定，申請中央、直轄市或縣（市）衛生主管機關核准或備查：

一、變更成分（處方）、劑型、製法者，應檢附原許可證、查驗登記申請書、有關品質管制紀錄表及檢驗成績書或其他指定資料。變更化粧品成分、劑型者，應附樣品。

二、變更前款以外事項者，應檢附原許可證、新標籤、仿單或其他指定資料。

第 7 條 化粧品或化粧品色素之原核准或備查事項經准變更記載者，其原記載事項與變更後記載事項不符者，得於原記載之保存期限內繼續販賣至售完爲止。

第 8 條 化粧品色素販賣業者依本條例第十三條規定向直轄市或縣（市）衛生主管機關申請營業許可，應塡具申請書，檢同有關證件，並繳納執照費；經許可者，發給許可執照。

前項執照費金額及許可執照應記載之事項，由中央衛生主管機關定之；其執照費之徵收，應依預算程序辦理。

第 9 條 化粧品色素販賣業者申請停業，應將許可執照隨繳當地衛生主管機關，記明停業理由及期限後，俟核准復業時發還之。

申請歇業者，應將其所領許可執照繳銷，其不繳銷者，由原發照機關公告註銷。

第 10 條 含有醫療或毒劇藥品化粧品或化粧品色素之輸入或製造許可證有效期間屆滿，仍須製造或輸入，依本條例第十四條或第二十二條申請延長者，應在屆滿前三個月內塡具申請書，檢同原許可證，申請中央衛生主管機關核准後，在原證加註延長期限，發還繼續使用。有效期間屆滿未申請延長或不准延長者，公告註銷其原許可證。

第 11 條　依本條例第十六條第一項及第十七條第一項申請製造含有醫療或毒劇藥品化粧品及化粧品色素之查驗，應塡具申請書，連同查驗費及左列文件，向中央衛生主管機關爲之：

一、仿單標籤粘貼表二份。

二、證照粘貼表一份（粘貼工廠登記證及監製藥師執業執照影本各一份）。

三、試製紀錄表各二份。

四、檢驗規格、方法及檢驗成績書各二份。

五、樣品。

六、處方依據文件一份。但申請製造化粧品色素者，免附。

七、新發明或新製品之含有醫療或毒劇藥品化粧品、化粧品色素，應附有關研究報告資料、含配合禁忌之安全試驗報告、儲存試驗報告及臨床試驗報告各二份。

八、其他經中央衛生主管機關指定之文件。

第 12 條　依本條例第十六條第二項規定製造應備查之未含有醫療或毒劇藥品化粧品，應塡具申請書，報請當地直轄市或縣（市）衛生主管機關備查。

第 13 條　本條例所稱之查驗費，包括審查費及檢驗費，其金額由中央衛生主管機關訂定公告之。

第 14 條　含有醫療或毒劇藥品化粧品製造業者依本條例第十九條規定聘用之藥師，如有解聘、辭聘或有不能執行業務之情事，應即另聘。

第 15 條　申請化粧品及化粧品色素查驗、備查或變更其名稱、標籤、仿單、包裝、商標、圖形時，如有仿冒或影射他人註冊商標情事者，除申請人應自負法律責任外，中央、直轄市或縣（市）衛生主管機關亦得視其情節通知限期更改或作其他必要措施。

第 16 條　依本條例第二十三條第二項規定應收回之市售品，其製造、輸入或販賣業者應立即採取有效措施，告知消費者停止使用，並自公告註銷其許可或備查證件之日起一個月內收回，連同庫存品一併報請當地直轄市或縣（市）衛生主管機關核備，依左列方式辦理：

一、如係核准輸入者，限期退運出口。

二、逾期未退運或在本國製造者，依廢棄物清理法之規定辦理、銷燬。

三、其他經中央衛生主管機關公告之方式。

第 17 條　有左列各款情形之一者，爲本條例第二十三條第三項所稱來源不明之化粧品或化粧品色素：

一、無法提出來源證明者。

二、提出之來源經查證不實者。

三、標籤、仿單未刊載製造或輸入廠商名稱或地址者。

第 18 條　（刪除）

第 19 條　旅客攜帶或郵寄少量自用化粧品進口者，由海關依有關規定辦理之。

第 20 條　化粧品廣告之內容，應依本條例第二十四條第一項規定，不得有左列情事：

一、所用文字、圖畫與核准或備查文件不符者。

二、有傷風化或違背公共秩序善良風俗者。

三、名稱、製法、效用或性能虛僞誇大者。

四、保證其效用或性能者。

五、涉及疾病治療或預防者。

六、其他經中央衛生主管機關公告不得登載宣播者。

第 21 條　依本條例第二十四條第二項規定核准登載或宣播之化粧品廣，其有效期間應於核准廣告之證明文件內載明。

經核准之化粧品廣告於登載、宣播時，應註明核准之字號。

第 22 條　化粧品或化粧品色素製造工廠之設立、遷移、復業、增加製造種類或分裝、改裝場所設備狀況等之檢查工作，由直轄市或縣（市）衛生主管機關會同工業主管機關辦理。

工業主管機關受理化粧品及化粧品色素製造工廠之停業、歇業、復業登記申請時，應將其動態資料知會衛生主管機關。

第 23 條　化粧品及化粧品色素製造工廠經依本條例第二十六條之一規定限期改善或爲其他必要之處置者，直轄市、縣（市）衛生主管機關或工業主管機關應陳報中央衛生及工業主管機關備查。

第 24 條　有左列各款情形之一者，爲本條例第二十七條第一項及第二十八條所稱妨害衛生之物品：

一、未經核准或備查而擅自輸入或製造者。

二、來源不明者。

三、使用醫療或毒劇藥品超出本條例第二十條所定之基準，而未達治療疾病最低有效量者。

四、其他經中央衛生主管機關認定有妨害衛生之物品。

第 25 條　本條例及本細則所定文書格式，由中央衛生主管機關定之。

第 26 條　本細則自發布日施行。

第八章　成藥及固有成方製劑管理辦法

中華民國九十九年八月五日行政院衛生署署授食字第0991408071號令修正發布第2條條文之附件一、附件二

第一章　總則

第 1 條　本辦法依藥事法第八條規定訂定之。
成藥及固有成方製劑之管理，除藥事法另有規定者外，依本辦法之規定。

第 2 條　本辦法所稱成藥係指原料藥經加工調製，不用其原名稱，其摻入之麻醉藥藥品、毒劇藥品，不超過中央衛生主管機關所規定之限量，作用緩和、無積蓄性、耐久儲存、使用簡便，不待醫師指示即可供治療疾病之用者。
成藥分甲、乙兩類，其範圍及審核標準如基準表（附件一、二）。

第 3 條　成藥中摻用麻醉藥品，除嗎啡含量應在千分之二以下，可卡因應在千分之一以下外，其他麻醉藥品摻用量由中央衛生主管機關比照上述標準視其劑量核定之。

第 4 條　成藥中摻用毒劇藥品，如為中華藥典所載者，不得超過常用量三分之一，其未為中華藥典所載者，由中央衛生主管機關核定之。

第 5 條　本辦法所稱固有成方係指我國固有醫藥習慣使用，具有療效之中藥處方，並經中央衛生主管機關選定公佈者而言。依固有成方調製（劑）成之丸散、膏、丹稱為固有成方製劑。

第 6 條　成藥及以批發或供人出售之固有成方製劑，應由藥品製造業者製造。中藥販賣業者得依固有成方所載之原名稱、成分、製法、效能、用法及用量，調製（劑）固有成方製劑但以於其營業處所自行零售為限。

第二章　審核及許可

第 7 條　藥品製造業者調製成藥或固有成方製劑，應依藥事法第三十九

條、第四十三條、第四十六條至第四十八條、第五十六條及第五十七條之規定辦理。

第 8 條　成藥依成藥基準表審核之，但含藥酒類依其有關規定辦理。

第 9 條　中藥販賣業者調製（劑）固有成方製劑，應列具名稱、成分、製法、效能、用法及用量，連同有關資料證件，向該管直轄市、縣（市）衛生主管機關提出申請，經核准登記發給登記證後，始得製售。

前項經核准發給登記證案件，直轄市、縣（市）衛生主管機關應按月列冊報請中央衛生主管機關備查。

第 10 條　中藥販賣業者調製（劑）固有成方製劑，應於其管理藥品之中醫師監督下為之。但不含毒劇藥品者，可由確具中藥基本知識及鑑別能力人員自行調製（劑）之。

第 11 條　固有成方製劑不得摻入防腐劑、色素、人工甘味劑、化學溶劑及其他有害添加物。

第 12 條　成藥之標籤、仿單或包裝應標明甲類成藥或乙類成藥。固有成方製劑應標明名稱及固有成方字樣。

第三章　販賣之管理

第 13 條　藥品製造業者除含藥酒類不得以留置方式供銷家庭用戶外，得將自製之成藥或固有成方製劑，以留置方式直接供銷家庭用戶。但以供銷民眾購用藥品較為不便之偏僻地區為限。

家庭留置成藥或固有成方製劑之地區，應由直轄市、縣（市）衛生主管機關每年查核一次，逐步縮減留置地區範圍。

第 14 條　藥品製造業者將自製成藥或固有成方製劑留置於家庭用戶者，應依左列各款之規定：

一、申請供銷家庭留置成藥或固有成方製劑，應事先檢具藥品名清單（格式如附件三）二份，申請直轄市、縣（市）衛生主管機關，轉報中央衛生主管機關核定。

二、供銷留置成藥或固有成方製劑之日起十五日內開具左列事項，向直轄市、縣（市）衛生主管機關報備：

(一) 藥品製造業者之名稱、地址及負責人姓名。
(二) 銷售地區（列明直轄市、縣市、鄉鎮市區或村里名稱）及留置成藥或固有成方製劑服務員名冊（格式如附件四）一份。
(三) 留置藥品清單一份。

三、留置之成藥或固有成方製劑應裝置在「家庭藥品留置袋」或「箱」內，其袋（箱）應採堅固耐用材料製成，並應載明藥品製造業者（藥商）名稱、地址與留置藥品之品名、許可字號、效能、價格、數量及注意事項等（格式如附件五）。但所刊載文字圖畫，不得有藥事法第六十八條所列各款情事。

四、應發給留置成藥或固有成方製劑服務人員服務證（格式如附件六），並指定其服務員勤予巡檢留置之藥品，每次間隔不得逾三個月。

註：

一、申請直轄市、縣（市）衛生主管機關轉報中央主管機關核定及向直轄市、縣（市）衛生主管機關報備之清單均依此格式。

二、向縣（市、局）衛生主管機關報備之品名清單，須在備考欄註明核定機關名稱及文號。

（備註：附件三之註一請參閱行政院公報第6卷10期21頁）

（備註：附件三～六請參閱中華民國現行法規彙編（83年5月版）（三〇）第20905～20909頁）

第 15 條　家庭留置成藥或固有成方製劑之服務員，於推銷或執行工作時，應配帶服務證，指導用戶將藥品留置袋（箱）置於不被日晒、雨淋、受潮及不易爲兒童獲取之處所。如發現袋（箱）內藥品有變質、沉澱、損壞或其他不良狀況時，應即收回或換入新品。並不得將任何成藥或固有成方製劑拆封或改裝及沿途或設攤販賣。

第 16 條　乙類成藥得由百貨店、雜貨店及餐旅服務商兼營零售之。

第 17 條　兼營零售乙類成藥者應依左列各款之規定：

一、對內服及外用成藥，應各別專設櫥櫃陳列，妥善貯藏。但含藥酒類不在此限。

二、商號或招牌不得使用藥商名稱或易被誤認爲藥商之字樣。

三、不得設置藥品推銷員及本辦法所稱之服務員。

四、不得將成藥拆除包裝零售。

五、不得買賣來源不明之成藥。

第四章　檢查及取締

第 18 條　直轄市、縣（市）衛生主管機關對於成藥及固有成方製劑之檢查或抽驗，除依藥事法有關規定辦理外，並得派員檢查或抽驗留置於家庭用戶之成藥、固有成方製劑及其裝置用袋（箱）。

第 19 條　違反本辦法之規定或涉及僞藥、劣藥、禁藥者，依藥事法有關規定處理。

第五章　附則

第 20 條　本辦法自發布日施行。

第九章　藥物委託製造及檢驗作業準則

中華民國一百零二年八月二日衛生福利部部授食字第1021101814號令修正發布第8、12條條文

第一章　總則

第 1 條　本準則依藥事法（以下簡稱本法）第四十二條第二項規定訂定之。

第 2 條　藥物之委託製造及檢驗，應依本準則之規定；本準則未規定者，適用其他有關法令之規定。

第 3 條　本準則所稱委託製造，係指將藥物在製程中之任一階段或連續階段或全程委託他廠製造。

第 4 條　本準則所稱委託檢驗，係指將藥物技術層面之研究發展、製程中之管制作業及原物料、半製品或產品之品質管制與安定性試驗等項目，委託他廠或相關單位執行。

第 5 條　委託製造或檢驗藥物，應事先申請中央衛生主管機關核准。

申請藥物委託製造及檢驗，限持有藥物許可證或申請藥物查驗登記之藥商。

第 6 條　經核准委託製造或檢驗之藥物，除法律另有規定外，其產品責任由委託者負責。

第 7 條　委託製造或檢驗契約有效期間屆滿不再續約或因故中途解約，或變更委託檢驗項目時，委託者應先覓妥其他受託廠或相關單位，重新依規定申請委託製造或檢驗。

第二章　藥物之委託製造

第 8 條　受託製造廠，應爲符合藥物優良製造準則規定之藥物工廠。

第 9 條　委託製造者應先覓妥受託廠，並塡具申請書及檢附雙方簽立之委託製造契約等相關文件，向中央衛生主管機關申請核准。

第 10 條　經核准委託製造之藥物，其標籤及包裝，除應符合本法及有關法令規定外，並應刊載受託廠及委託者之名稱、地址。但受託廠之

名稱、地址，經中央衛生主管機關核准者，得以刊載其所在國別替代之。

前項藥物之仿單，除應符合本法及有關法令規定外，並應分別標示製造廠及委託者之字樣，包括受託廠及委託者之名稱、地址。

第 11 條　經核准委託製造之藥物，其許可證有效期間之展延，應由許可證持有者依本法及有關法令規定辦理。

第三章　藥物之委託檢驗

第 12 條　符合下列規定之一者，得接受委託檢驗藥物：

一、符合藥物優良製造準則之藥物製造工廠。

二、符合非臨床試驗優良操作規範規定之國內外學術研究機構。

三、符合依本法第一百零四條之四認證之檢驗機構或實驗室。

四、其他經中央衛生主管機關專案核准者。

第 13 條　委託者與受託者應訂立委託檢驗契約，列明其委託檢驗範圍之相關事項、作業計畫書及標準作業程序。

第 14 條　委託者應先覓妥受託檢驗者，並塡具申請書及檢附雙方簽立之委託檢驗契約等相關文件，向中央衛生主管機關申請核准。

中央衛生主管機關得視實際需要，對受託者進行現場查核。

第 15 條　經核准之委託檢驗，委託者應檢附依檢驗所需二倍以上數量之檢體，送交受託者檢驗；其驗餘完整包裝之檢體，由受託者封緘後，交還委託者自行保存。

第四章　附則

第 16 條　本準則自發布日施行。

第十章　健康食品管理法及施行細則

一、健康食品管理法

中華民國九十五年五月十七日總統華總一義字第09500069821號令修正公布第2條、第3條、第14條、第15條、第24條及第28條條文

第一章　總則

第 1 條　為加強健康食品之管理與監督，維護國民健康，並保障消費者之權益，特制定本法；本法未規定者，適用其他有關法律之規定。

第 2 條　本法所稱健康食品，指具有保健功效，並標示或廣告其具該功效之食品。

本法所稱之保健功效，係指增進民眾健康、減少疾病危害風險，且具有實質科學證據之功效，非屬治療、矯正人類疾病之醫療效能，並經中央主管機關公告者。

第 3 條　依本法之規定申請查驗登記之健康食品，符合下列條件之一者，應發給健康食品許可證：

一、經科學化之安全及保健功效評估試驗，證明無害人體健康，且成分具有明確保健功效；其保健功效成分依現有技術無法確定者，得依申請人所列舉具該保健功效之各項原料及佐證文獻，由中央主管機關評估認定之。

二、成分符合中央主管機關所定之健康食品規格標準。

第一項健康食品安全評估方法、保健功效評估方法及規格標準，由中央主管機關定之。中央主管機關未定之保健功效評估方法，得由學術研究單位提出，並經中央主管機關審查認可。

第 4 條　健康食品之保健功效，應以下列方式之一表達：

一、如攝取某項健康食品後，可補充人體缺乏之營養素時，宣稱該食品具有預防或改善與該營養素關疾病之功效。

二、敘述攝取某種健康食品後，其中特定營養素、特定成分或該食品對人體生理結構或生理機能之影響。

三、提出科學證據，以支持該健康食品維持或影響人體生理結構或生理機能之說法。

四、敘述攝取某種健康食品後的一般性好處。

第 5 條 本法所稱主管機關：在中央爲行政院衛生署；在直轄市爲直轄市政府；在縣（市）爲縣（市）政府。

第二章 健康食品之許可

第 6 條 食品非依本法之規定，不得標示或廣告爲健康食品。

食品標示或廣告提供特殊營養素或具有特定保健功效者，應依本法之規定辦理之。

第 7 條 製造、輸入健康食品，應將其成分、規格、作用與功效、製程概要、檢驗規格與方法，及有關資料與證件，連同標籤及樣品，並繳納證書費、查驗費，申請中央主管機關查驗登記，發給許可證後，始得製造或輸入。

前項規定所稱證書費，係指申請查驗登記發給、換發或補發許可證之費用；所稱查驗費，係指審查費及檢驗費；其費額，由中央主管機關定之。

經查驗登記並發給許可證之健康食品，其登記事項如有變更，應具備申請書，向中央主管機關申請變更登記，並繳納審查費。

第一項規定之查驗，中央主管機關於必要時，得委託相關機關（構）、學校或團體辦理；其辦法，由中央主管機關定之。

第一項申請許可辦法，由中央主管機關定之。

第 8 條 健康食品之製造、輸入許可證有效期限爲五年，期滿仍須繼續製造、輸入者，應於許可證到期前三個月內申請中央主管機關核准展延之。但每次展延不得超過五年。逾期未申請展延或不准展延者，原許可證自動失效。

前項許可證如有污損或遺失，應敘明理由申請原核發機關換發或補發，並應將原許可證同時繳銷，或由核發機關公告註銷。

第 9 條 健康食品之許可證於有效期間內，有下列之各款事由之一者，中央主管機關得對已經許可之健康食品重新評估：

一、科學研究對該產品之功效發生疑義。

二、產品之成分、配方或生產方式受到質疑。

三、其他經食品衛生主管機關認定有必要時。

中央主管機關對健康食品重新評估不合格時，應通知相關廠商限期改善；屆期未改善者，中央主管機關得廢止其許可證。

第三章 健康食品之安全衛生管理

第 10 條 健康食品之製造，應符合良好作業規範。

輸入之健康食品，應符合原產國之良好作業規範。

第一項規範之標準，由中央主管機關定之。

第 11 條 健康食品與其容器及包裝，應符合衛生之要求；其標準，由中央主管機關定之。

第 12 條 健康食品或其原料有下列情形之一者，不得製造、調配、加工、販賣、儲存、輸入、輸出、贈與或公開陳列：

一、變質或腐敗者。

二、染有病原菌者。

三、殘留農藥含量超過中央主管機關所定安全容許量者。

四、受原子塵、放射能污染，其含量超過中央主管機關所定安全容許量者。

五、攙僞、假冒者。

六、逾保存期限者。

七、含有其他有害人體健康之物質或異物者。

第四章 健康食品之標示及廣告

第 13 條 健康食品應以中文及通用符號顯著標示下列事項於容器、包裝或說明書上：

一、品名。

二、內容物名稱及其重量或容量；其爲兩種以上混合物時，應分別標明。

三、食品添加物之名稱。

四、有效日期、保存方法及條件。

五、廠商名稱、地址。輸入者應註明國內負責廠商名稱、地址。

六、核准之功效。

七、許可證字號、「健康食品」字樣及標準圖樣。

八、攝取量、食用時應注意事項及其他必要之警語。

九、營養成分及含量。

十、其他經中央主管機關公告指定之標示事項。

第九款之標示方式和內容，由中央主管機關定之。

第 14 條 健康食品之標示或廣告不得有虛僞不實、誇張之內容，其宣稱之保健效能不得超過許可範圍，並應依中央主管機關查驗登記之內容。

健康食品之標示或廣告，不得涉及醫療效能之內容。

第 15 條 傳播業者不得爲未依第七條規定取得許可證之食品刊播爲健康食品之廣告。

接受委託刊播之健康食品傳播業者，應自廣告之日起六個月，保存委託刊播廣告者之姓名（法人或團體名稱）、身分證或事業登記證字號、住居所（事務所或營業所）及電話等資料，且於主管機關要求提供時，不得規避、妨礙或拒絕。

第五章　健康食品之稽查及取締

第 16 條 衛生主管機關得派員檢查健康食品製造業者、販賣業者之處所設施及有關業務，並得抽驗其健康食品，業者不得無故拒絕，但抽驗數量以足供檢驗之用者爲限。

各級主管機關，對於涉嫌違反第六條至第十四條之業者，得命其暫停製造、調配、加工、販賣、陳列，並得將其該項物品定期封存，由業者出具保管書，暫行保管。

第 17 條 經許可製造、輸入之健康食品，經發現有重大危害時，中央主管機關除應隨時公告禁止其製造、輸入外，並廢止其許可證；其已製造或輸入者，應限期禁止其輸出、販賣、運送、寄藏、牙保、轉讓或意圖販賣而陳列，必要時，並得沒入銷燬之。

第 18 條　健康食品有下列情形之一者，其製造或輸入之業者，應即通知下游業者，並依規定限期收回市售品，連同庫存品依本法有關規定處理：

一、未經許可而擅自標示、廣告爲健康食品者。

二、原領有許可證，經公告禁止製造或輸入者。

三、原許可證未申請展延或不准展延者。

四、違反第十條所定之情事者。

五、違反第十一條所定之情事者。

六、有第十二條所列各款情事之一者。

七、違反第十三條各款之規定者。

八、有第十四條所定之情事者。

九、其他經中央衛生主管機關公告應收回者。

製造或輸入業者收回前項所定之健康食品時，下游業者應予配合。

第 19 條　健康食品得由當地主管機關依抽查、檢驗結果爲下列處分：

一、未經許可而擅自標示或廣告爲健康食品者，或有第十二條所列各款情形之一者，應予沒入銷毀。

二、不符第十條、第十一條所定之標準者，應予沒入銷毀。但實施消毒或採行適當安全措施後，仍可使用或得改製使用者，應通知限期消毒、改製或採行安全措施；逾期未遵行者，沒入銷毀之。

三、其標示違反第十三條或第十四條之規定者，應通知限期收回改正其標示；逾期不遵行者，沒入銷毀之。

四、無前三款情形，而經第十六條第二項規定命暫停製造、調配、加工、販賣、陳列並封存者，應撤銷原處分，並予啓封。

製造、調配、加工、販賣、輸入、輸出第一項第一款或第二款之健康食品業者，由當地主管機關公告其公司名稱、地址、負責人姓名、商品名稱及違法情節。

第 20 條　舉發或緝獲不符本法規定之健康食品者，主管機關應予獎勵；獎勵辦法由主管機關另行訂定。

第六章　罰則

第 21 條　未經核准擅自製造或輸入健康食品或違反第六條第一項規定者，處三年以下有期徒刑，得併科新台幣一百萬元以下罰金。

明知爲前項之食品而販賣、供應、運送、寄藏、牙保、轉讓、標示、廣告或意圖販賣而陳列者，依前項規定處罰之。

第 22 條　違反第十二條之規定者，處新臺幣六萬元以上三十萬元以下罰鍰。

前項行爲一年內再違反者，處新臺幣九萬元以上九十萬元以下罰鍰，並得廢止其營業或工廠登記證照。

第一項行爲致危害人體健康者，處三年以下有期徒刑、拘役或科或併科新臺幣一百萬元以下罰金，並得廢止其營業或工廠登記證照。

第 23 條　有下列行爲之一者，處新臺幣三萬元以上十五萬元以下罰鍰：

一、違反第十條之規定。

二、違反第十一條之規定。

三、違反第十三條之規定。

前項行爲一年內再違反者，處新臺幣九萬元以上九十萬元以下之罰鍰，並得廢止其營業或工廠登記證照。

第一項行爲致危害人體健康者，處三年以下有期徒刑、拘役或科或併科新臺幣一百萬元以下罰金，並得廢止其營業或工廠登記證照。

第 24 條　健康食品業者違反第十四條規定者，主管機關應爲下列之處分：

一、違反第一項規定者，處新臺幣十萬元以上五十萬元以下罰鍰。

二、違反第二項規定者，處新臺幣四十萬元以上二百萬元以下罰鍰。

三、前二款之罰鍰，應按次連續處罰至違規廣告停止刊播爲止；情節重大者，並應廢止其健康食品之許可證。

四、經依前三款規定處罰，於一年內再次違反者，並應廢止其營業或工廠登記證照。

傳播業者違反第十五條第二項規定者，處新臺幣六萬元以上三十萬元以下罰鍰，並應按次連續處罰。

主管機關爲第一項處分同時，應函知傳播業者及直轄市、縣（市）新聞主管機關。傳播業者自收文之次日起，應即停止刊播。

傳播業者刊播違反第十五條第一項規定之廣告，或未依前項規定，繼續刊播違反第十四條規定之廣告者，直轄市、縣（市）政府應處新臺幣十二萬元以上六十萬元以下罰鍰，並應按次連續處罰。

第 25 條　違反第十八條之規定者，處新台幣三十萬元以上一百萬元以下罰鍰，並得按日連續處罰。

第 26 條　法人之代表人、法人或自然人之代理人或受雇人，因執行業務，犯第二十一條至第二十二條之罪者，除依各該條之規定處罰其行爲人外，對該法人或自然人亦科以各該條之罰金。

第 27 條　拒絕、妨害或故意逃避第十六條、第十七條所規定之抽查、抽驗或經命暫停或禁止製造、調配、加工、販賣、陳列而不遵行者，處行爲人新臺幣三萬元以上三十萬元以下罰鍰，並得連續處罰。

前項行爲如情節重大或一年內再違反者，並得廢止其營業或工廠登記證照。

第 28 條　本法所定之罰鍰，除第二十四條第四項規定外，由直轄市或縣（市）主管機關處罰。

第 29 條　出賣人有違反本法第七條、第十條至第十四條之情事時，買受人得退貨，請求出賣人退還其價金；出賣人如係明知時，應加倍退還其價金；買受人如受有其他損害時，法院得因被害人之請求，依侵害情節命出賣人支付買受人零售價三倍以下或損害額三倍以下，由受害人擇一請求之懲罰性賠償金。但買受人爲明知時，不在此限。

製造、輸入、販賣之業者爲明知或與出賣人有共同過失時，應負連帶責任。

第七章　附則

第 30 條　本法施行細則，由中央主管機關定之。

第 31 條　本法自公布後六個月施行。

本法修正條文自公布日施行。

二、健康食品管理法施行細則

中華民國一百零四年六月九日衛生福利部部授食字第1041301093號令修正發布第9、10、12條條文

第 1 條　本細則依健康食品管理法（以下簡稱本法）第三十條規定訂定之。

第 2 條　本法第六條第二項所稱特殊營養素，係指具有明確保健功效之成分，並經中央主管機關認定者。

第 3 條　（刪除）

第 4 條　（刪除）

第 5 條　（刪除）

第 6 條　（刪除）

第 7 條　申請健康食品查驗登記時，或經發給許可證後，其名稱、標籤、包裝、圖案、標示等如有仿冒或影射他人註冊商標之嫌疑者，中央主管機關得通知其限期改正或為其他必要措施。

第 8 條　本法第十條第二項所稱符合原產國之良好作業規範，係指輸入之健康食品符合原產國主管機關所定之產品生產作業規範。

前項規範，應與本法第十條第一項之良好作業規範相當。

第 9 條　本法第十一條所稱健康食品容器或包裝應符合之衛生標準，為中央主管機關依食品安全衛生管理法所定之相關標準。

第 10 條　本法第十二條第二款所稱染有病原菌、第三款所稱殘留農藥安全容許量、第四款所稱原子塵、放射能污染安全容許量及第七款所稱有害人體健康之物質或異物，適用食品安全衛生管理法及其相關規定。

第 11 條　本法第十二條第六款所稱逾保存期限，係指保存期限已逾本法第十三條第一項第四款所稱之有效日期。

第 12 條　本法第十三條第一項第一款至第五款及第九款所定健康食品應標示之事項，適用食品安全衛生管理法及其相關規定。

本法第十三條第一項第六款至第八款之標示字體，適用食品安全衛生管理法及其相關規定。

第 13 條　本細則自發布日施行。

三、健康食品查驗登記審查原則

中華民國九十六年六月十一日衛署食字第0960403068號函
中華民國一百零六年七月十七日衛授食字第1061300590號函修正

壹、總則

一、爲執行健康食品管理法（以下簡稱本法）第七條第一項之規定，使健康食品查驗登記案件之審查品質具一致性，特訂定本原則。

二、申請案應檢附文件資料、補件、申復等審查原則如下：

(一) 文件資料

1. 申請案應依健康食品申請許可辦法之規定，檢具相關文件及資料，申請商並應審愼確認所送資料無誤，若有資料不實或誤植，情節重大者，得逕予核駁。
2. 申請案執行之相關試驗，如人體食用研究、動物實驗、輻射實驗等，應有符合人體研究法、動物保護法、游離輻射防護法等相關規定之證明文件。爲確保評估試驗符合倫理與科學，可參考相關法規來執行試驗，如藥品優良臨床試驗準則及藥物非臨床試驗優良操作規範等。
3. 申請案執行之評估試驗，應符合現行評估方法要求，若爲修正評估方法公告前所執行之試驗，除另有公告外，應於修正公告生效日起2年內申請查驗登記，始得適用該次修正前之公告評估方法。
4. 評估試驗報告之內容規模，未符合公告評估方法要求者（如：受試人數及篩選條件、動物品系及週齡與隻數、試驗週期、必測項目等），得逕予核駁。
5. 評估試驗報告應爲申請案專案撰寫之報告。報告撰寫（如格式、單位、大小寫）應參考科學文獻規範。
6. 得檢附申請案試驗執行機構單位之試驗項目通過認證／查核，或實驗室具符合優良操作規範等認證之證明文件影本。
7. 試驗計畫主持人之資格，除另有規定外，應具備足夠之相關專業背景與研究經驗或著作。

(二) 申請案經核需補件者，初審及複審階段之補正期限各爲二個月，必要時得各申請延長一個月，並各以一次爲限；逾期未補送完整者，得依健康食品申請許可辦法第三條及第六條規定逕予核駁。

(三) 申請案未獲核准者，得自處分通知送達之次日起六個月內，敘明理由提出申復。但以一次爲限。

(四) 申請案之補件資料或申復資料，倘爲重新執行試驗者，應明確說明前後試驗執行內容不同處，及新試驗結果之可重複性。

三、健康食品安全性評估分類基本上依健康食品安全性評估方法內所載之分類爲之。簡言之，第一類及第二類屬傳統食用之料。有關第一類第二類之分野，原則上非經傳統方式萃取、濃縮之傳統食用原料應爲第二類；可供食用之中藥材，非屬中醫藥司公告爲「可同時供食品使用之中藥材」品項者，宜爲第二類。並依產品配方組成、風險特性及食品相關管理規定，得要求增加其他安全性試驗資料或提高安全性等級。

貳、依本法第三條第一項第一款申請之初審

四、委託製造合約書正本審查原則如下：

(一) 申請案產品、申請商及委託製造廠均應載明於合約書中。

(二) 合約應在有效期限內。

五、製造廠出具之產品原料成分規格含量表正本審查原則如下：

(一) 應爲製造廠所出具之配方表，另應有功效成分規格。

(二) 所有原料應有供貨來源、供貨規格及（包括原料之品管及衛生檢驗）與驗收報告。所附之報告應有執行人、核准人之簽章與日期。萃取、濃縮之原料應有製程、萃取溶劑或溶媒及濃縮方法與倍數；如係食品添加物，另應有食品添加物許可證影本、複方食品添加物，應有展開之配方；具空膠囊者，除上述文件外應另有該空膠囊配方。

(三) 功效原料係外購者，應另有檢驗報告、製程及合法工廠文件影本。

(四) 所有菌株，應另有購菌或菌株來源證明及菌種鑑定報告，乳酸菌產品並應有菌株鑑定報告。此外，菌株如係自行篩選者，其安全性分類至少應爲第二類。

(五) 可供食用之中藥材產品，另應有基原鑑定報告。

(六) 產品及原料應符合相關衛生標準規定。

(七) 產品及原料使用之食品添加物（含溶劑）應符合食品添加物相關規定。

(八)乳酸菌產品之菌株與藥品爲相同來源時，其用法、用量及標示應與藥品適當區隔，每日建議攝取量不得等於或高於藥品。

六、產品之安全評估報告正本審查原則如下：

(一)報告應爲正本。

(二)試驗產品應與申請產品相同。

(三)安全性爲第一類之產品，應檢附相關文獻並應有中文說明、重點劃線及側標籤。

(四)安全性爲第二類以上之產品，應依健康食品安全性評估方法規定檢附相關報告。

(五)所附之安全性評估報告應有試驗計畫主持人及試驗執行人簽名以示負責。

(六)報告係動物實驗者，應有實驗動物照護及使用委員會或小組同意書。試驗計畫主持人與試驗執行人不同時，應有試驗執行機構之實驗動物照護及使用委員會或小組同意書。

(七)所附之組織病理檢驗報告應由具有動物病理經驗之獸醫師或醫師判讀並簽名以示負責，並應有清晰之彩色組織切片圖。

(八)所附之報告應有所有試驗個體之完整數據以供驗證。

七、產品之保健功效評估報告正本審查原則如下：

(一)報告應爲正本。

(二)試驗產品應與申請產品相同，即最終產品。

(三)所附之功效評估報告應有試驗計畫主持人及試驗執行人簽名以示負責。

(四)報告係人體食用研究者：

1. 應有醫師參與，另應有人體研究倫理審查委員會同意書、計畫書（應有研究對象之實施方法及受試者體重、年齡、篩選條件等基本資料）、受試者志願書（同意書）、受試者篩檢表、飲食指導書及每日飲食追蹤紀錄等資料。

2. 安全性第二類以上產品，於執行人體食用研究前，宜先進行安全性評估試驗，以足夠之安全倍數做爲人體食用研究之測試劑量。

(五)報告係動物實驗者，應有實驗動物照護及使用委員會或小組同意書。試驗計畫主持人與試驗執行人不同時，應有試驗執行機構之實驗動物照護及使用委員會或小組同意書。

(六)所附之組織病理檢驗報告應由具有動物病理經驗之獸醫師或醫師判讀並簽名以示負責，並應有清晰之彩色組織切片圖。
(七)所附之報告應有所有試驗個體之完整數據以供驗證。

八、產品之保健功效成分鑑定報告正本及其檢驗方法審查原則如下：
(一)應有三批結果報告，其中至少兩批檢驗完成日期應在三年內；該三批產品應為工廠生產線所製者。
(二)檢驗方法應具專一性，且應檢附確效等相關資料，依「健康食品查驗登記食品化學檢驗方法審核查檢表」及「健康食品查驗登記微生物檢驗方法審核查檢表」所載之內容為之。
(三)有公告檢驗方法或建議檢驗方法者，應優先為之；採其他檢驗方法者，應檢附參考文獻及方法比對資料，確認與公告檢驗方法或建議檢驗方法無差異或更優於。

九、產品及其保健功效成分安定性試驗報告正本審查原則如下：
(一)應有計畫書及結果報告。
(二)前款計畫書應包含產品基本資料（如產品名稱、包裝、顏色等描述）、試驗條件、分析項目及分析方法。
(三)第一款結果報告應有三批產品試驗結果及結論，其中至少兩批檢驗完成日期應在三年內；該三批產品應為工廠生產線所製者。
(四)鑑定方法應具專一性，且應檢附確效等相關資料。
(五)膠囊及錠劑產品，應有崩散性試驗項目；膠囊產品另應有脆裂度試驗項目。

十、製造廠出具之產品製程概要資料正本審查原則為：應由製造廠出具之，經萃取、濃縮製程者應加註萃取溶劑或溶媒及濃縮方法與倍數。製程所使用之溶劑或溶媒，應依食品相關規定為之。

十一、良好作業規範之證明資料正本審查原則如下：
(一)國產者：
1. 通則部分：依健康食品工廠良好作業規範制定相關程序書。
2. 專則部分：應有產品之製程管制文件、品質管制文件及品管工程圖或等同之文件。
3. 製造廠如係藥廠兼製，應檢附藥廠得兼製食品之證明文件；如為不同生產廠房，則應檢附廠區平面圖佐證。

(二) 進口者：依健康食品申請許可辦法第十五條第一項第二款規定檢附法規全文、品管計畫書及符合原產國之官方證明文件正本。

(三) 製造廠具其他品管系統認證者，得檢具相關證明文件影本佐證其具執行健康食品良好作業規範之能力。

(四) 如產品製程係經兩間（含）以上之製造廠「分段製造」，應依不同製造廠出具個別之「健康食品工廠良好作業規範」文件資料。

十二、產品衛生檢驗規格及其檢驗報告正本審查原則如下：

(一) 應有三批檢驗報告及檢驗方法清單，其中至少兩批檢驗完成日期應在三年內。

(二) 報告內容應符合健康食品衛生標準規定，具一般性狀、一般衛生指標菌、病原菌、重金屬及砷限量。

(三) 具食品衛生標準規定者，另應符合該標準規定。

十三、一般營養成分分析報告正本審查原則如下：

(一) 應有三批檢驗報告及檢驗方法清單，其中至少兩批檢驗完成日期應在三年內。

(二) 膠囊者，檢驗報告應含膠囊殼。

(三) 應註明營養成分單位，並說明每一份量營養成分換算方式。

十四、相關研究報告文獻資料審查原則如下：

(一) 文獻應有中文說明、重點劃線及側標籤。

(二) 非中文或英文之文獻者，應有政府立案翻譯社之翻譯本。

(三) 所提國內外同類產品之研究應用資料，以供佐證產品安全性、功效性、安定性及檢驗方法等，且文獻應符合一般學術倫理規範。

參、依本法第三條第一項第一款申請之複審

十五、功效評估報告應以申請產品實際從事試驗所得之報告；安全評估報告原則上應以最終產品進行，原則如下：

(一) 安全評估報告呈現之無不良影響劑量（No-observed-adverseeffect level, NOAEL）可供推算人體建議攝取量之安全性。

1. 安全性第三類（含）以上產品之無不良影響劑量應大於或等於人的建議攝取量的100倍。

2. 原則上安全性第二類產品，其最終產品型態如屬膠囊狀、錠狀、粉狀等固態產品或每日建議攝取量100mL（含）以下液態產品，無不良影響劑量應大於或等於人的建議攝取量的60倍；產品每日建議攝取量高於前述者，無不良影響劑量應大於或等於人的建議攝取量的30倍。
3. 健康食品審議小組得就動物餵食限量及個案產品之配方（如各成分食用限量、總量）、製程（如原料及產品製取方式，是否涉及特定成分濃縮純化或特殊加工程序）、型態特性及食用方式等綜合評估，必要時，得要求提高無不良影響劑量應大於或等於人的建議攝取量的100倍。

(二) 應以最終產品執行安全評估試驗，超過餵食限量（含濃縮）仍未能符合前款審查要求時，得要求增加以產品原料或成分進行試驗。

(三) 對於安全評估試驗之測試物質非最終產品者，應有足以證明兩者具相關性等佐證資料，並有必要性及合理性說明。

十六、試驗報告使用之評估方法，如與本部公告之方法略有不同（如測定方法），須另檢附其科學性依據之說明或資料，以利評估；如爲本部未定之保健功效評估方法（如保健功效之項目或評估模式），可先依循「健康食品保健功效評估方法提案申請作業指引」，提供相關資料，經審查通過後，通知申請人得受理查驗登記案件審查。

十七、功效評估報告以已發表於學術期刊者爲佳；如未經發表，則須爲具公信力試驗機構或單位完成之報告，或得由公司本身試驗出具，惟須列舉公司本身具有相當之專業研究能力及公正性。

十八、（刪除）

十九、功效評估試驗以人體進行時，產品得標示「經人體食用研究結果證實」字樣；爲動物實驗時，產品應標示「經動物實驗結果證實」字樣。

二十、申請案所附之安全性或功效評估報告，應檢附有所有試驗個體之完整數據以供驗證。

評估報告之分析樣本應爲固定之受試者／試驗動物，不得任意刪除數據。並應使用適當之統計方法進行實驗數據之分析。

二十一、申請案使用之成分如屬新穎性食品原料或物質，申請者所提具相關安全性或功效評估報告之試驗單位，必須由不同於該食品原料或物質之研發單位出具。

二十二、經審查通過但保健功效詳確成分未明者，其相關保健功效成分標示原則得以品管指標成分替代。

二十三、（刪除）

二十四、已許可之健康食品，如因健康概念訴求或其他需要，擬變更配方：

(一) 如變更配方中屬風味、色素成分，得以變更案提出申請。

(二) 如變更配方中非屬風味、色素等成分，原則同意得免重新進行功效試驗，但需以新案方式提出申請並送交健康食品審議小組審查。委員依其擬變更之配方，決定是否影響保健功效訴求，進行審查；經審查同意變更配方者，不另發新證。

(三) 前二款變更配方應以取代性變更而非增列性變更。

二十五、功效評估試驗，採人體食用研究者，應有合適之實驗設計及控制，且執行期間應有飲食記錄。應視情況避免收納使用藥物的受試者。採人體食用研究者，其試驗劑量可利用動物實驗之有效劑量進行推算。採動物實驗者，如動物實驗之有效劑量與人體建議攝取量不同時，宜進一步有相關文獻，佐證其攝取量之有效性。

二十六、（刪除）

二十七、（刪除）

二十八、檢送之書件、資料、文獻，如以非英文之外文撰寫者，應另檢附一份經政府立案翻譯社翻譯之中譯本。如係簡體中文，應有正體中文本，此份得自行翻譯。檢驗方法及其確效報告應以正體中文呈現。

二十九、業者申請健康食品之配方，宜儘量符合少油、少糖及少鹽的飲食原則。

(一) 食用油製品如產品無特別之保健功效成分、配方或創新，不宜申請爲健康食品。

(二) 產品配方依每日建議攝取量，所含之外加精緻糖不得高於25公克，另高於17公克者應加註：「本品依每日建議攝取量○○公克／毫升，所含外加精緻糖量達○○公克，請注意熱量攝取」等類似等同詞句。

肆、依本法第三條第一項第二款申請之初審

三十、申請文件之審查原則，比照本原則第二點、第四點、第五點及第八點至第十四點辦理。

第十一章　食品安全衛生管理法及施行細則

一、食品安全衛生管理法

中華民國一百零四年十二月十六日總統華總一義字第10400146741號令修正公布第41、48條條文；並增訂第15-1條條文

第一章　總則

第 1 條　爲管理食品衛生安全及品質，維護國民健康，特制定本法。

第 2 條　本法所稱主管機關：在中央爲衛生福利主管機關；在直轄市爲直轄市政府；在縣（市）爲縣（市）政府。

第 2-1 條　爲加強全國食品安全事務之協調、監督、推動及查緝，行政院應設食品安全會報，由行政院院長擔任召集人，召集相關部會首長、專家學者及民間團體代表共同組成，職司跨部會協調食品安全風險評估及管理措施，建立食品安全衛生之預警及稽核制度，至少每三個月開會一次，必要時得召開臨時會議。召集人應指定一名政務委員或部會首長擔任食品安全會報執行長，並由中央主管機關負責幕僚事務。

各直轄市、縣（市）政府應設食品安全會報，由各該直轄市、縣（市）政府首長擔任召集人，職司跨局處協調食品安全衛生管理措施，至少每三個月舉行會議一次。

第一項食品安全會報決議之事項，各相關部會應落實執行，行政院應每季追蹤管考對外公告，並納入每年向立法院提出之施政方針及施政報告。

第一項之食品安全會報之組成、任務、議事程序及其他應遵行事項，由行政院定之。

第 3 條　本法用詞，定義如下：

一、食品：指供人飲食或咀嚼之產品及其原料。

二、特殊營養食品：指嬰兒與較大嬰兒配方食品、特定疾病配方食品及其他經中央主管機關許可得供特殊營養需求者使用之

配方食品。

三、食品添加物：指爲食品著色、調味、防腐、漂白、乳化、增加香味、安定品質、促進發酵、增加稠度、強化營養、防止氧化或其他必要目的，加入、接觸於食品之單方或複方物質。複方食品添加物使用之添加物僅限由中央主管機關准用之食品添加物組成，前述准用之單方食品添加物皆應有中央主管機關之准用許可字號。

四、食品器具：指與食品或食品添加物直接接觸之器械、工具或器皿。

五、食品容器或包裝：指與食品或食品添加物直接接觸之容器或包裹物。

六、食品用洗潔劑：指用於消毒或洗滌食品、食品器具、食品容器或包裝之物質。

七、食品業者：指從事食品或食品添加物之製造、加工、調配、包裝、運送、貯存、販賣、輸入、輸出或從事食品器具、食品容器或包裝、食品用洗潔劑之製造、加工、輸入、輸出或販賣之業者。

八、標示：指於食品、食品添加物、食品用洗潔劑、食品器具、食品容器或包裝上，記載品名或爲說明之文字、圖畫、記號或附加之說明書。

九、營養標示：指於食品容器或包裝上，記載食品之營養成分、含量及營養宣稱。

十、查驗：指查核及檢驗。

十一、基因改造：指使用基因工程或分子生物技術，將遺傳物質轉移或轉殖入活細胞或生物體，產生基因重組現象，使表現具外源基因特性或使自身特定基因無法表現之相關技術。但不包括傳統育種、同科物種之細胞及原生質體融合、雜交、誘變、體外受精、體細胞變異及染色體倍增等技術。

第二章 食品安全風險管理

第 4 條 主管機關採行之食品安全管理措施應以風險評估為基礎，符合滿足國民享有之健康、安全食品以及知的權利、科學證據原則、事先預防原則、資訊透明原則，建構風險評估以及諮議體系。

前項風險評估，中央主管機關應召集食品安全、毒理與風險評估等專家學者及民間團體組成食品風險評估諮議會為之。

第一項諮議體系應就食品衛生安全與營養、基因改造食品、食品廣告標示、食品檢驗方法等成立諮議會，召集食品安全、營養學、醫學、毒理、風險管理、農業、法律、人文社會領域相關具有專精學者組成之。

諮議會之組成、議事、程序與範圍及其他應遵行事項之辦法，由中央主管機關定之。

中央主管機關對重大或突發性食品衛生安全事件，必要時得依風險評估或流行病學調查結果，公告對特定產品或特定地區之產品採取下列管理措施：

一、限制或停止輸入查驗、製造及加工之方式或條件。

二、下架、封存、限期回收、限期改製、沒入銷毀。

第 5 條 各級主管機關依科學實證，建立食品衛生安全監測體系，於監測發現有危害食品衛生安全之虞之事件發生時，應主動查驗，並發布預警或採行必要管制措施。

前項主動查驗、發布預警或採行必要管制措施，包含主管機關應抽樣檢驗、追查原料來源、產品流向、公布檢驗結果及揭露資訊，並令食品業者自主檢驗。

第 6 條 各級主管機關應設立通報系統，劃分食品引起或感染症中毒，由衛生福利部食品藥物管理署或衛生福利部疾病管制署主管之，蒐集並受理疑似食品中毒事件之通報。

醫療機構診治病人時發現有疑似食品中毒之情形，應於二十四小時內向當地主管機關報告。

第三章　食品業者衛生管理

第 7 條　食品業者應實施自主管理，訂定食品安全監測計畫，確保食品衛生安全。

食品業者應將其產品原材料、半成品或成品，自行或送交其他檢驗機關（構）、法人或團體檢驗。

上市、上櫃及其他經中央主管機關公告類別及規模之食品業者，應設置實驗室，從事前項自主檢驗。

第一項應訂定食品安全監測計畫之食品業者類別與規模，與第二項應辦理檢驗之食品業者類別與規模、最低檢驗週期，及其他相關事項，由中央主管機關公告。

食品業者於發現產品有危害衛生安全之虞時，應即主動停止製造、加工、販賣及辦理回收，並通報直轄市、縣（市）主管機關。

第 8 條　食品業者之從業人員、作業場所、設施衛生管理及其品保制度，均應符合食品之良好衛生規範準則。

經中央主管機關公告類別及規模之食品業，應符合食品安全管制系統準則之規定。

經中央主管機關公告類別及規模之食品業者，應向中央或直轄市、縣（市）主管機關申請登錄，始得營業。

第一項食品之良好衛生規範準則、第二項食品安全管制系統準則，及前項食品業者申請登錄之條件、程序、應登錄之事項與申請變更、登錄之廢止、撤銷及其他應遵行事項之辦法，由中央主管機關定之。

經中央主管機關公告類別及規模之食品業者，應取得衛生安全管理系統之驗證。

前項驗證，應由中央主管機關認證之驗證機構辦理；有關申請、撤銷與廢止認證之條件或事由，執行驗證之收費、程序、方式及其他相關事項之管理辦法，由中央主管機關定之。

第 9 條　經中央主管機關公告類別與規模之食品業者，應依其產業模式，建立產品原材料、半成品與成品供應來源及流向之追溯或追蹤系統。

中央主管機關為管理食品安全衛生及品質，確保食品追溯或追蹤系統資料之正確性，應就前項之業者，依溯源之必要性，分階段公告使用電子發票。

中央主管機關應建立第一項之追溯或追蹤系統，食品業者應以電子方式申報追溯或追蹤系統之資料，其電子申報方式及規格由中央主管機關定之。

第一項追溯或追蹤系統之建立、應記錄之事項、查核及其他應遵行事項之辦法，由中央主管機關定之。

第 10 條　食品業者之設廠登記，應由工業主管機關會同主管機關辦理。

食品工廠之建築及設備，應符合設廠標準；其標準，由中央主管機關會同中央工業主管機關定之。

食品或食品添加物之工廠應單獨設立，不得於同一廠址及廠房同時從事非食品之製造、加工及調配。但經中央主管機關查核符合藥物優良製造準則之藥品製造業兼製食品者，不在此限。

本法中華民國一百零三年十一月十八日修正條文施行前，前項之工廠未單獨設立者，由中央主管機關於修正條文施行後六個月內公告，並應於公告後一年內完成辦理。

第 11 條　經中央主管機關公告類別及規模之食品業者，應置衛生管理人員。

前項衛生管理人員之資格、訓練、職責及其他應遵行事項之辦法，由中央主管機關定之。

第 12 條　經中央主管機關公告類別及規模之食品業者，應置一定比率，並領有專門職業或技術證照之食品、營養、餐飲等專業人員，辦理食品衛生安全管理事項。

前項應聘用專門職業或技術證照人員之設置、職責、業務之執行及管理辦法，由中央主管機關定之。

第 13 條　經中央主管機關公告類別及規模之食品業者，應投保產品責任保險。

前項產品責任保險之保險金額及契約內容，由中央主管機關定之。

第 14 條　公共飲食場所衛生之管理辦法，由直轄市、縣（市）主管機關依中央主管機關訂定之各類衛生標準或法令定之。

第四章　食品衛生管理

第 15 條　食品或食品添加物有下列情形之一者，不得製造、加工、調配、包裝、運送、貯存、販賣、輸入、輸出、作爲贈品或公開陳列：

一、變質或腐敗。

二、未成熟而有害人體健康。

三、有毒或含有害人體健康之物質或異物。

四、染有病原性生物，或經流行病學調查認定屬造成食品中毒之病因。

五、殘留農藥或動物用藥含量超過安全容許量。

六、受原子塵或放射能污染，其含量超過安全容許量。

七、攙僞或假冒。

八、逾有效日期。

九、從未於國內供作飲食且未經證明爲無害人體健康。

十、添加未經中央主管機關許可之添加物。

前項第五款、第六款殘留農藥或動物用藥安全容許量及食品中原子塵或放射能污染安全容許量之標準，由中央主管機關會商相關機關定之。

第一項第三款有害人體健康之物質，包括雖非疫區而近十年內有發生牛海綿狀腦病或新型庫賈氏症病例之國家或地區牛隻之頭骨、腦、眼睛、脊髓、絞肉、內臟及其他相關產製品。

國內外之肉品及其他相關產製品，除依中央主管機關根據國人膳食習慣爲風險評估所訂定安全容許標準者外，不得檢出乙型受體素。

國內外如發生因食用安全容許殘留乙型受體素肉品導致中毒案例時，應立即停止含乙型受體素之肉品進口；國內經確認有因食用致中毒之個案，政府應負照護責任，並協助向廠商請求損害賠償。

第 15-1 條　中央主管機關對於可供食品使用之原料，得限制其製造、加工、調配之方式或條件、食用部位、使用量、可製成之產品型態或其他事項。

前項應限制之原料品項及其限制事項，由中央主管機關公告之。

第 16 條　食品器具、食品容器或包裝、食品用洗潔劑有下列情形之一，不得製造、販賣、輸入、輸出或使用：

一、有毒者。

二、易生不良化學作用者。

三、足以危害健康者。

四、其他經風險評估有危害健康之虞者。

第 17 條　販賣之食品、食品用洗潔劑及其器具、容器或包裝，應符合衛生安全及品質之標準；其標準由中央主管機關定之。

第 18 條　食品添加物之品名、規格及其使用範圍、限量標準，由中央主管機關定之。

前項標準之訂定，必須以可以達到預期效果之最小量爲限制，且依據國人膳食習慣爲風險評估，同時必須遵守規格標準之規定。

第 19 條　第十五條第二項及前二條規定之標準未訂定前，中央主管機關爲突發事件緊急應變之需，於無法取得充分之實驗資料時，得訂定其暫行標準。

第 20 條　屠宰場內畜禽屠宰及分切之衛生查核，由農業主管機關依相關法規之規定辦理。

運送過程之屠體、內臟及其分切物於交付食品業者後之衛生查核，由衛生主管機關爲之。

食品業者所持有之屠體、內臟及其分切物之製造、加工、調配、包裝、運送、貯存、販賣、輸入或輸出之衛生管理，由各級主管機關依本法之規定辦理。

第二項衛生查核之規範，由中央主管機關會同中央農業主管機關定之。

第 21 條　經中央主管機關公告之食品、食品添加物、食品器具、食品容器或包裝及食品用洗潔劑，其製造、加工、調配、改裝、輸入或輸出，非經中央主管機關查驗登記並發給許可文件，不得爲之；其登記事項有變更者，應事先向中央主管機關申請審查核准。

食品所含之基因改造食品原料非經中央主管機關健康風險評估審查，並查不得供作食品原料。

經中央主管機關查驗登記並發給許可文件之基因改造食品原料，其輸入業者應依第九條第二項所定辦法，建立基因改造食品原料供應來源及流向之追溯或追蹤系統。

第一項及第二項許可文件，其有效期間爲一年至五年，由中央主管機關核定之；期滿仍需繼續製造、加工、調配、改裝、輸入或輸出者，應於期滿前三個月內，申請中央主管機關核准展延。但每次展延，不得超過五年。

第一項及第二項許可之廢止、許可文件之發給、換發、補發、展延、移轉、註銷及登記事項變更等管理事項之辦法，由中央主管機關定之。

第一項及第二項之查驗登記，得委託其他機構辦理；其委託辦法，由中央主管機關定之。

本法中華民國一百零三年一月二十八日修正前，第二項未辦理查驗登記之基因改造食品原料，應於公布後二年內完成辦理。

第五章　食品標示及廣告管理

第 22 條　食品及食品原料之容器或外包裝，應以中文及通用符號，明顯標示下列事項：

一、品名。

二、內容物名稱；其爲二種以上混合物時，應依其含量多寡由高至低分別標示之。

三、淨重、容量或數量。

四、食品添加物名稱；混合二種以上食品添加物，以功能性命名者，應分別標明添加物名稱。

五、製造廠商或國內負責廠商名稱、電話號碼及地址。國內通過農產品生產驗證者，應標示可追溯之來源；有中央農業主管機關公告之生產系統者，應標示生產系統。

六、原產地（國）。

七、有效日期。

八、營養標示。

九、含基因改造食品原料。

十、其他經中央主管機關公告之事項。

前項第二款內容物之主成分應標明所佔百分比，其應標示之產品、主成分項目、標示內容、方式及各該產品實施日期，由中央主管機關另定之。

第一項第八款及第九款標示之應遵行事項，由中央主管機關公告之。

第一項第五款僅標示國內負責廠商名稱者，應將製造廠商、受託製造廠商或輸入廠商之名稱、電話號碼及地址通報轄區主管機關；主管機關應開放其他主管機關共同查閱。

第 23 條　食品因容器或外包裝面積、材質或其他之特殊因素，依前條規定標示顯有困難者，中央主管機關得公告免一部之標示，或以其他方式標示。

第 24 條　食品添加物及其原料之容器或外包裝，應以中文及通用符號，明顯標示下列事項：

一、品名。

二、「食品添加物」或「食品添加物原料」字樣。

三、食品添加物名稱；其爲二種以上混合物時，應分別標明。其標示應以第十八條第一項所定之品名或依中央主管機關公告之通用名稱爲之。

四、淨重、容量或數量。

五、製造廠商或國內負責廠商名稱、電話號碼及地址。

六、有效日期。

七、使用範圍、用量標準及使用限制。

八、原產地（國）。

九、含基因改造食品添加物之原料。

十、其他經中央主管機關公告之事項。

食品添加物之原料，不受前項第三款、第七款及第九款之限制。

前項第三款食品添加物之香料成分及第九款標示之應遵行事項，

由中央主管機關公告之。

第一項第五款僅標示國內負責廠商名稱者，應將製造廠商、受託製造廠商或輸入廠商之名稱、電話號碼及地址通報轄區主管機關；主管機關應開放其他主管機關共同查閱。

第 25 條 中央主管機關得對直接供應飲食之場所，就其供應之特定食品，要求以中文標示原產地及其他應標示事項；對特定散裝食品販賣者，得就其販賣之地點、方式予以限制，或要求以中文標示品名、原產地（國）、含基因改造食品原料、製造日期或有效日期及其他應標示事項。國內通過農產品生產驗證者，應標示可追溯之來源；有中央農業主管機關公告之生產系統者，應標示生產系統。

前項特定食品品項、應標示事項、方法及範圍；與特定散裝食品品項、限制方式及應標示事項，由中央主管機關公告之。

第一項應標示可追溯之來源或生產系統規定，自中華民國一百零四年一月二十日修正公布後六個月施行。

第 26 條 經中央主管機關公告之食品器具、食品容器或包裝，應以中文及通用符號，明顯標示下列事項：

一、品名。

二、材質名稱及耐熱溫度；其為二種以上材質組成者，應分別標明。

三、淨重、容量或數量。

四、國內負責廠商之名稱、電話號碼及地址。

五、原產地（國）。

六、製造日期；其有時效性者，並應加註有效日期或有效期間。

七、使用注意事項或微波等其他警語。

八、其他經中央主管機關公告之事項。

第 27 條 食品用洗潔劑之容器或外包裝，應以中文及通用符號，明顯標示下列事項：

一、品名。

二、主要成分之化學名稱；其為二種以上成分組成者，應分別標明。

三、淨重或容量。

四、國內負責廠商名稱、電話號碼及地址。

五、原產地（國）。

六、製造日期；其有時效性者，並應加註有效日期或有效期間。

七、適用對象或用途。

八、使用方法及使用注意事項或警語。

九、其他經中央主管機關公告之事項。

第 28 條　食品、食品添加物、食品用洗潔劑及經中央主管機關公告之食品器具、食品容器或包裝，其標示、宣傳或廣告，不得有不實、誇張或易生誤解之情形。

食品不得為醫療效能之標示、宣傳或廣告。

中央主管機關對於特殊營養食品、易導致慢性病或不適合兒童及特殊需求者長期食用之食品，得限制其促銷或廣告；其食品之項目、促銷或廣告之限制與停止刊播及其他應遵行事項之辦法，由中央主管機關定之。

第 29 條　接受委託刊播之傳播業者，應自廣告之日起六個月，保存委託刊播廣告者之姓名或名稱、國民身分證統一編號、公司、商號、法人或團體之設立登記文件號碼、住居所或事務所、營業所及電話等資料，且於主管機關要求提供時，不得規避、妨礙或拒絕。

第六章　食品輸入管理

第 30 條　輸入經中央主管機關公告之食品、基因改造食品原料、食品添加物、食品器具、食品容器或包裝及食品用洗潔劑時，應依海關專屬貨品分類號列，向中央主管機關申請查驗並申報其產品有關資訊。

執行前項規定，查驗績效優良之業者，中央主管機關得採取優惠之措施。

輸入第一項產品非供販賣，且其金額、數量符合中央主管機關公告或經中央主管機關專案核准者，得免申請查驗。

第 31 條　前條產品輸入之查驗及申報，中央主管機關得委任、委託相關機關（構）、法人或團體辦理。

第 32 條 主管機關爲追查或預防食品衛生安全事件，必要時得要求食品業者、非食品業者或其代理人提供輸入產品之相關紀錄、文件及電子檔案或資料庫，食品業者、非食品業者或其代理人不得規避、妨礙或拒絕。

食品業者應就前項輸入產品、基因改造食品原料之相關紀錄、文件及電子檔案或資料庫保存五年。

前項應保存之資料、方式及範圍，由中央主管機關公告之。

第 33 條 輸入產品因性質或其查驗時間等條件特殊者，食品業者得向查驗機關申請具結先行放行，並於特定地點存放。查驗機關審查後認定應繳納保證金者，得命其繳納保證金後，准予具結先行放行。

前項具結先行放行之產品，其存放地點得由食品業者或其代理人指定；產品未取得輸入許可前，不得移動、啓用或販賣。

第三十條、第三十一條及本條第一項有關產品輸入之查驗、申報或查驗、申報之委託、優良廠商輸入查驗與申報之優惠措施、輸入產品具結先行放行之條件、應繳納保證金之審查基準、保證金之收取標準及其他應遵行事項之辦法，由中央主管機關定之。

第 34 條 中央主管機關遇有重大食品衛生安全事件發生，或輸入產品經查驗不合格之情況嚴重時，得就相關業者、產地或產品，停止其查驗申請。

第 35 條 中央主管機關對於管控安全風險程度較高之食品，得於其輸入前，實施系統性查核。

前項實施系統性查核之產品範圍、程序及其他相關事項之辦法，由中央主管機關定之。

中央主管機關基於源頭管理需要或因個別食品衛生安全事件，得派員至境外，查核該輸入食品之衛生安全管理等事項。

食品業者輸入食品添加物，其屬複方者，應檢附原產國之製造廠商或負責廠商出具之產品成分報告及輸出國之官方衛生證明，供各級主管機關查核。但屬香料者，不在此限。

第 36 條 境外食品、食品添加物、食品器具、食品容器或包裝及食品用洗潔劑對民衆之身體或健康有造成危害之虞，經中央主管機關公告者，旅客攜帶入境時，應檢附出產國衛生主管機關開具之衛生證明文件申報之；對民眾之身體或健康有嚴重危害者，中央主管機關並得公告禁止旅客攜帶入境。

違反前項規定之產品，不問屬於何人所有，沒入銷毀之。

第七章　食品檢驗

第 37 條　食品、食品添加物、食品器具、食品容器或包裝及食品用洗潔劑之檢驗，由各級主管機關或委任、委託經認可之相關機關（構）、法人或團體辦理。

中央主管機關得就前項受委任、委託之相關機關（構）、法人或團體，辦理認證；必要時，其認證工作，得委任、委託相關機關（構）、法人或團體辦理。

前二項有關檢驗之委託、檢驗機關（構）、法人或團體認證之條件與程序、委託辦理認證工作之程序及其他相關事項之管理辦法，由中央主管機關定之。

第 38 條　各級主管機關執行食品、食品添加物、食品器具、食品容器或包裝及食品用洗潔劑之檢驗，其檢驗方法，經食品檢驗方法諮議會諮議，由中央主管機關定之；未定檢驗方法者，得依國際間認可之方法為之。

第 39 條　食品業者對於檢驗結果有異議時，得自收受通知之日起十五日內，向原抽驗之機關（構）申請複驗；受理機關（構）應於三日內進行複驗。但檢體無適當方法可資保存者，得不受理之。

第 40 條　發布食品衛生檢驗資訊時，應同時公布檢驗方法、檢驗單位及結果判讀依據。

第八章　食品查核及管制

第 41 條　直轄市、縣（市）主管機關為確保食品、食品添加物、食品器具、食品容器或包裝及食品用洗潔劑符合本法規定，得執行下列措施，業者應配合，不得規避、妨礙或拒絕：

一、進入製造、加工、調配、包裝、運送、貯存、販賣場所執行現場查核及抽樣檢驗。

二、爲前款查核或抽樣檢驗時，得要求前款場所之食品業者提供原料或產品之來源及數量、作業、品保、販賣對象、金額、其他佐證資料、證明或紀錄，並得查閱、扣留或複製之。

三、查核或檢驗結果證實爲不符合本法規定之食品、食品添加物、食品器具、食品容器或包裝及食品用洗潔劑，應予封存。

四、對於有違反第八條第一項、第十五條第一項、第四項、第十六條、中央主管機關依第十七條、第十八條或第十九條所定標準之虞者，得命食品業者暫停作業及停止販賣，並封存該產品。

五、接獲通報疑似食品中毒案件時，對於各該食品業者，得命其限期改善或派送相關食品從業人員至各級主管機關認可之機關（構），接受至少四小時之食品中毒防治衛生講習；調查期間，並得命其暫停作業、停止販賣及進行消毒，並封存該產品。

中央主管機關於必要時，亦得爲前項規定之措施。

第 42 條　前條查核、檢驗與管制措施及其他應遵行事項之辦法，由中央主管機關定之。

第 42-1 條　爲維護食品安全衛生，有效遏止廠商之違法行爲，警察機關應派員協助主管機關。

第 43 條　主管機關對於檢舉查獲違反本法規定之食品、食品添加物、食品器具、食品容器或包裝、食品用洗潔劑、標示、宣傳、廣告或食品業者，除應對檢舉人身分資料嚴守秘密外，並得酌予獎勵。公務員如有洩密情事，應依法追究刑事及行政責任。

前項主管機關受理檢舉案件之管轄、處理期間、保密、檢舉人獎勵及其他應遵行事項之辦法，由中央主管機關定之。

第一項檢舉人身分資料之保密，於訴訟程序，亦同。

第九章　罰則

第 44 條　有下列行為之一者，處新臺幣六萬元以上二億元以下罰鍰；情節重大者，並得命其歇業、停業一定期間、廢止其公司、商業、工廠之全部或部分登記事項，或食品業者之登錄；經廢止登錄者，一年內不得再申請重新登錄：

一、違反第八條第一項或第二項規定，經命其限期改正，屆期不改正。

二、違反第十五條第一項、第四項或第十六條規定。

三、經主管機關依第五十二條第二項規定，命其回收、銷毀而不遵行。

四、違反中央主管機關依第五十四條第一項所為禁止其製造、販賣、輸入或輸出之公告。

前項罰鍰之裁罰標準，由中央主管機關定之。

第 45 條　違反第二十八條第一項或中央主管機關依第二十八條第三項所定辦法者，處新臺幣四萬元以上四百萬元以下罰鍰；違反同條第二項規定者，處新臺幣六十萬元以上五百萬元以下罰鍰；再次違反者，並得命其歇業、停業一定期間、廢止其公司、商業、工廠之全部或部分登記事項，或食品業者之登錄；經廢止登錄者，一年內不得再申請重新登錄。

違反前項廣告規定之食品業者，應按次處罰至其停止刊播為止。

違反第二十八條有關廣告規定之一，情節重大者，除依前二項規定處分外，主管機關並應命其不得販賣、供應或陳列；且應自裁處書送達之日起三十日內，於原刊播之同一篇幅、時段，刊播一定次數之更正廣告，其內容應載明表達歉意及排除錯誤之訊息。

違反前項規定，繼續販賣、供應、陳列或未刊播更正廣告者，處新臺幣十二萬元以上六十萬元以下罰鍰。

第 46 條　傳播業者違反第二十九條規定者，處新臺幣六萬元以上三十萬元以下罰鍰，並得按次處罰。

直轄市、縣（市）主管機關為前條第一項處罰時，應通知傳播業者及其直轄市、縣（市）主管機關或目的事業主管機關。傳播業者自收到該通知之次日起，應即停止刊播。

傳播業者未依前項規定停止刊播違反第二十八條第一項或第二項規定，或違反中央主管機關依第二十八條第三項所爲廣告之限制或所定辦法中有關停止廣告之規定者，處新臺幣十二萬元以上六十萬元以下罰鍰，並應按次處罰至其停止刊播爲止。

傳播業者經依第二項規定通知後，仍未停止刊播者，直轄市、縣（市）主管機關除依前項規定處罰外，並通知傳播業者之直轄市、縣（市）主管機關或其目的事業主管機關依相關法規規定處理。

第 47 條 有下列行爲之一者，處新臺幣三萬元以上三百萬元以下罰鍰；情節重大者，並得命其歇業、停業一定期間、廢止其公司、商業、工廠之全部或部分登記事項，或食品業者之登錄；經廢止登錄者，一年內不得再申請重新登錄：

一、違反中央主管機關依第四條所爲公告。

二、違反第七條第五項規定。

三、食品業者依第八條第三項、第九條第一項或第三項規定所登錄、建立或申報之資料不實，或依第九條第二項開立之電子發票不實致影響食品追溯或追蹤之查核。

四、違反第十一條第一項或第十二條第一項規定。

五、違反中央主管機關依第十三條所爲投保產品責任保險之規定。

六、違反直轄市或縣（市）主管機關依第十四條所定管理辦法中有關公共飲食場所衛生之規定。

七、違反第二十一條第一項及第二項、第二十二條第一項或依第二項及第三項公告之事項、第二十四條第一項或依第二項公告之事項、第二十六條或第二十七條規定。

八、除第四十八條第八款規定者外，違反中央主管機關依第十八條所定標準中有關食品添加物規格及其使用範圍、限量之規定。

九、違反中央主管機關依第二十五條第二項所爲之公告。

十、規避、妨礙或拒絕本法所規定之查核、檢驗、查扣或封存。

十一、對依本法規定應提供之資料，拒不提供或提供資料不實。

十二、經依本法規定命暫停作業或停止販賣而不遵行。

十三、違反第三十條第一項規定，未辦理輸入產品資訊申報，或申報之資訊不實。

十四、違反第五十三條規定。

第 48 條 有下列行爲之一者，經命限期改正，屆期不改正者，處新臺幣三萬元以上三百萬元以下罰鍰；情節重大者，並得命其歇業、停業一定期間、廢止其公司、商業、工廠之全部或部分登記事項，或食品業者之登錄；經廢止登錄者，一年內不得再申請重新登錄：

一、違反第七條第一項規定未訂定食品安全監測計畫、第二項或第三項規定未設置實驗室。

二、違反第八條第三項規定，未辦理登錄，或違反第八條第五項規定，未取得驗證。

三、違反第九條第一項規定，未建立追溯或追蹤系統。

四、違反第九條第二項規定，未開立電子發票致無法爲食品之追溯或追蹤。

五、違反第九條第三項規定，未以電子方式申報或未依中央主管機關所定之方式及規格申報。

六、違反第十條第三項規定。

七、違反中央主管機關依第十七條或第十九條所定標準之規定。

八、食品業者販賣之產品違反中央主管機關依第十八條所定食品添加物規格及其使用範圍、限量之規定。

九、違反第二十二條第四項或第二十四條第三項規定，未通報轄區主管機關。

十、違反第三十五條第四項規定，未出具產品成分報告及輸出國之官方衛生證明。

十一、違反中央主管機關依第十五條之一第二項公告之限制事項。

第 48-1 條 有下列情形之一者，由中央主管機關處新臺幣三萬元以上三百萬元以下罰鍰；情節重大者，並得暫停、終止或廢止其委託或認證；經終止委託或廢止認證者，一年內不得再接受委託或重新申請認證：

一、依本法受託辦理食品業者衛生安全管理驗證，違反依第八條第六項所定之管理規定。

二、依本法認證之檢驗機構、法人或團體，違反依第三十七條第三項所定之認證管理規定。

三、依本法受託辦理檢驗機關（構）、法人或團體認證，違反依第三十七條第三項所定之委託認證管理規定。

第 49 條　有第十五條第一項第三款、第七款、第十款或第十六條第一款行爲者，處七年以下有期徒刑，得併科新臺幣八千萬元以下罰金。情節輕微者，處五年以下有期徒刑、拘役或科或併科新臺幣八百萬元以下罰金。

有第四十四條至前條行爲，情節重大足以危害人體健康之虞者，處七年以下有期徒刑，得併科新臺幣八千萬元以下罰金；致危害人體健康者，處一年以上七年以下有期徒刑，得併科新臺幣一億元以下罰金。

犯前項之罪，因而致人於死者，處無期徒刑或七年以上有期徒刑，得併科新臺幣二億元以下罰金；致重傷者，處三年以上十年以下有期徒刑，得併科新臺幣一億五千萬元以下罰金。

因過失犯第一項、第二項之罪者，處二年以下有期徒刑、拘役或科新臺幣六百萬元以下罰金。

法人之代表人、法人或自然人之代理人、受僱人或其他從業人員，因執行業務犯第一項至第三項之罪者，除處罰其行爲人外，對該法人或自然人科以各該項十倍以下之罰金。

科罰金時，應審酌刑法第五十八條規定。

第 49-1 條　犯本法之罪者，因犯罪所得財物或財產上利益，除應發還被害人外，不問屬於犯罪行爲人與否，沒收之；如全部或一部不能沒收時，應追徵其價額或以其財產抵償之。但善意第三人以相當對價取得者，不在此限。爲保全前項財物或財產上利益之沒收，其價額之追徵或財產之抵償，必要時，得酌量扣押其財產。

依第一項規定對犯罪行爲人以外之自然人、法人或非法人團體爲財物或財產上利益之沒收，由檢察官聲請法院以裁定行之。法院於裁定前應通知該當事人到場陳述意見。

聲請人及受裁定人對於前項裁定，得抗告。

檢察官依本條聲請沒收犯罪所得財物、財產上利益、追徵價額或抵償財產之推估計價辦法，由行政院定之。

第 49-2 條　經中央主管機關公告類別及規模之食品業者，違反第十五條第一項、第四項或第十六條之規定；或有第四十四條至第四十八條之一之行爲致危害人體健康者，其所得之財產或其他利益，應沒入或追繳之。

主管機關有相當理由認爲受處分人爲避免前項處分而移轉其財物或財產上利益於第三人者，得沒入或追繳該第三人受移轉之財物或財產上利益。如全部或一部不能沒入者，應追徵其價額或以其財產抵償之。

爲保全前二項財物或財產上利益之沒入或追繳，其價額之追徵或財產之抵償，主管機關得依法扣留或向行政法院聲請假扣押或假處分，並免提供擔保。

主管機關依本條沒入或追繳違法所得財物、財產上利益、追徵價額或抵償財產之推估計價辦法，由行政院定之。

第 50 條　雇主不得因勞工向主管機關或司法機關揭露違反本法之行爲、擔任訴訟程序之證人或拒絕參與違反本法之行爲而予解僱、調職或其他不利之處分。

雇主或代表雇主行使管理權之人，爲前項規定所爲之解僱、降調或減薪者，無效。

雇主以外之人曾參與違反本法之規定且應負刑事責任之行爲，而向主管機關或司法機關揭露，因而破獲雇主違反本法之行爲者，減輕或免除其刑。

第 51 條　有下列情形之一者，主管機關得爲處分如下：

一、有第四十七條第十三款規定情形者，得暫停受理食品業者或其代理人依第三十條第一項規定所爲之查驗申請；產品已放行者，得視違規之情形，命食品業者回收、銷毀或辦理退運。

二、違反第三十條第三項規定，將免予輸入查驗之產品供販賣者，得停止其免查驗之申請一年。

三、違反第三十三條第二項規定，取得產品輸入許可前，擅自移動、啓用或販賣者，或具結保管之存放地點與實際不符者，沒收所收取之保證金，並於一年內暫停受理該食品業者具結保管之申請；擅自販賣者，並得處販賣價格一倍至二十倍之罰鍰。

第 52 條　食品、食品添加物、食品器具、食品容器或包裝及食品用洗潔劑，經依第四十一條規定查核或檢驗者，由當地直轄市、縣（市）主管機關依查核或檢驗結果，爲下列之處分：

一、有第十五條第一項、第四項或第十六條所列各款情形之一者，應予沒入銷毀。

二、不符合中央主管機關依第十七條、第十八條所定標準，或違反第二十一條第一項及第二項規定者，其產品及以其爲原料之產品，應予沒入銷毀。但實施消毒或採行適當安全措施後，仍可供食用、使用或不影響國人健康者，應通知限期消毒、改製或採行適當安全措施；屆期未遵行者，沒入銷毀之。

三、標示違反第二十二條第一項或依第二項及第三項公告之事項、第二十四條第一項或依第二項公告之事項、第二十六條、第二十七條或第二十八條第一項規定者，應通知限期回收改正，改正前不得繼續販賣；屆期未遵行或違反第二十八條第二項規定者，沒入銷毀之。

四、依第四十一條第一項規定命暫停作業及停止販賣並封存之產品，如經查無前三款之情形者，應撤銷原處分，並予啓封。

前項第一款至第三款應予沒入之產品，應先命製造、販賣或輸入者立即公告停止使用或食用，並予回收、銷毀。必要時，當地直轄市、縣（市）主管機關得代爲回收、銷毀，並收取必要之費用。

前項應回收、銷毀之產品，其回收、銷毀處理辦法，由中央主管機關定之。

製造、加工、調配、包裝、運送、販賣、輸入、輸出第一項第一款或第二款產品之食品業者，由當地直轄市、縣（市）主管機關公布其商號、地址、負責人姓名、商品名稱及違法情節。

輸入第一項產品經通關查驗不符合規定者，中央主管機關應管制其輸入，並得為第一項各款、第二項及前項之處分。

第 53 條　直轄市、縣（市）主管機關經依前條第一項規定，命限期回收銷毀產品或為其他必要之處置後，食品業者應依所定期限將處理過程、結果及改善情形等資料，報直轄市、縣（市）主管機關備查。

第 54 條　食品、食品添加物、食品器具、食品容器或包裝及食品用洗潔劑，有第五十二條第一項第一款或第二款情事，除依第五十二條規定處理外，中央主管機關得公告禁止其製造、販賣、輸入或輸出。

前項公告禁止之產品為中央主管機關查驗登記並發給許可文件者，得一併廢止其許可。

第 55 條　本法所定之處罰，除另有規定外，由直轄市、縣（市）主管機關為之，必要時得由中央主管機關為之。但有關公司、商業或工廠之全部或部分登記事項之廢止，由直轄市、縣（市）主管機關於勒令歇業處分確定後，移由工、商業主管機關或其目的事業主管機關為之。

第 55-1 條　依本法所為之行政罰，其行為數認定標準，由中央主管機關定之。

第 56 條　食品業者違反第十五條第一項第三款、第七款、第十款或第十六條第一款規定，致生損害於消費者時，應負賠償責任。但食品業者證明損害非由於其製造、加工、調配、包裝、運送、貯存、販賣、輸入、輸出所致，或於防止損害之發生已盡相當之注意者，不在此限。

消費者雖非財產上之損害，亦得請求賠償相當之金額，並得準用消費者保護法第四十七條至第五十五條之規定提出消費訴訟。

如消費者不易或不能證明其實際損害額時，得請求法院依侵害情節，以每人每一事件新臺幣五百元以上三十萬元以下計算。

直轄市、縣（市）政府受理同一原因事件，致二十人以上消費者受有損害之申訴時，應協助消費者依消費者保護法第五十條之規定辦理。

受消費者保護團體委任代理消費者保護法第四十九條第一項訴訟之律師，就該訴訟得請求報酬，不適用消費者保護法第四十九條第二項後段規定。

第 56-1 條　中央主管機關為保障食品安全事件消費者之權益，得設立食品安全保護基金，並得委託其他機關（構）、法人或團體辦理。

前項基金之來源如下：

一、違反本法罰鍰之部分提撥。

二、依本法科處並繳納之罰金、沒收、追徵或抵償之現金或變賣所得。

三、依本法或行政罰法規定沒入、追繳、追徵或抵償之不當利得部分提撥。

四、基金孳息收入。

五、捐贈收入。

六、循預算程序之撥款。

七、其他有關收入。

前項第一款及第三款來源，以其處分生效日在中華民國一百零二年六月二十一日以後者適用。

第一項基金之用途如下：

一、補助消費者保護團體因食品衛生安全事件依消費者保護法之規定，提起消費訴訟之律師報酬及訴訟相關費用。

二、補助經公告之特定食品衛生安全事件，有關人體健康風險評估費用。

三、補助勞工因檢舉雇主違反本法之行為，遭雇主解僱、調職或其他不利處分所提之回復原狀、給付工資及損害賠償訴訟之律師報酬及訴訟相關費用。

四、補助依第四十三條第二項所定辦法之獎金。

五、補助其他有關促進食品安全之相關費用。

中央主管機關應設置基金運用管理監督小組，由學者專家、消保團體、社會公正人士組成，監督補助業務。

第四項基金之補助對象、申請資格、審查程序、補助基準、補助之廢止、前項基金運用管理監督小組之組成、運作及其他應遵行事項之辦法，由中央主管機關定之。

第十章　附則

第 57 條　本法關於食品器具或容器之規定，於兒童常直接放入口內之玩具，準用之。

第 58 條　中央主管機關依本法受理食品業者申請審查、檢驗及核發許可證，應收取審查費、檢驗費及證書費；其費額，由中央主管機關定之。

第 59 條　本法施行細則，由中央主管機關定之。

第 60 條　本法除第三十條申報制度與第三十三條保證金收取規定及第二十二條第一項第五款、第二十六條、第二十七條，自公布後一年施行外，自公布日施行。

第二十二條第一項第四款自中華民國一百零三年六月十九日施行。

本法一百零三年一月二十八日修正條文第二十一條第三項，自公布後一年施行。

本法一百零三年十一月十八日修正條文，除第二十二條第一項第五款應標示可追溯之來源或生產系統規定，自公布後六個月施行；第七條第三項食品業者應設置實驗室規定、第二十二條第四項、第二十四條第一項食品添加物之原料應標示事項規定、第二十四條第三項及第三十五條第四項規定，自公布後一年施行外，自公布日施行。

二、食品安全衛生管理法施行細則

中華民國一百零六年七月十三日衛生福利部部授食字第1061300653號令修正發布

第 1 條 本細則依食品安全衛生管理法（以下簡稱本法）第五十九條規定訂定之。

第 2 條 本法第三條第二款所定嬰兒與較大嬰兒配方食品，包括嬰兒配方食品、較大嬰兒配方輔助食品及特殊醫療用途嬰兒配方食品。

第 3 條 本法第三條第三款所稱中央主管機關之准用許可字號，指下列情形之一：

一、依本法第八條第三項規定完成登錄，取得之登錄字號及產品登錄碼。

二、依本法第十八條所定食品添加物使用範圍及限量暨規格標準附表一食品添加物使用範圍及限量所定之編號。

三、依本法第二十一條第一項規定，取得之查驗登記許可字號。

第 4 條 本法第八條第五項所稱衛生安全管理系統，指本法第八條第一項或第二項規定之食品良好衛生規範準則或食品安全管制系統準則。

第 5 條 本法第十五條第一項第三款所稱有毒，指食品或食品添加物含有天然毒素或化學物品，而其成分或含量對人體健康有害或有害之虞者。

第 6 條 本法第十五條第一項第四款所稱染有病原性生物者，指食品或食品添加物受病因性生物或其產生之毒素污染，致對人體健康有害或有害之虞者。

第 7 條 本法第二十二條第一項第一款及第二十五條第一項所定品名，其標示應依下列規定辦理：

一、名稱與食品本質相符。

二、經中央主管機關規定者，依中央主管機關規定之名稱；未規定者，得使用中華民國國家標準所定之名稱或自定其名稱。

第 8 條 本法第二十二條第一項第三款所定淨重、容量，應以法定度量衡單位或其代號標示之，並依下列規定辦理：

一、內容物中液汁與固形物混合者，分別標明內容量及固形量。但其為均勻混合且不易分離者，得僅標示內容物淨重。

二、內容物含量，得視食品性質，註明最低、最高或最低與最高含量。

第 9 條　本法第二十二條第一項第四款所定食品添加物名稱，應以食品添加物使用範圍及限量暨規格標準附表一食品添加物使用範圍及限量所定之品名，或一般社會通用之名稱標示之，並依下列規定辦理：

一、屬甜味劑、防腐劑、抗氧化劑者，應同時標示其功能性名稱。

二、屬複方食品添加物者，應標示各別原料名稱。

食品中之食品添加物係透過合法原料之使用而帶入食品，且其含量明顯低於直接添加於食品之需用量，對終產品無功能者，得免標示之。

第 10 條　本法第二十二條第一項第五款及第二十四條第一項第五款所稱製造廠商，指下列各款情形之一者：

一、製造、加工、調配製成終產品之廠商。

二、委託製造、加工或調配者，其受託廠商。

三、經分裝、切割、裝配、組合等改裝製程，且足以影響產品衛生安全者，其改裝廠商或前二款之廠商。

前項製造廠商之標示，應依下列規定辦理：

一、輸入食品或食品添加物之製造廠商名稱、地址，以中文標示之。但難以中文標示者，得以國際通用文字或符號標示之。

二、食品或食品添加物係由同一公司所屬之工廠製造，且其設立地皆屬同一國家者，製造廠商得以總公司或所屬製造工廠擇一為之；其名稱、地址及電話，應與標示之總公司或工廠一致。但其設立地屬不同國家者，仍應以實際製造工廠標示之。

三、前項第三款之改裝廠商，以「改裝製造廠商」標示之。

第 11 條　本法第二十二條第一項第五款、第二十四條第一項第五款、第二十六條第四款及第二十七條第四款所稱國內負責廠商，指對該產品於國內直接負法律責任之食品業者。

本法第二十二條第一項第五款及第二十四條第一項第五款所稱應標示製造廠商或國內負責廠商名稱、電話號碼及地址，屬輸入之食品或食品添加物，指應標示國內負責廠商之名稱、電話號碼及地址，並得另標示國外製造廠商之名稱、電話號碼及地址；屬國內製造之食品或食品添加物，指應標示製造廠商之名稱、電話號碼及地址，或標示國內負責廠商之名稱、電話號碼及地址，或二者均標示。

第 12 條　本法第二十二條第一項第六款所稱原產地（國），指製造、加工或調配製成終產品之國家或地區。

前項原產地（國）之標示，應依下列規定辦理：

一、輸入食品之原產地（國），依進口貨物原產地認定標準認定之。

二、輸入食品依進口貨物原產地認定標準，屬不得認定為實質轉型之混裝食品，應依各食品混裝含量多寡由高至低標示各別原產地（國）。

三、中文標示之食品製造廠商地址足以表徵為原產地（國）者，得免為標示。

第 13 條　本法第二十二條第一項第七款所定有效日期之標示，應印刷於容器或外包裝之上，並依習慣能辨明之方式標明年月日。但保存期限在三個月以上者，其有效日期得僅標明年月，並以當月之末日為終止日。

第 14 條　本法第二十四條第一項第一款所定品名，其為單方食品添加物者，應以食品添加物使用範圍及限量暨規格標準附表一食品添加物使用範圍及限量所定之品名，或中央主管機關公告之通用名稱標示之；其為複方食品添加物者，得自定其名稱。

依前項規定自定品名者，其名稱應能充分反映其性質或功能。

本細則中華民國一百零六年七月十三日修正施行前，經中央主管機關查驗登記，取得許可文件之食品添加物，其品名未能符合前二項規定者，應於一百零七年七月一日前，依本法第二十一條第一項規定申請品名變更登記；一百零八年一月一日以後製造者，應以變更後之品名標示於容器或外包裝。

第 15 條　本法第二十四條第一項第三款所定食品添加物名稱，應以食品添加物使用範圍及限量暨規格標準附表一食品添加物使用範圍及限量所定之品名，或中央主管機關公告之通用名稱標示之。

第 16 條　本法第二十四條第一項第四款所定淨重、容量，應以法定度量衡單位或其代號標示之。

第 17 條　本法第二十四條第一項第六款所定有效日期之標示，應印刷於容器或外包裝之上，並依習慣能辨明之方式標明年月日。但保存期限在三個月以上者，其有效日期得僅標明年月，並以當月之末日爲終止日。

第 18 條　本法第二十四條第一項第八款所稱原產地（國），指製造、加工或調配製成終產品之國家或地區。

前項原產地（國）之標示，應依下列規定辦理：

一、輸入食品添加物之原產地（國），依進口貨物原產地認定標準認定之；其產品經於我國進行產品之分類、分級、分裝、包裝、加作記號或重貼標籤者，不得認定爲實質轉型，仍應標示實際製造、加工或調配製成終產品之國家或地區。

二、中文標示之食品添加物製造廠商地址足以表徵爲原產地（國）者，得免爲標示。

第 19 條　有容器或外包裝之食品、食品原料、食品添加物及食品添加物原料之標示，應依下列規定辦理：

一、標示字體之長度及寬度各不得小於二毫米。但最大表面積不足八十平方公分之小包裝，除品名、廠商名稱及有效日期外，其他項目標示字體之長度及寬度各得小於二毫米。

二、在國內製造者，其標示如兼用外文時，應以中文爲主，外文爲輔。

三、輸入者，應依本法第二十二條及第二十四條規定加中文標示，始得輸入。但需再經改裝、分裝或其他加工程序者，輸入時應有品名、廠商名稱、日期等標示，或其他能達貨證相符目的之標示或資訊，並應於販賣前完成中文標示。

第 20 條　本法第二十五條第一項所稱散裝食品，指陳列販賣時無包裝，或有包裝而有下列情形之一者：

一、不具啓封辨識性。

二、不具延長保存期限。

三、非密封。

四、非以擴大販賣範圍爲目的。

第 21 條　依本法第二十六條公告之食品器具、食品容器或包裝，應依下列規定標示：

一、標示之位置：以印刷、打印、壓印或貼標於最小販賣單位之包裝或本體上，標示內容並應於販賣流通時清晰可見。經中央主管機關規定者，其主要本體之材質名稱及耐熱溫度二項標示，應以印刷、打印或壓印方式，標示於主要本體上。

二、標示之方式：其以印刷或打印爲之者，以不褪色且不脫落爲準。

三、標示之日期：依習慣能辨明之方式標明年月日或年月；標示年月者，以當月之末日爲終止日，或以當月之末日爲有效期間之終止日。

四、標示之字體：其長度及寬度，各不得小於二毫米。

第 22 條　食品用洗潔劑之標示，應依下列規定辦理：

一、標示之位置：以印刷、打印、壓印或貼標於最小販賣單位之包裝上，標示內容並應於販賣流通時清晰可見。

二、標示之方式：其以印刷或打印爲之者，以不褪色且不脫落爲準。

三、標示之日期：依習慣能辨明之方式標明年月日或年月；標示年月者，以當月之末日爲終止日，或以當月之末日爲有效期間之終止日。

四、標示之字體：其長度及寬度，各不得小於二毫米。

五、輸入者，應依本法第二十七條規定加中文標示，始得輸入。但需再經改裝、分裝或其他加工程序者，輸入時應有品名、廠商名稱、日期等標示，或其他能達貨證相符目的之標示或資訊，並應於販賣前完成中文標示。

第 23 條　本法第二十六條第一款及第二十七條第一款所定品名，應與產品本質相符。

第 24 條　本法第二十六條第三款及第二十七條第三款所定淨重、容量，應以法定度量衡單位或其代號標示之。

第 25 條　本法第二十六條第五款及第二十七條第五款所稱原產地（國），指製造、加工或調配製成終產品之國家或地區。

前項原產地（國）之標示，應依下列規定辦理：

一、輸入產品之原產地（國），依進口貨物原產地認定標準認定之；其產品經於我國進行產品之分類、分級、分裝、包裝、加作記號或重貼標籤者，不得認定為實質轉型，仍應標示實際製造、加工或調配製成終產品之國家或地區。

第十二章　食品工廠建築及設備設廠標準

中華民國一百零三年三月五日衛生福利部部授食字第1031300178號令、經濟部經工字第10304600870號令會銜修正發布第19-1條條文

第一章　通則

第 1 條　本標準依食品衛生管理法第十條第二項規定訂定之。

第 2 條　食品工廠建築及設備之設置，除法令另有規定外，依本標準之規定。

第 3 條　本標準所定之食品工廠，應依法辦理工廠登記。

第 4 條　食品工廠設廠，應符合第二章之規定，下列專業食品工廠並應符合第三章之相關規定：

一、罐頭食品工廠。

二、冷凍食品工廠。

三、蜜餞鹽漬工廠。

四、飲料工廠。

五、醬油工廠。

六、乳品工廠。

七、味精工廠。

八、食用油脂工廠。

九、脫水蔬果工廠。

十、餐盒食品工廠。

十一、速食麵工廠。

十二、食品添加物工廠（味精工廠除外）。

前項專業食品工廠之類別，依中華民國行業標準分類及經濟部工業產品分類認定。

第二章　食品工廠之基本共同標準

第 5 條　食品工廠之廠區環境應符合下列規定：

一、廠區內應築有通暢之排水溝，空地應舖設混凝土、柏油或予

以綠化，不得有塵土飛揚，環境應隨時保持清潔，地面應隨時清掃、保持清潔。

二、排水系統應經常清理，保持暢通，不得有異味。

三、禽畜、寵物等應予管制，並有適當的措施以避免污染食品，員工宿舍應與作業場所完全隔離並分別設置出入口。

四、應實施有效之病媒防治措施。

第 6 條 食品工廠得包括辦公室、原料處理場、加工或調理場、檢驗或研究室、包裝室、倉庫、機電室、鍋爐室、修護室、更衣室、洗手消毒室、餐廳、員工休息室、員工宿舍及廁所等。凡使用性質或清潔程度要求不同之場所，應個別設置或有效隔離及管理，其建築並應符合下列規定：

一、牆壁與支柱：原料處理場、加工或調理場等建築物之牆壁與支柱面應爲白色或淺色，離地面至少一公尺以內之部分應使用非吸收性、不透水、易清洗之材料舖設，其表面應平滑無裂縫並經常保持清潔，不得有納垢侵蝕等情形。

二、地面：原料處理場、加工或調理場、內包裝室建築物之地面，應採非吸收性、不透水且耐酸鹼、耐磨之材料舖設。地面應有良好之排水斜度及排水系統，無積水之虞。

三、樓板或天花板：應爲白色或淺色、易清掃、可防止灰塵積儲之構築，且不得有長黴納垢或成片剝落等情形發生。食品暴露之正上方樓板或天花板不得有結露現象，並保持清潔、良好維修之狀態。

四、光線：食品工廠之廠房除倉庫以外，其他各項建築物應有足夠的光線，工作台面或調理台面應保持二百米燭光以上，機器設備台面應保持一百米燭光以上，使用之光源應不致改變食品之顏色，照明設備應保持清潔以避免污染食品。

五、通風：廠房建築物應通風良好，視需要裝設風扇、抽風機等有效換氣設備。且通風口應有防止病媒侵入之設施。如有密閉之加工室或包裝室，則應有空調設備。

六、出入口、門窗及其他孔道：應以非吸收性、易清洗、不透水堅固材料製作，並應設置防止病媒侵入之設施。

七、排水系統：應有完整暢通之排水系統，排水溝應有攔截固體廢棄物之設施，出口處並應有防止病媒侵入之設施。

八、倉庫：原料倉庫及成品倉庫應分別設置或予獨立，庫內地面應較庫外為高，並採用不透水材料建築，庫內所設之棧板須足以配合存貨及生產作業之需要。

九、廁所：

(一) 廁所之設置地點應防止污染水源。

(二) 廁所不得正面開向食品作業場所，但如有緩衝設施及有效控制空氣流向以防止污染者，不在此限。

(三) 應有良好之通風、採光、防蟲、防鼠等設施，並備有流動自來水、清潔劑、烘手器或擦手紙巾等之洗手、乾手設施及垃圾桶。

(四) 應有如廁後應洗手之標示。

十、更衣室：食品工廠視其需要得設置更衣室，更衣室應設於加工調理場旁適當位置並與食品作業場所隔離，男女更衣室應分開，室內應備有更衣鏡、潔塵設備及數量足夠之個人用衣物櫃及鞋櫃等。

十一、洗手消毒室：食品工廠視其需要得設置洗手消毒室，其應與加工調理場或內包裝室相鄰，並設置數量足夠之洗手及乾手設施。洗手設施應符合第七條第一項第八款之規定。

十二、病媒防治：不得發現有病媒或其出沒之痕跡。

第 7 條　食品工廠之設備、用具及用水、用冰應符合下列規定：

一、食品在製造過程中可能接觸食品之容器、器具及有關食品製造之設備，不可使用鉛、銅及有毒化學材料之物品。

二、廠內各種食品製造之設備應有系統排列，保持適當距離和足夠操作之工作空間。容器、器械等用具，應有清潔衛生之存放場所。

三、食品工廠應具備足夠數量之工作服、工作帽或髮網、手套等供給製造人員穿戴。

四、原料處理場、加工或調理場、廁所、洗手消毒室、員工休息室及餐廳等進出口處或適當位置，應設有洗手台及足夠數量之水龍頭供員工洗手使用。其最低數不得少於該工作場所最高工作人員之十分之一。凡人數超過二百人時，其超過部分爲二十分之一。洗手台內外應使用易清洗不透水材料構築。

五、食品工廠直接用於食品製造之用水、用冰之水質應符合飲用水標準，非使用自來水者，應設置淨水或消毒設施。食品工廠使用地下水源者，應與化糞池、廢棄物堆置場所等污染源保持至少十五公尺以上之距離。食品工廠之蓄（受）水池應爲不透水構造物，其設置地點應距污穢場所、化糞池三公尺以上。

六、食品工廠不得使用多氯聯苯或含有多氯聯苯之化學物質及任何有毒之熱媒。

七、飲用水與非飲用水之管路系統應完全分離，出水口並應明顯區分。

八、洗手設施應符合下列規定：

(一) 洗手及乾手設備之設置地點應適當，數目足夠，且備有流動自來水、清潔劑、乾手器或擦手紙巾。必要時，應設置適當的消毒設施。

(二) 洗手消毒設施之設計，應能於使用時防止已清洗之手部再度遭受污染，並於明顯之位置懸掛簡明易懂的洗手方法標示。

第 8 條　食品工廠應具備下列其他處理設施及設備：

一、洗手消毒室、原料處理場、加工或調理場、包裝室等場所內，應設置足夠數量之不透水垃圾桶。廠區內並應設置具有分類功能之固體廢棄物貯存設施。

二、凡有直接危害人體健康及食品安全衛生之化學藥品、放射性物質、有害微生物、腐敗物等，應設專用貯存設施。

三、凡因製造食品所產生之廢氣、異臭等不良氣味，應妥善處理排放。

第三章　專業食品工廠之生產設備、檢驗設備及基本設施標準

第 9 條　罐頭食品工廠應具備下列生產及檢驗設備：

一、生產設備：

(一) 鍋爐：鍋爐間應與加工場所隔離，燃料堆放應有固定場所。

(二) 原料洗滌設備。

(三) 殺菁設備（附冷卻設備）。

(四) 調理台及調理工具。

(五) 脫氣設備：產品須有眞空度者，應有可形成罐（瓶）內眞空之脫氣設備，如脫氣箱、眞空封蓋機等。

(六) 封蓋設備：封蓋設備應能確保封蓋之安全性，其種類應符合產品之需要設置。

(七) 殺菌設備。

(八) 清洗消毒設備。

(九) 殺菌後冷卻設備。

(十) 塡充液調配設備。

(十一) 批號及日期標示設備。

(十二) 空罐（瓶）噴洗設備：應有使用熱水或蒸氣噴洗之空罐（瓶）噴洗機（金屬罐或玻璃裝罐頭食品工廠必備）。

(十三) 冷凍（藏）庫：原料儲存應視需要設置冷凍（藏）庫，冷凍庫之溫度應能保持品溫在攝氏負十八度以下，冷藏庫之溫度應能保持品溫在攝氏七度以下凍結點以上。

(十四) 線上眞空檢測器或打檢棒。

二、檢驗設備：

(一) 定溫保溫箱。

(二) 固定之開罐器。

(三) 秤量器（感度一毫克及〇．一公克以下）

(四) 罐頭眞空測定器及耐壓測定器（金屬罐裝罐頭食品工廠必備）。

(五) 溫度計。

(六) 糖度計。

(七) 餘氯測定器。

(八) pH測定器。

(九) 捲封測微器（金屬罐裝罐頭食品工廠必備）。

(十) 一般化學分析用玻璃儀器。

(十一) 給水裝置及洗滌等設備。

(十二) 袋內殘留空氣量測定裝置（殺菌袋裝罐頭食品工廠必備）。

(十三) 耐壓強度測定裝置（殺菌袋裝罐頭食品工廠必備）。

(十四) 罐頭檢漏設備（金屬罐裝罐頭食品工廠必備）。

(十五) 尖頭型鐵皮厚度測微器（金屬罐裝罐頭食品工廠必備）。

第 10 條　冷凍食品工廠之基本設施、生產設備、檢驗設備及安全措施：

一、基本設施：

(一) 原料處理場：原料處理場應與加工調理場相連，且與原料遞送口相通。冷凍肉類工廠之原料場應有預冷室，附吊掛設備，室內溫度在攝氏零至五度間，並備有溫度計。

(二) 加工調理場：應與凍結室相鄰，場內有調理台或自動調理台。場內並具有冷、熱水管及水龍頭裝置。若產製調理食品，應設置調理室，並有良好之排氣設備。

(三) 凍結室：室溫在攝氏負四十度以下，並有自動溫度記錄設備，惟設置有急速凍結設備者得免設置凍結室。

(四) 內包裝室：凍結前經加熱處理過或解凍後供生食用之產品，應獨立設置內包裝室。

(五) 凍藏室：凍藏室溫度，在裝滿時，應保持在攝氏負二十度以下，並有自動溫度記錄設備。室內應設有足夠數量之棧板或貨架。

(六) 更衣室：更衣室應設於加工調理場旁適當位置，並與食品作業場所隔離。男女更衣室應分開，室內應備有更衣鏡、潔塵設備及數量足夠之個人用衣物櫃及鞋櫃等。更衣室應與洗手消毒室相鄰。

(七) 洗手消毒室：應與加工調理場或內包裝室相鄰，室內應有泡鞋池（冷凍麵糰及冷凍麵包工廠得免設），並設置數量足夠之洗手及乾手設備。洗手設備附近應備有液體清潔劑，必要時（如手部不經消毒有污染食品之虞者），應設置手部消毒設備。乾手設備應採用烘手器或擦手紙巾。

(八) 冷凍食品分冷凍蔬果、水產、肉類及調理食品（含冷凍及蛋品）等四類，應有個別之場所及設備，不得同時混合使用。冷凍水產工廠兼製冷凍烤鰻者，其調理及包裝場所，應分別獨立設置。冷凍蔬果、水產或肉類之工廠，以其所產產品爲主要原料，產製調理食品時，原料處理場得共同使用。

(九) 金屬檢出器。

二、生產設備：

(一) 原料洗滌設備（冷凍調理食品工廠得免設置）。

(二) 殺菁及冷卻設備（冷凍蔬菜工廠必備）。

(三) 自動烤鰻機（冷凍烤鰻工廠必備）。

(四) 禦寒衣帽。

(五) 冷凍車：如有設置，其溫度應能維持品溫在攝氏負十八度以下。

(六) 清洗消毒設備。

(七) 急速凍結設備。

三、檢驗設備：

(一) 餘氯測定器（冷凍麵糰及冷凍麵包工廠，得免設置）。

(二) 微生物檢驗設備。

(三) 產品品溫測定儀器。

(四) 秤量器（感度一毫克以下）。

(五) 取樣用電鑽及檢針（冷凍水產及冷凍肉類工廠必備）。

(六) 氧化酵素測定設備、pH測定計、糖度計（冷凍蔬果工廠必備）。

(七) 藥物殘留測定儀器（冷凍烤鰻及冷凍肉類工廠必備）。

(八) 揮發性鹽基態氮定量裝置（冷凍肉類及冷凍水產工廠必備）。

(九) 粗脂肪定量裝置（冷凍蔬果工廠得免設置）。

(十) 組織胺定量裝置（冷凍漁產品工廠必備）。

四、安全設施：

(一) 作業指示燈：在凍結室及冷藏室室外裝置。

(二) 警鈴：應裝在冷凍機房或其他適當地點，警鈴開關應裝在凍結室及冷藏室內，以備作業人員求救之用。

第 11 條 蜜餞鹽漬工廠之基本設施及檢驗設備

一、基本設施：

(一) 原料處理場應與加工場及包裝場等隔離，其地面應用水泥等不透水材料構築。

(二) 加工及包裝場所如爲密閉者，應有空氣調節設備。未產蜜餞之工廠免設包裝專用室。

(三) 鹽漬池應爲遮蓋設施，糖漬槽或缸桶等均應設在室內並有遮蓋設施。

(四) 需用曬場乾燥者，其曬場應以水泥等不透水材料構築。

(五) 蒸汽雙層牆、湯煮桶、糖漬槽或桶、匙槳、盤、刀、叉等用具，均應用不銹鋼材料製作，未產蜜餞之工廠免設。

二、檢驗設備：

(一) 餘氯測定器。

(二) 糖度計或糖度折射計（未產蜜餞之工廠免設）。

(三) 鹽度計。

(四) 二氧化硫定量裝置（鹽漬工廠不使用二氧化硫者免設）。

(五) 水銀溫度計。

(六) pH測定器或試紙。

(七) 秤量器（感度一毫克以下）。

(八) 一般化學分析用玻璃儀器。

(九) 顯微鏡（未產蜜餞之工廠免設）。

第 12 條 飲料工廠之基本設施、生產及檢驗設備

一、基本設施：

(一) 原料堆置場：產製果汁工廠必備。

(二) 容器堆置場：產製瓶裝飲料應有空瓶堆置場。產製盒裝及罐裝飲料工廠應有空盒或空罐儲存場所。

(三) 容器洗滌消毒設備：製造瓶裝飲料工廠，應有蘇打浸瓶槽、洗瓶槽、洗瓶機及加壓噴水消毒設備。上開設備如非一貫作業者，其場所應與加工場隔開。製造罐裝飲料工廠，應有空罐洗滌設備。

(四) 礦泉水（已包裝）及包裝飲用水工廠之水源環境，應符合飲用水管理條例規定。

二、生產設備：

(一) 一般飲料工廠生產設備：

1. 貯水槽：其容量應足供當日加工用水量。
2. 不銹鋼調和器及不銹鋼槽（包裝飲用水及礦泉水工廠除外）。
3. 瓶裝飲料檢查設備、浸水槽及燈光透視檢查台等。
4. 瓶裝飲料自動裝瓶機及打蓋機。
5. 罐裝飲料動力封蓋機。
6. 碳酸氣混合機（碳酸飲料工廠必備）。
7. 殺菌或細菌過濾設備：礦泉水工廠除以物理方式過濾除菌外，不得以其他方式如添加氯等殺菌或滅菌。
8. 冷凍機（碳酸飲料工廠必備）。

(二) 果蔬汁飲料工廠生產設備：

1. 洗滌槽或迴轉式洗滌機。
2. 破碎機。
3. 榨汁機（以濃縮果汁爲原料者免設）。
4. 精濾機、離心機或均質機。
5. 殺菌設備。
6. 冷卻設備。
7. 凡產製瓶裝之果蔬汁工廠，應具備前目一般飲料工廠生產設備之2、3、4、5項設備。

三、檢驗設備：

(一) 顯微鏡：倍率應爲一五〇〇倍以上。

(二) 微生物檢驗設備。

(三) 定溫保溫箱。

(四) pH測定器。

(五) 糖度計或糖度折射計（包裝飲用水及礦泉水工廠除外）。

(六) 秤量器（感度一毫克及〇．一公克以下）。

(七) 餘氯測定器。

(八) 一般化學分析用玻璃儀器。

(九) 離心分離器及眞空測定器（果蔬汁製造工廠必備）。

(十) 壓力測定器（汽水製造工廠必備）。

(十一) 濁度及色度測定設備（包裝飲用水及礦泉水工廠必備）。

第 13 條　醬油工廠之生產及檢驗設備

一、生產設備：

(一) 原料選別設備（使用經選別之原料者得免設置）。

(二) 蒸煮設備。

(三) 炒麥設備（不加麥者免設）。

(四) 混合設備。

(五) 製麴設備。

(六) 食鹽溶解設備。

(七) 發酵設備。

(八) 壓榨設備。

(九) 過濾設備。

(十) 澄清槽。

(十一) 殺菌設備。

(十二) 洗瓶設備（玻璃瓶裝醬油工廠必備）。

(十三) 充塡設備（包括封瓶機）。

二、檢驗設備：

(一) pH測定器。

(二) 秤量器（感度一毫克及〇．一公克以下）。

(三) 顯微鏡。

(四) 無菌室或無菌箱。

(五) 總氮測定裝置。

(六) 氨基態氮測定設置。

(七) 食鹽測定分析設備。

(八) 水份測定器。

(九) 酸度檢驗設備。

(十) 保溫箱。

(十一) 乾燥箱。

(十二) 餘氯測定器。

(十三) 一般化學分析用玻璃儀器。

(十四) 色度分析設備。

第 14 條　乳品工廠之基本設施、生產及檢驗設備

一、基本設施

(一) 更衣及洗手消毒室：更衣室及洗手消毒室應設於加工處理場旁，洗手消毒室與加工處理場有門相通。男女更衣室應分開，室內分設有工作衣帽架、衣櫃、鞋架、洗手臺及消毒小盒或槽、刷子、液體肥皂、消毒劑、毛巾及毛巾架、手套架、刷鞋槽、固定泡鞋池等。更衣室及洗手消毒室之面積視需要設置。

(二) 乳品工廠貯乳、加工、分裝、或調配等過程必需在調理場內進行，所有之加工設備必須具備優良之衛生條件，乳液或乳粉流經之管道，及與乳液或乳粉接觸之設備，應爲內壁光滑、無針孔、無直角、無狹縫之不銹鋼製品。

(三) 乳品工廠應具備供應冷卻水（或其他冷卻液）之設備，此等設備並應與加工調理場隔離（乳粉調配除外）。

(四) 收乳及貯乳設備（非使用生乳爲原料之乳製品除外）：秤量槽、收乳槽、乳桶洗滌殺菌設備、牛乳幫浦、過濾器或雜質離心分離機、乳液冷卻設備、具冷卻設備之貯乳槽、生乳檢查設備（包括酒精試驗、塵埃檢定器及取

樣工具等）一套、冷藏運輸車。

二、生產設備：

(一) 鮮乳及調味乳處理工廠應具備下列設備：

1. 牛乳幫浦。
2. 均質機。
3. 乳脂肪分離機。
4. 洗瓶機（包括殺菌設備）及裝瓶機或自動紙器包裝機。
5. 成品低溫（攝氏七度以下凍結點以上）貯存室（保久乳除外）。

(二) 濃縮乳（奶水及煉乳）製造應具備下列設備：

1. 均質機。
2. 預熱設備。
3. 濃縮設備。
4. 冷卻設備。
5. 調合處理設備。
6. 牛乳幫浦。
7. 空罐清洗及殺菌設備。
8. 奶水及煉乳自動裝罐封罐機。

(三) 乳粉製造應具備下列設備：

1. 牛乳幫浦。
2. 乳脂肪分離機。
3. 均質機。
4. 貯乳槽。
5. 乳液預熱設備。
6. 濃縮設備。
7. 乾燥製粉設備。
8. 集粉處理設備。
9. 乳粉貯槽。
10. 添加物混合設備。
11. 空罐殺菌、清潔設備。

12. 乳粉自動充填、封蓋設備。

(四) 醱酵乳製造應具備下列設備：

1. 牛乳幫浦。
2. 乳脂肪分離機。
3. 醱酵液調和槽。
4. 醱酵槽。
5. 均質機。
6. 稀釋調合設備。
7. 洗瓶機及裝瓶機、或紙器包裝機、或其他容器包裝設備。
8. 菌種培養室及研究室。
9. 成品低溫（攝氏七度以下凍結點以上）貯存室。

(五) 乳粉調配應具備下列設備：

1. 空調設備（調配及包裝場所必備）。
2. 眞空吸塵設備。
3. 充氮設備。
4. 檢重機。
5. 金屬檢出機。
6. 空罐殺菌、清潔設備。
7. 乳粉自動充填、封蓋設備。
8. 秤量設備。
9. 攪拌混合設備。
10. 篩粉機。
11. 儲粉槽。

(六) 其他乳製品製造應有之必要專用生產設備。

三、檢驗設備：

(一) 桶裝生乳取樣器（乳粉調配除外）。

(二) 酸度滴定裝置或滴定管。

(三) 生乳比重計（乳粉調配除外）。

(四) 溫度計。

(五) 水分測定用乾燥器。

(六) 乳脂肪測定用測定瓶及離心機。

(七) 沉澱物檢查器（真空型、壓力型或吸引型均可）。

(八) 檢驗細菌數之設備。

1. 乾熱滅菌器及高壓殺菌釜。

2. 冰箱。

3. 恆溫水浴箱（美藍液還原試驗用）。

4. 平底培養皿。

5. 稀釋瓶。

6. 培養箱。

7. 菌落計算器。

8. 顯微鏡。

9. 乾燥箱或乾燥板。

10. 毛細管。

(九) 一般化學分析用玻璃儀器。

(十) 秤量器（感量器一毫克及〇・一公克以下）。

(十一) 餘氯測定器。

(十二) 餘氧測定器（乳粉調配或製造必備）。

(十三) 抗生素殘留檢驗設備及體細胞數測定設備。

第 15 條　味精工廠之基本設施及檢驗設備

一、基本設施：

(一) 應具備從基本原料至結晶味精一貫作業之整套設備（包括原料處理場、發酵工廠、麩酸工廠、精製工廠及包裝室等）。

(二) 自結晶罐排出之味精中間製品，應以密閉式之脫水機、輸送機、乾燥機、篩選機等連貫設備，完成作業。

(三) 微生物培養室及設備。

(四) 包裝室，其設施應符合本標準第六條相關規定，包裝室外應有洗手設備。

二、檢驗設備：

(一) 餘氯測定器。

(二) Warburg檢壓麩酸測定器。

(三) 秤量器（感度一毫克及〇・一公克以下）。

(四) pH測定器。

(五) 顯微鏡。

(六) 總氮測定裝置。

(七) 氨基態氮測定裝置。

(八) 水分測定器。

(九) 保溫箱。

(十) 乾燥箱。

(十一) 光電比色計。

(十二) 粒度篩別機。

(十三) 菌體量測定器。

(十四) 一般化學分析用玻璃儀器。

(十五) 微生物檢驗設備。

第 16 條　食用油脂工廠之基本設施、生產及檢驗設備

一、基本設施：

(一) 溶劑提油廠應設置溶劑貯桶及其貯藏場所，溶劑廠應有防爆裝置、滅火器、消防設備、及消防砂等。

(二) 內包裝室：生產小包裝（三公斤以下包裝）產品工廠，應獨立設置內包裝室，並裝設紗窗、紗門或空氣簾、天花板、空氣清淨器及殺菌裝置。

(三) 動物性油脂工廠應設有攝氏零度以下之凍藏庫。

(四) 各種食用油貯槽應爲不銹鋼材料製成，並有原料貯槽及成品貯槽。

二、生產設備：

(一) 大豆油工廠應具設備：

1. 原油製煉廠應具設備：

(1)篩別機。

(2)乾燥機。

(3)粉碎機。

(4)壓扁機。

(5)烘焙機。

(6)提油機（附Miscella蒸餾器、脫脂粕之脫溶劑器、溶劑蒸氣回收器）。

2. 精製油煉製應具設備：

(1)一級大豆油工廠應具設備：

脫酸機。

水洗機。

離心分離機。

脫色設備。

壓濾機。

眞空幫浦。

預熱槽。

脫臭設備。

冷卻槽。

(2)大豆沙拉油工廠應具設備：同一級大豆油工廠應具之各種設備外，另應增加冷凍室、脫臘設備及氮氣充塡設備。

(二) 動物油脂工廠應具設備：熱炸法原油煉製廠應具設備：

1. 切（碎）肉機。
2. 炸油鍋。
3. 油壓機。
4. 冷卻槽。

精製動物油脂廠應具設備：同一級大豆油工廠應具之各種設備。

(三) 人造奶油（Margarine）烤酥油（Shortening）工廠應具設備：一貫作業人造奶油、烤酥油工廠製造應具設備：

1. 同一級大豆油工廠應具之各種設備。
2. 乳化槽（間接加熱式）。
3. 滅菌槽（間接加熱式）。
4. 急冷捏和機（附設冷凍機）。
5. 計量器。

購用精製油爲原料之加工廠應具設備：同一貫作業人造

奶油、烤酥油工廠應具之各種設備。

三、檢驗設備：

(一) 原油製煉廠檢驗設備：應能化驗酸價、水份及夾雜物等項之儀器、器具及化學藥品外，另應購置秤量器、乾燥箱及乾燥器。

(二) 精製油製煉廠檢驗設備：除應具備原油製煉廠檢驗設備，尚應能化驗皀化價、不皀化物、碘價、過氧化價、折射率、冷卻試驗及顏色等，其主要設備如下：

1. 比重計（瓶）。
2. 折射計。
3. 水份測定計。
4. 顏色測定器。
5. pH測定器。
6. 秤量器（感度一毫克及〇．一公克以下）。
7. 恒溫箱。
8. 乾燥箱。
9. 活性氧法（A．O．M．）測定裝置。

(三) 溶劑提油廠應購置溶劑殘留測定器。

(四) 人造奶油及烤酥油工廠之檢驗設備：

一貫作業人造奶油、烤酥油工廠之檢驗設備，應具有精製油煉製廠檢驗設備外，尚應能檢驗融點、凍點、大腸桿菌、雜菌、含皀份等項，其主要設備如下：

1. 細菌培養及檢驗設備。
2. 無菌室或無菌箱。
3. 融點、凍點測定裝置。

購用精製油爲原料之加工廠應具檢驗設備：同本款第一目原油製煉廠檢驗設備之規定及本款第四目之一貫作業人造奶油、烤酥油工廠檢驗設備(1)至(3)之各種設備外，尚應具備可供一般化學分析用玻璃儀器。

第 17 條　脫水蔬果工廠之生產及檢驗設備

一、生產設備

(一) 蔬菜工廠設備：

1. 洗滌機。
2. 殺菁機。
3. 除頭尾機。
4. 切條或切片機。
5. 熱風或冷凍乾燥設備。
6. 磨粉機（製粉工廠必備）。
7. 包裝設備。

(二) 果實工廠設備：

1. 去皮機。
2. 除芯機。
3. 批次糖漬設備或連續糖漬設備。
4. 洗滌機。
5. 切角機。
6. 磨粉機（製粉工廠必備）。
7. 切片機。
8. 殺菁機。
9. 熱風或冷凍乾燥設備。
10. 包裝設備。

以上1至3項設備未產製鳳梨片之工廠免設。

二、檢驗設備：

(一) 餘氯測定器
(二) 糖度計或糖度折射計（未產脫水果實之工廠免設）。
(三) 水銀溫度計。
(四) pH測定器。
(五) 水份測定器。
(六) 灰份測定裝置（製粉工廠必備）。
(七) 一般用化學分析用玻璃儀器。
(八) 秤量器（感度一毫克以下）。
(九) 放大鏡。
(十) 乾燥箱。

第 18 條 餐盒食品工廠（適用於經調理包裝成盒或不經小包裝而直接以大容器運送供團體食用之餐食生產工廠）之基本設施、生產設備及檢驗設備

一、基本設施：

(一) 原料處理場。

(二) 加工調理場。

(三) 冷凍庫、冷藏庫：冷凍庫溫度應在攝氏負十八度以下，冷藏庫溫度應在攝氏七度以下凍結點以上。

(四) 包裝場所：產品之配膳包裝應有獨立或專用之場所與設備。

(五) 更衣室：更衣室應設於加工調理場旁，與加工調理場有門相通。男女更衣室應分開，室內應備有更衣鏡、潔塵設備及數量足夠之個人用衣物櫃及鞋櫃等。更衣室應與洗手消毒室相鄰。

(六) 洗手消毒室：應與加工調理場及包裝場所相鄰，室內應有泡鞋池，並設置數量足夠之洗手及乾手設備。洗手設備附近應備有液體清潔劑及手部消毒設備。乾手設備應採用烘手器或擦手紙巾。

(七) 餐盒洗滌、殺菌設備：回收餐盒之工廠必需具備。

二、生產設備：

(一) 洗米煮飯設備或其他主食加工設備。

(二) 切菜切肉機及專用刀具。

(三) 煎、煮、炒、油炸等烹飪設備。

(四) 輸送帶或不銹鋼調理台。

(五) 輸送車。

(六) 食品器具容器洗滌消毒設備。

(七) 刀具砧板保管箱（內附紫外線殺菌燈）。

(八) 蒸汽或加壓水洗滌槍。

(九) 加工調理場在發生蒸汽、熱氣、煙臭或油炸等油脂加熱處理之機器或設備上應裝設排氣罩裝置。

(十) 包裝作業場所應有空氣過濾及換氣設施。

(十一) 成品應有適當之運送設備及運送專用車輛。

三、檢驗設備：

(一) 微生物檢驗設備：

1. 顯微鏡（一、○○○倍以上）。

2. 無菌操作箱。

3. 定溫保溫箱。

4. 高壓殺菌釜。

5. 乾熱滅菌器。

6. 水浴槽。

7. 秤量器（感度一毫克以下）。

8. PH測定器。

9. 檢驗微生物所必需之器具。

10. 培養基及藥品。

(二) 一般品質檢驗設備（測中心溫度之不銹鋼探針溫度計及餘氯檢測設備等）。

第 19 條　速食麵工廠之生產設備及檢驗設備

一、生產設備：

(一) 鍋爐。

(二) 麵條製造設備。

(三) 蒸煮機。

(四) 連續式油炸設備或蒸麵乾燥機。

(五) 冷卻設備。

(六) 包裝設備。

(七) 金屬檢出器。

二、檢驗設備：

(一) 水份測定設備。

(二) 秤量器（感度一毫克以下）。

(三) 粗脂肪測定設備。

(四) 油脂性質檢驗設備（含水份、酸價、過氧化價、碘價等）。

第 19-1 條　食品添加物工廠作業場所之基本設施、生產及檢驗設備，應符合下列規定：

一、基本設施：

(一) 倉庫：應依原料、材料、半成品及成品等性質之不同，區分貯存場所，必要時應設有冷（凍）藏庫。

(二) 機器設備設計：用於食品添加物產製用機器設備之設計和構造應能防止危害食品添加物品質衛生，易於清洗消毒，並容易檢查。應有使用時可避免潤滑油、金屬碎屑、污水或其他可能引起污染之物質混入產品之結構。若屬進行溶劑提煉或產製粉劑者，應設有防止有害物質外洩或預防塵爆等裝置。

(三) 機器設備材質：所有用於食品添加物處理區及可能接觸食品添加物之設備與器具，應由不會產生或溶出毒素、無臭味或異味、非吸收性、耐腐蝕且可承受重複清洗和消毒之材料製造，同時應避免使用會發生接觸腐蝕的材料。

二、生產設備：食品添加物工廠視需要應具備下列生產設備：

(一) 粉碎機。

(二) 篩粉機。

(三) 混合或煉合機。

(四) 乾燥機或乾燥箱。

(五) 噴霧、送風、乾燥設備。

(六) 集粉處理設備。

(七) 攪拌及混合設備。

(八) 過濾設備。

(九) 加熱反應設備。

(十) 濃縮設備。

(十一) 電解設備。

(十二) 溶解設備。

(十三) 儲存設備。

(十四) 充填設備。

三、檢驗設備：食品添加物工廠應具備下列檢驗設備：

(一) 一般化學分析用玻璃儀器。

(二) 秤量器（感度在一毫克以下）。
(三) pH測定器。
(四) 水分測定器。
(五) 另應視需要具備下列檢驗設備：
1. 光電比色計。
2. 氣相層析儀。
3. 液相層析儀。
4. 分光光度計。
5. 微生物檢驗設備。
6. 比重計。
7. 原子吸收光譜儀。
8. 濁度計。
9. 導電度計。
10. 比旋光度計。
11. 折射計。

生產過程中使用非屬於食品添加物之觸媒、溶劑或化學物質，不得殘留於最後產製之成品中。

第一項食品添加物工廠作業場所，若生產項目兼具食品添加物及工業用化工原料及化學品者，其生產過程或建築設備，應備可有效區隔或隔離之設施或措施，以防止交叉污染。其中隔離係指場所與場所之間以有形之方式予以隔開者；區隔係包括有形及無形之隔開手段，得以下列一種或多種方式予以達成：
一、不同場所。
二、不同時間。
三、控制空氣流向。
四、採用密閉系統。
五、其他有效方法。

第四章　附則

第 20 條　本標準自發布日施行。

第貳篇　中藥廠沿革及接受查廠常見缺失

第一章 推動全面中藥廠實施GMP規範之沿革

衛生署爲推動藥政管理，確保藥物製造品質，維護民衆用藥安全與健康，依法持續推動製藥廠全面落實執行藥品優良製造規範（Good Manufacturing Practice, GMP）。其歷程如下：

壹、七十一年五月二十六日會銜經濟部公告「優良藥品製造標準」（71.05.26經濟部經七一工字第0581號及衛署藥字第380086號）。公告人用或動物用藥如製造工廠亦適用之。

貳、七十一年五月二十六日會銜經濟部公告實施「優良藥品製造標準」注意事項（71.05.26經濟部經七一工字第0582號及衛署藥字第380087），（附件七），明示，人用藥品實施本標準，暫以西藥劑型（包括中藥之西藥劑型）爲限。

參、七十一年十月二十一日公告「推動國內藥廠實施優良藥品製造標準輔導獎勵措施方案」（71.10.21衛署藥字第399826號）。

肆、八十年六月二十七日公告自八十年七月一日起中藥傳統劑型藥品製造廠實施「優良藥品製造標準」注意事項（80.06.27衛署藥字第954863號）。

伍、八十七年四月二十二日爲有效推動藥廠全面實施藥品GMP，本署更會銜經濟部共同發布「藥物製造工廠設廠標準」，明定藥物製造工廠應實施優良製造規範。

陸、八十二年二月五日總統令修正（藥物藥商管理法）公布名稱（藥事法）及全文一百零六條：

一、查其對藥品許可證可依下列條文而主張：（行政裁量權）

(一) 藥事法第四十二條第一項「中央衛生主管機關對於製造、輸入之藥品，得依中華藥典及藥品優良製造規範，作爲核發藥品許可證及展延許可證之基準。」（裁量基準）

(二) 第四十七條第一項「藥物製造、輸入許可證有效期間爲五年，期滿仍須繼續製造、輸入者，應事先申請中央衛生主管機關核准展延之。但每次展延，不得超過五年。逾期未申請或不准展延者，撤銷其許可證。」授於行政裁量。（裁量範圍）

二、查其對藥品製造工廠可爲下列之主張：（強制規定）

(一) 藥事法第五十七條（藥物之製造與設廠標準）藥物製造，非領有工廠登記證者，不得爲之。

藥物工廠之設備及衛生條件，應符合設廠標準。

前項設廠標準，由中央衛生主管機關會同中央工業主管機關定之。

(二) 藥事法第九十二條第三項：（行政罰）

違反第五十七條第二項規定，經主管機關限期改善而逾期不改善者，除依第一項規定處罰外，衛生主管機關得停止其營業，其藥物許可證並不准展延。

柒、八十八年五月一日再會銜經濟部共同發布「藥品優良製造規範」。

捌、八十九年五月二日以衛署中會字第89023780號公告傳統未實施藥品優良製造規範之中藥製造廠實施藥品優良製造規範之步驟、期程及相關事項。

玖、九十三年一月十四日署授藥字第0930000210號公告傳統中藥廠其藥品許可證有效期間屆滿申請展延，一律展延至九十四年二月二十八日止。

拾、爲考量香港地區中藥品輸入之品質與國內各中藥廠製造品質一致，輸入藥品許可證亦同時取得GMP製造規範，簽准藥品許可證得展延至九十五年九月三十日止，俟取得香港地區GMP廠證明得繼續辦理輸入，屆時未取得GMP廠證明將予廢止輸入藥品許可證。

第二章　中藥廠接受查廠常見缺失

爲確保藥品品質，並提升品質風險管理，近年來國際間對於西藥之PIC/GMP的觀念、原則與實踐規範均已有很大的更新。雖然中藥之生產工作場所、作業環境、設備、工作流程、產品劑型及其特性等方面與西藥有所不同，但爲維護產品品質安全性的精神則是一致的，爲進一步確保中藥產品品質維持穩定性及考慮各家廠常有人員異動情形而疏忽，造成缺失再次出現，特別蒐集查廠多年的經驗，歸納常見缺失分門別類，有品質檢驗及管理、製造規範及管理、行政管理、倉庫管理等，提供各廠參考防範及平時或新進人員訓練之體材。

第一節　品質檢驗及管理

1. 溫濕度計請予標示校正結果及下次校正日期；秤量儀器請補內校之標示。
2. 配製試液應標示濃度，如硝酸鉛溶液等。
3. 原料規格依公告更新，應將舊規格蓋作廢章，避免誤引用。
4. 原料規格制訂時，請一併將藥材外觀拍照後置入規格中，以供後續比對。
5. 原料規格TLC點注照片層現效果欠佳，應重點補正後置於原料檢驗規格中。
6. 原料標示卡應有「取樣量」及「取樣者」欄位。
7. 機械（天平）使用紀錄表，請記錄使用時間。
8. 純水製造管理作業程序中有關水質檢驗部分，與實際現況不符，請補正。
9. 部分天平未貼校正標籤，及未訂定內校週期。
10. 原料檢驗規格應留存TLC結果（附TLC圖片）。
11. 原試液標籤請增加有效期限欄位。
12. 原料藥應明訂再驗期限。
13. 加速安定性試驗應每日定期記錄溫、濕度，請補正。
14. 半成品室產品出入表，請記錄取樣量及出入庫原因。
15. 機械（儀器）設備使用紀錄表，建議增加記錄使用時間。

16. 原（物）料標示卡建議增加取樣量及取樣者欄位。
17. 原料檢驗報告單之試驗結果欄，應填寫品項結果之數據，不宜僅填寫「＋」。
18. 成績表主管及檢驗者宜簽名及加註簽署日期。
19. 原料檢驗需依新公告規定項目及方法檢驗，包括新進藥材抽驗或先前已入庫之藥材，亦須補驗。
20. 木香、木通應依中華中藥典規定制訂馬兜鈴酸檢測。
21. 廠如無成分含量檢測儀器，應購置或委託檢測；委託時需向中醫藥司申請核准。
22. 藥材規格細辛使用部位應依公告改爲地下部位，蔥白規格使用鱗莖，惟規格內相片爲含鬚根，應予修正。
23. 純水檢驗成績表，重金屬檢驗項目之規格僅填「不得較對照溶液爲深」，請註明爲多少限量。
24. 甘草未待委託檢驗合格，即移入三級區之原料倉庫，與原料倉儲管理規範之規定不符。
25. 試藥清冊之紀錄應登記購入日期，原液瓶上請註明開封日期。
26. 分析天平及HPLC內校SOP應制訂校正各項目之驗證標準。
27. 天平校正之SOP不完整，且應明定校正週期。
28. 砝碼校正應包括稱量範圍。
29. 純淨水之重金屬檢驗方法及判定結果應修正，其微生物限量結果應明確表示。
30. 原料藥材之檢驗規格其檢驗項目應包含性狀、鑑別、雜質檢查（乾燥減重、重金屬、總灰分、酸不溶性灰分）、含量測定（稀醇及水抽提物）等項，如藥典有規定要作成分之含量及衛生福利部有公告要檢驗之汙穢物，請一併制定於規格表中。
31. 原料藥材檢驗如爲不合格而退回時，應該將不合格之檢驗報告及數據留存，以利審視。
32. 農藥殘留之委外檢驗報告中顯示2,4-DDT及4,4-DDD並無法分開，如有檢出時，並無法計算其含量。
33. 恆溫恆濕機執行加速試驗之品項應列冊記錄。
34. 水質檢驗之總固體檢驗應有計算式，結果應記錄數值，不宜以「Fit」表示。

35. 微生物室管理規定過於簡略。Laminar flow之HEPA更換頻率應予以制定，落下菌試驗應予以制定。
36. 分裝、包裝製程應制定於標準書（批次）之指示內容內，且應有機器編號、製程時間、產率。
37. 生產用水SOP中軟水（製造用水）未訂微生物檢驗，自來水訂有驗總固體試驗，惟未作檢驗。
38. 檢驗紀錄不宜以筆記本記錄。
39. 留樣倉庫有留樣品已發霉如蓮子肉藥材，儲存條件宜有溫、濕度控制。
40. 原料留樣應放在與原料相同之環境，並妥適保存。
41. 原料留樣應保存至產品有效期限後1年，始可銷毀。
42. 請增訂清淨度測試委外檢驗（至少1年1次），並請廠商出具報告書。
43. 現場藥膠布室內之天平擺放位置不當，應遠離冷氣出風口。
44. 原料藥材留樣標籤所登載之重量不宜為抽樣數量，應為實際之留樣量。
45. 尚未制定無菌操作實驗室之使用紀錄。
46. 實驗室使用之標準液、試液應標示配製日期、有效日期及配製者。標準品及試藥使用紀錄應增訂使用者欄位。
47. 儀器室無溫濕度紀錄，試藥、試液及標準品無清冊。
48. 儀器校正後應貼校正標籤。
49. 電子秤經校正後應置固定檯，不宜任意移動。
50. 軟水、純水檢驗中總固體、硬度等應記錄實際檢測值，不宜僅記「合格」。細菌檢查應記錄菌落個數。
51. 標準品使用紀錄應填寫有效期限。
52. 天平應遠離熱源，並放置於穩定桌面及溫濕度控制之空間。
53. 膠囊檢驗紀錄中，頭身長度、崩散度及水分應有檢驗之書面紀錄，不宜僅記錄「fit」。
54. 所有檢驗報告不應使用立可帶塗改。
55. TLC檢驗結果無記錄Rf值。
56. 微生物檢驗未加作對照菌種。
57. 丸劑乾燥過程之品管所使用之赤外線、水分測定器應訂溫度時間。
58. 各成品檢驗成績書內分項重金屬等委外檢驗項目之檢驗結果，不宜以「適」表示，請填寫實際檢驗數據或以「ND」表示。

59. 毒化物儲存櫃應隨時上鎖管理。
60. 氧化鋅、草莓香料、麥芽糖等賦形劑、香料、基劑應定留樣量。
61. 微生物檢驗室清潔度未徹底，進入無緩衝區，菌種分裝繼代培養之SOP尚未制定，且缺菌種培養基出入庫記錄各種操作紀錄，檢驗方法缺陽性試驗、空白試驗。
62. 缺菌種活化及效能試驗作業SOP。
63. 黃麴毒素有微量檢出，檢驗成績書不宜標示「ND」。
64. 衡量校正紀錄之結果計算之理論值，應以砝碼外校之校正結果計算，不應自行四捨五入進位。
65. 純水檢驗成績表僅有合格勾選，未詳述檢驗數值，包含pH值、總固體、微生物限量檢驗應記錄檢測值。（藥物優良製造準則第47條）
66. 未制定成品品質評估作業。（藥物優良製造準則第45條）
67. 總重金屬檢查所使用之呈色劑仍沿用舊版本之呈色劑，應依臺灣中藥典第二版更新較穩定之呈色方法。（藥物優良製造準則第26條）
68. 膠囊微生物檢查未以標準菌種大腸桿菌及沙門氏桿菌作比對檢驗。（藥物優良製造準則第26條）
69. 微生物菌種、培養基取量應有出入庫數量紀錄簿，培養基配製應有實際操作紀錄表（含取量、配製法、菌種），繼代培養之SOP應詳細規範，且需有操作紀錄表。（藥物優良製造準則第21條）
70. 微生物檢驗，宜加作空白試驗（包括E. coli、Salmonella 檢測）。
71. 冰箱裡菌種出入，宜填寫紀錄。
72. 菌種銷毀，Autoclave使用紀錄應填寫。
73. AA, Gc-MS 最低偵測極限之測定，宜訂定測定之頻率之SOP。
74. 原料規格缺藥材圖片。
75. 檢驗紀錄表中，生菌數檢驗結果欄宜填寫實際檢測量，不宜直接寫「pass」。
76. 檢驗紀錄表中，外觀欄宜填寫實際性狀，不宜填寫「pass」。
77. 精密天平關係定量值除內校外，宜訂外校。
78. 試藥培養基已開封使用，未註明開封日期。
79. 成品之重金屬檢查法，最後比色部分未記錄觀察結果。
80. 重量差異、平均重量之SOP，不僅要有規格範圍且需制定方法。

第二節　製造規範及管理

1. 置於三級區作業場所之機械設備及秤量儀器等，均應有使用、清潔（或定期清潔）、維護保養等紀錄可查。
2. 丸劑產品之製造批次紀錄中，製丸工程中所使用澱粉之用量，請明確記錄。（傳統用原處方藥粉，濃縮可用澱粉，不能用處方外成分）
3. 丸劑製程中添加有澱粉、活性碳、蠟粉等處方外賦形劑，必須要申請許可證變更登記。
4. 有關製丸作業部分，有3台製丸機同時操作，品管與現場分別於不同時間點抽樣秤重，兩者仍應分別記錄抽樣之時間點。
5. 現場生產之製造批次紀錄，「製造命令」未見製造主管之核章。
6. 分裝工程之充塡步驟，請增加現場品管之核章。
7. 建議以「機器清潔標示卡」方式，標示機器之已清潔狀態，於每次使用機器及清潔完成後，需塡寫該批產品資料於前批產品資料欄位，並標示於機器上，待下批使用該機器之產品，再將該標示卡收錄於批次製造紀錄（本批）中。
8. 粉碎室設置之集塵罩發現累積灰塵，請改善。
9. 不同酒精度之原料酒均以購入之58%高粱酒自行配製，未制定不同酒精度原料酒之配製管制標準書及無配製紀錄。
10. 乾燥造粒室如可能同時使用2台以上造粒機製造不同藥品，請分別於機器上標示工作卡。
11. 三級區內之排水孔應加蓋。
12. 考量濃縮室爲特殊作業場所，溫、濕度不易控管，但仍應記錄，並於靜態時需符合十萬級清淨度規範。
13. 半製品於不同製造階段移轉時，請於半製品移轉標示卡註明桶號及總桶數。
14. 分裝作業程序開始分裝時應由操作者蓋章，結束再由核對者核章。
15. 三級區作業場所應予定期監測清淨度是否符合class十萬級要求，請制訂相關SOP。
16. 現場未使用之製造設備有落塵粉末。（藥物優良製造準則第15條）
17. 製造現場使用酒精未標示配置時間。（藥物優良製造準則第33條）

18. 製造現場未記錄當天溫濕度。（藥物優良製造準則第45條）
19. 清潔卡應有上批次產品名稱。
20. 請訂定高污染藥材製造時防止交叉污染之標準書及檢驗程序書。
21. 中藥抽提鍋控制面板的溫度未經校正。

第三節　倉庫管理

1. 如三級區有另設賦形劑室亦應比照出入庫登記記錄管理。
2. 半製品室之出、入庫紀錄表，應記錄出、入庫原因。
3. 半製品室中，半製品標示之重量，應與批次製造紀錄及出、入庫紀錄表之結存量一致。
4. 退回品之處理原則，請補退回品之儲存區域。
5. 藥膠布產品之分包裝材料領用表中，不織布及覆蓋紙之申領數（理論值）、發料數、使用數及回庫數等欄位，建議以重量（kg表示）記錄爲宜。
6. 成品、半成品管制標示卡之「數量」欄位，請塡寫入庫之數量。
7. 原料不宜使用原入廠之痲布袋、紙箱、塑膠袋。
8. 原料入庫後再作炮制或檢選之流程不宜，請修正，應購入後即從事炮制工程，符合規格再入庫。
9. 原料冷藏庫內之原料不宜使用原包裝之痲布袋或紙箱，以避免汙染。
10. 酒精之出入庫管理欠妥善，請改善。
11. 蔥白原料規格爲鮮品，但使用爲乾品。
12. 原料冷藏室之藥材請注意再驗日期。
13. 貯放半製品室之所有產品，均應納入出入庫帳冊管理。
14. 原料倉庫應有防蟲、防鼠之措施。

第四節　行政管理

1. 員工教育訓練規範規定之員工教育訓練頻率，與實際舉辦訓練之頻率不符，需補正。
2. 請制訂成品運銷作業程序（內容需建立完成回收系統）及回收品之處置、管理作業程序。
3. 請制訂代理人制度SOP，並更新職務及代理人簽名範本。
4. 廠房使用吊車請建立保養維護紀錄。
5. 客訴處理標準作業程序，客戶抱怨處理單保存期限之規定，請參酌藥物製造工廠設廠標準第86條規定修正。
6. 購買龜板中藥材時，應請藥商提供非屬保育類物種之來源證明。
7. 空氣清淨度測試，建議請委外檢驗單位出具測量報告，並請廠方明定計算方法。
8. 人事組織表中缺學歷與科系及經歷欄之資料。
9. 職務代理人應包括全廠工作人員之代理資料。
10. 利用原廠設備兼製食品，請向本部完成報備程序。
11. 員工健康檢查無監製藥師之資料。（藥物優良製造準則第25條）

第參篇 藥事相關法規、規範、準則、辦法修訂之公告

第一章　對藥物、食品、化粧品製造業公告之事項

第一節　食品添加物使用範圍及限量

〔第一類：防腐劑／第二類：殺菌劑／第三類：抗氧化劑〕・〔第四類：漂白劑／第五類：保色劑／第六類：膨脹劑〕・〔第七類：品質改良用、釀造用及食品製造用劑〕・〔第八類：營養添加劑〕・〔第九類：著色劑／第十類：香料〕・〔第十一類：調味劑／第十二類：黏稠劑（糊料）〕・〔第十三類：結著劑／第十四類：食品工業用化學藥品／第十五類：溶劑〕・〔第十六類：乳化劑／第十七類：其他〕

第一類　防腐劑

食品添加物使用範圍及限量

公告日期	編號	品名	使用食品範圍及限量	使用限制
90.11.21	001	己二烯酸 Sorbic Acid	1. 本品可使用於魚肉煉製品、肉製品、海膽、魚子醬、花生醬、醬菜類、醃漬蔬菜、豆皮豆乾類、乾酪及水分含量25%以上（含25%）之蘿蔔乾；用量以Sorbic Acid計為2.0 g/kg以下。 2. 本品可使用於煮熟豆、醬油、味噌、魚貝類乾製品、海藻醬類、豆腐乳、糖漬果實類、脫水水果及其他調味醬；用量以Sorbic Acid計為1.0 g/kg以下。 3. 本品可使用於果醬、果汁、乳酪、奶油、人造奶油、蕃茄醬、辣椒醬、濃糖果漿、調味糖漿、不含碳酸飲料、碳酸飲料及糕餅；用量以Sorbic Acid計為0.5 g/kg以下。 4. 本品可使用於水果酒；用量以Sorbic Acid計為0.2 g/kg以下。	

公告日期	編號	品名	使用食品範圍及限量	使用限制
90.11.21	002	己二烯酸鉀 Potassium Sorbate	1. 本品可使用於魚肉煉製品、肉製品、海膽、魚子醬、花生醬、醬菜類、醃漬蔬菜、豆皮豆乾類、乾酪及水分含量25%以上（含25%）之蘿蔔乾；用量以Sorbic Acid計為2.0 g/kg以下。 2. 本品可使用於煮熟豆、醬油、味噌、魚貝類乾製品、海藻醬類、豆腐乳、糖漬果實類、脫水水果及其他調味醬；用量以Sorbic Acid計為1.0 g/kg以下。 3. 本品可使用於果醬、果汁、乳酪、奶油、人造奶油、蕃茄醬、辣椒醬、濃糖果漿、調味糖漿、不含碳酸飲料、碳酸飲料及糕餅；用量以Sorbic Acid計為0.5 g/kg以下。 4. 本品可使用於水果酒；用量以Sorbic Acid計為0.2 g/kg以下。	
90.11.21	003	己二烯酸鈉 Sodium Sorbate	1. 本品可使用於魚肉煉製品、肉製品、海膽、魚子醬、花生醬、醬菜類、醃漬蔬菜、豆皮豆乾類、乾酪及水分含量25%以上（含25%）之蘿蔔乾；用量以Sorbic Acid計為2.0 g/kg以下。 2. 本品可使用於煮熟豆、醬油、味噌、魚貝類乾製品、海藻醬類、豆腐乳、糖漬果實類、脫水水果及其他調味醬；用量以Sorbic Acid計為1.0 g/kg以下。 3. 本品可使用於果醬、果汁、乳酪、奶油、人造奶油、蕃茄醬、辣椒醬、濃糖果漿、調味糖漿、不含碳酸飲料、碳酸飲料及糕餅；用量以Sorbic Acid計為0.5 g/kg以下。 4. 本品可使用於水果酒；用量以Sorbic Acid計為0.2 g/kg以下。	
76.7.22	004	丙酸鈣 Calcium Propionate	本品可使用於麵包及糕餅；用量以Propionic Acid計為2.5g/kg以下。	

公告日期	編號	品名	使用食品範圍及限量	使用限制
76.7.22	005	丙酸鈉 Sdoium Propionate	本品可使用於麵包及糕餅；用量以Propionic Acid計為2.5g/kg以下。	
76.7.22	006	去水醋酸 Dehydroacetic Acid	本品可使用於乾酪、乳酪、奶油及人造奶油；用量以Dehydroacetic Acid計為0.5g/kg以下。	
76.7.22	007	去水醋酸鈉 Sodium Dehydroacetate	本品可使用於乾酪、乳酪、奶油及人造奶油；用量以Dehydroacetic Acid計為0.5g/kg以下。	
89.12.26	008	苯甲酸 Benzoic Acid	1. 本品可使用於魚肉煉製品、肉製品、海膽、魚子醬、花生醬、乾酪、糖漬果實類、脫水水果、水分含量25%以上（含25%）之蘿蔔乾；用量以Benzoic Acid計為1.0g/kg以下。 2. 本品可使用於煮熟豆、味噌、魚貝類乾製品、海藻醬類、豆腐乳、醬油、醬菜類、碳酸飲料、不含碳酸飲料、豆皮豆乾類、醃漬蔬菜、果醬、果汁、濃糖果漿、調味糖漿、其他調味醬；用量以Benzoic Acid為0.6g/kg以下。 3. 本品可使用於乳酪、奶油、人造奶油、蕃茄醬、辣椒醬；用量以Benzoic Acid計為0.25g/kg以下。	
89.12.26	009	苯甲酸鈉 Sodium Benzoate	1. 本品可使用於魚肉煉製品、肉製品、海膽、魚子醬、花生醬、乾酪、糖漬果實類、脫水水果、水分含量25%以上（含25%）之蘿蔔乾；用量以Benzoic Acid計為1.0g/kg以下。 2. 本品可使用於煮熟豆、味噌、魚貝類乾製品、海藻醬類、豆腐乳、醬油、醬菜類、碳酸飲料、不含碳酸飲料、豆皮豆乾類、醃漬蔬菜、果醬、果汁、濃糖果漿、調味糖漿、其他調味醬；用量以Benzoic Acid為0.6g/kg以下。 3. 本品可使用於乳酪、奶油、人造奶油、蕃茄醬、辣椒醬；用量以Benzoic Acid計為0.25g/kg以下。	

公告日期	編號	品名	使用食品範圍及限量	使用限制
77.8.19	010	對羥苯甲酸乙酯 Ethyl p-Hydroxybenzoate	1. 本品可使用於豆皮豆乾類及醬油；用量以p-Hydroxybenzoic Acid計為0.25g/kg以下。 2. 本品可使用於醋及不含碳酸飲料；用量以p-Hydroxybenzoic Acid計為0.10g/kg以下。 3. 本品可使用於鮮果及果菜之外皮；用量以p-Hydroxybenzoic Acid計為0.012g/kg以下。	
77.8.19	011	對羥苯甲酸丙酯 Propyl p-Hydroxybenzoate	1. 本品可使用於豆皮豆乾類及醬油；用量以p-Hydroxybenzoic Acid計為0.25g/kg以下。 2. 本品可使用於醋及不含碳酸飲料；用量以p-Hydroxybenzoic Acid計為0.10g/kg以下。 3. 本品可使用於鮮果及果菜之外皮；用量以p-Hydroxybenzoic Acid計為0.012g/kg以下。	
77.8.19	012	對羥苯甲酸丁酯 Butyl p-Hydroxybenzoate	1. 本品可使用於豆皮豆乾類及醬油；用量以p-Hydroxybenzoic Acid計為0.25g/kg以下。 2. 本品可使用於醋及不含碳酸飲料；用量以p-Hydroxybenzoic Acid計為0.10g/kg以下。 3. 本品可使用於鮮果及果菜之外皮；用量以p-Hydroxybenzoic Acid計為0.012g/kg以下。	
77.8.19	013	對羥苯甲酸異丙酯 Isopropyl p-Hydroxybenzoate	1. 本品可使用於豆皮豆乾類及醬油；用量以p-Hydroxybenzoic Acid計為0.25g/kg以下。 2. 本品可使用於醋及不含碳酸飲料；用量以p-Hydroxybenzoic Acid計為0.10g/kg以下。 3. 本品可使用於鮮果及果菜之外皮；用量以p-Hydroxybenzoic Acid計為0.012g/kg以下。	
77.8.19	014	對羥苯甲酸異丁酯 Isobutyl p-Hydroxybenzoate	1. 本品可使用於豆皮豆乾類及醬油；用量以p-Hydroxybenzoic Acid計為0.25g/kg以下。 2. 本品可使用於醋及不含碳酸飲料；用量以p-Hydroxybenzoic Acid計為0.10g/kg以下。 3. 本品可使用於鮮果及果菜之外皮；用量以p-Hydroxybenzoic Acid計為0.012g/kg以下。	

公告日期	編號	品名	使用食品範圍及限量	使用限制
76.7.22	015	聯苯 Biphenyl	本品限用於葡萄、柚、檸檬及柑桔外敷之紙張；用量為0.07g/kg以下（以殘留量計）。	
77.8.19	016	二醋酸鈉 Sodium Diacetate（Sodium Hydrogen Diacetate）	1. 本品可使用於包裝烘焙食品；用量0.40%以下。 2. 本品可使用於包裝之肉汁及調味汁；用量為0.25%以下。 3. 本品可使用於包裝之油脂、肉製品及軟糖果；用量為0.10%以下。 4. 本品可使用於包裝之點心食品、湯及湯粉；用量為0.05%以下。	
90.11.21.	017	己二烯酸鈣 Calcium Sorbate	1. 本品可使用於魚肉煉製品、肉製品、海膽、魚子醬、花生醬、醬菜類、水分含量25%以上（含25%）之蘿蔔乾、醃漬蔬菜、豆皮豆乾類及乾酪；用量以Sorbic Acid計為2.0g/kg以下。 2. 本品可使用於煮熟豆、醬油、味噌、魚貝類乾製品、海藻醬類、豆腐乳、糖漬果實類、脫水水果及其他調味醬；用量以Sorbic Acid計為1.0g/kg以下。 3. 本品可使用於果醬及果汁、乳酪、奶油、人造奶油、蕃茄醬、辣椒醬、濃糖果漿、調味糖漿、不含碳酸飲料、碳酸飲料及糕餅；用量以Sorbic Acid計為0.5g/kg以下。 4. 本品可使用於水果酒；用量以Sorbic Acid計為0.2g/kg以下。	
89.12.26	018	苯甲酸鉀 Potassium Benzoate	1. 本品可使用於魚肉煉製品、肉製品、海膽、魚子醬、花生醬、乾酪、糖漬果實類、脫水水果、水分含量25%以上（含25%）之蘿蔔乾；用量以Benzoic Acid計為1.0g/kg以下。 2. 本品可使用於煮熟豆、味噌、魚貝類乾製品、海藻醬類、豆腐乳、醬油、醬菜類、碳酸飲料、不含碳酸飲料、豆皮豆乾類、醃漬蔬菜、	

公告日期	編號	品名	使用食品範圍及限量	使用限制
			果醬、果汁、濃糖果漿、調味糖漿、其他調味醬；用量以Benzoic Acid為0.6g/kg以下。 3. 本品可使用於乳酪、奶油、人造奶油、蕃茄醬、辣椒醬；用量以Benzoic Acid計為0.25g/kg以下。	
87.12.17	019	乳酸鏈球菌素 Nisin	本品可使用於乾酪及其加工製品；用量為0.25g/kg以下。	
79.2.19	020	雙十二烷基硫酸硫胺明（雙十二烷基硫酸胺）Thiamine Dilauryl-sulfate	本品可使用於醬油；用量以 Laurylsulfat計為0.01 g/kg以下。	限用為防腐劑
79.7.20	021	丙酸 Propionic Acid	本品可使用於麵包及糕餅；用量以Propionic Acid計為2.5g/kg以下。	
90.10.18	022	鏈黴菌素 Natamycin（Pimaricin）	本品可使用於乾酪及經醃漬、乾燥而未加熱處理之加工禽畜肉製品；用量在20 mg/kg以下。	

備註：

1. 罐頭一律禁止使用防腐劑，但因原料加工或製造技術關係，必須加入防腐劑者，應事先申請中央衛生主管機關核准後，始得使用。
2. 同一食品依表列使用範圍規定混合使用防腐劑時，每一種防腐劑之使用量除以其用量標準所得之數值（即使用量／用量標準）總和不得大於1。
3. 本表所稱「脫水水果」，包括以糖、鹽或其他調味料醃漬、脫水、乾燥或熬煮等加工方法製成之水果加工品。

本表所稱之食品名稱定義：

1. 「煮熟豆」係指經煮熟調味之豆類，包括豆餡。
2. 「海藻醬類」係指以海藻或海苔爲原料製成供佐餐用之醬菜。

3.「濃糖果漿」係指由天然果汁或乾果中抽取50%以上，添加入濃厚糖漿中，其總糖度應在50° Brix以上，可供稀釋飲用者。

4.「含果汁之碳酸飲料」係指含5%以上天然果汁之碳酸飲料。

5.「罐頭食品」係指在製造過程中，經過脫氣、密封、殺菌等步驟而能防止外界微生物之再汙染且可達到保存目的之食品。

第二類　殺菌劑

食品添加物使用範圍及限量

公告日期	編號	品名	使用食品範圍及限量	使用限制
76.7.22	001	氯化石灰（漂白粉）Chlorinated Lime	本品可使用於飲用水及食品用水；用量以殘留有效氯符合飲用水標準為度。	
76.7.22	002	次氯酸鈉液 Sodium Hypo-chlorite Solution	本品可使用於飲用水及食品用水；用量以殘留有效氯符合飲用水標準為度。	
76.7.22	003	過氧化氫（雙氧水）Hydrogen Per-oxide	本品可使用於魚肉煉製品、除麵粉及其製品以外之其他食品；用量以H_2O_2殘留量計，食品中不得殘留。	
82.11.15	004	二氧化氯 Chlorine Di-oxide	本品可使用於飲用水及食品用水；用量以殘留有效氯符合飲用水標準為度。	

第三類　抗氧化劑

食品添加物使用範圍及限量

公告日期	編號	品名	使用食品範圍及限量	使用限制
80.1.16	001	二丁基羥基甲苯 Dibutyl Hydroxy Toluene（BHT）	1. 本品可使用於冷凍魚貝類及冷凍鯨魚肉之浸漬液；用量為1.0g/kg以下。 2. 本品可使用於口香糖及泡泡糖；用量為0.75g/kg以下。 3. 本品可使用於油脂、乳酪（butter）、奶油（cream）、魚貝類乾製品及鹽藏品；用量為0.20g/kg以下。 4. 本品可使用於脫水馬鈴薯片（flakes）或粉、脫水甘薯片（flakes），及其他乾燥穀類早餐；用量為0.05g/kg以下。 5. 本品可使用於馬鈴薯顆粒（granules）；用量為0.010g/kg以下。	
80.1.16	002	丁基羥基甲氧苯 Butyl Hydroxy Anisole（BHA）	1. 本品可使用於冷凍魚貝類及冷凍鯨魚肉之浸漬液；用量為1.0g/kg以下。 2. 本品可使用於口香糖及泡泡糖；用量為0.75g/kg以下。 3. 本品可使用於油脂、乳酪（butter）、奶油（cream）、魚貝類乾製品及鹽藏品；用量為0.20g/kg以下。 4. 本品可使用於脫水馬鈴薯片（flakes）或粉、脫水甘薯片（flakes），及其他乾燥穀類早餐；用量為0.05g/kg以下。 5. 本品可使用於馬鈴薯顆粒（granules）；用量為0.010g/kg以下。	
76.7.22	003	L-抗壞血酸（維生素C） L-Ascorbic Acid（Vitamin C）	本品可使用於各類食品；用量以Ascorbic Acid計為1.3g/kg以下。	限用為抗氧化劑。

公告日期	編號	品名	使用食品範圍及限量	使用限制
76.7.22	004	L-抗壞血酸鈉 Sodium L-Ascorbate	本品可使用於各類食品；用量以Ascorbic Acid計為1.3g/kg以下。	限用為抗氧化劑。
76.7.22	005	L-抗壞血酸硬脂酸酯L-Ascorbyl Stearate	本品可使用於各類食品；用量以Ascorbic Acid計為1.3g/kg以下。	限用為抗氧化劑。
76.7.22	006	L-抗壞血酸棕櫚酸酯L-Ascorbyl Palmitate	本品可使用於各類食品；用量以Ascorbic Acid計為1.3g/kg以下。	限用為抗氧化劑。
76.7.22	007	異抗壞血酸 Erythorbic Acid	本品可使用於各類食品；用量以Ascorbic Acid計為1.3g/kg以下。	限用為抗氧化劑。
76.7.22	008	異抗壞血酸鈉 Sodium Erythorbate	本品可使用於各類食品；用量以Ascorbic Acid計為1.3g/kg以下。	限用為抗氧化劑。
76.11.30	009	生育醇（維生素E）dl-α-Tocopherol（Vitamin E）	本品可使用於各類食品；用量同營養添加劑生育醇（維生素E）之標準。	
77.8.19	010	沒食子酸丙酯 Propyl Gallate	本品可使用於油脂、乳酪及奶油；用量為0.10g/kg以下。	
77.8.19	011	癒創樹脂 Guaiac Resin	本品可使用於油脂、乳酪及奶油；用量為1.0g/kg以下。	
76.8.22	012	L-半胱氨酸鹽酸鹽L-Cysteine Monohydrochloride	本品可於麵包及果汁中視實際需要適量使用。	

公告日期	編號	品名	使用食品範圍及限量	使用限制
77.8.19	013	第三丁基氫醌 Tertiary Butyl Hydroquinone	本品可使用於油脂、乳酪及奶油；用量為0.20g/kg以下。	
76.7.22	014	L-抗壞血酸鈣 Calcium L-Ascorbate	本品可使用於各類食品；用量以Ascorbic Acid計為1.3g/kg以下。	限用為抗氧化劑。
76.11.30	015	混合濃縮生育醇 Tocopherols Concentrate，Mixed	本品可使用於各類食品；用量同營養添加劑生育醇（維生素E）之標準。	
76.11.30	016	濃縮d-α-生育醇 d-α-Tocopherol Concentrate	本品可使用於各類食品；用量同營養添加劑生育醇（維生素E）之標準。	
77.8.19	017	乙烯二胺四醋酸二鈉或乙烯二胺四醋酸二鈉鈣EDTA Na_2 or EDTA $CaNa_2$	本品可使用於為防止油脂氧化而引起變味之食品；用量為0.10g/kg以下（以食品重量計）。	EDTA Na_2於最終食品完成前必須與鈣離子結合成EDTA $CaNa_2$。
84.2.16	018	亞硫酸鉀 Potassium Sulfite	本品可使用於穀類酒、啤酒（麥芽釀造）及麥芽飲料（不含酒精）；用量以SO_2殘留量計為0.03g/kg以下。	限於食品製造或加工必須時使用。
84.2.16	019	亞硫酸鈉 Sodium Sulfite	本品可使用於穀類酒、啤酒（麥芽釀造）及麥芽飲料（不含酒精）；用量以SO_2殘留量計為0.03g/kg以下。	限於食品製造或加工必須時使用。

公告日期	編號	品名	使用食品範圍及限量	使用限制
84.2.16	020	亞硫酸鈉（無水）Sodium Sulfite（Anhydrous）	本品可使用於穀類酒、啤酒（麥芽釀造）及麥芽飲料（不含酒精）；用量以SO_2殘留量計為0.03g/kg以下。	限於食品製造或加工必須時使用。
84.2.16	021	亞硫酸氫鈉 Sodium Bisulfite	本品可使用於穀類酒、啤酒（麥芽釀造）及麥芽飲料（不含酒精）；用量以SO_2殘留量計為0.03g/kg以下。	限於食品製造或加工必須時使用。
84.2.16	022	低亞硫酸鈉 Sodium Hydro-sulfite	本品可使用於穀類酒、啤酒（麥芽釀造）及麥芽飲料（不含酒精）；用量以SO_2殘留量計為0.03g/kg以下。	限於食品製造或加工必須時使用。
84.2.16	023	偏亞硫酸氫鉀 Potassium Metabisulfite	本品可使用於穀類酒、啤酒（麥芽釀造）及麥芽飲料（不含酒精）；用量以SO_2殘留量計為0.03g/kg以下。	限於食品製造或加工必須時使用。
84.2.16	024	亞硫酸氫鉀 Potassium Bisulfite	本品可使用於穀類酒、啤酒（麥芽釀造）及麥芽飲料（不含酒精）；用量以SO_2殘留量計為0.03g/kg以下。	限於食品製造或加工必須時使用。
84.2.16	025	偏亞硫酸氫鈉 Sodium Metabi-sulfite	本品可使用於穀類酒、啤酒（麥芽釀造）及麥芽飲料（不含酒精）；用量以SO_2殘留量計為0.03g/kg以下。	限於食品製造或加工必須時使用。

備註：

一、抗氧化劑混合使用時，每一種抗氧化劑之使用量除以其用量標準所得之數值（即使用量／用量標準）總和應不得大於1。

二、修正藥事法施行細則第33條

本法第四十九條所稱讓食品業者可販賣藥食取用之原料不得買賣，包括不得將藥物供應非藥局、非藥商及非醫療機構。但中藥製造業者所製造之藥食兩用中藥單方藥品，批發予食品製造廠商作爲食品原料者，不在此限。

考量民間傳習已久藥食同源之藥膳調理觀念，部分藥食兩用中藥材可供食品原料使用，爲促使食品製造廠商合法來源之藥食兩用中藥藥材，爰修正本法藥事法施行細則第33條，中藥製造業者所製造之藥食兩用中藥單方藥品（濃縮製劑、浸膏、流浸膏、散），得批發於食品製造廠商作爲食品原料，以符合產業需求。

第二節　可供爲茶包、膳食調理包原料或經萃取後作爲食品之中草藥

壹、草、木本植物類(1)

1. 本表係業者向本署申請辦理國產食品產製前配方審查，本署就業者資料彙整而成，本署將隨時新增，惟不包括一般食品原料。

2. 本表所列品項未來若科學研究顯示有食用安全疑慮時，將重新評估審核其食用安全性。

3. 本表所列品項若經本署中醫藥委員會或藥政處評估不以食品管理時，將由該二單位另行公布。

4. 本表所列品項可供爲茶包、膳食調理包原料或經萃取後作爲飲料、錠狀、膠囊狀、粉末狀、顆粒狀等食品之原料，惟不得涉及中藥固有成方及其加、減方。

5. 本表「部位」欄位所列之「全草」，係指「根」、「莖」、「葉」及「花」。

6. 本表所列品項中有食用限量、限用產品型態或警語者，請依該限制使用並標示相關之警語。

編號	中文名稱	外文名稱	學名	部位	備註
1	雞母珠；相思子；紅珠木；雞母子	Rosary pea	Abrus precatorius L.	根	
2	五加皮	Cortex Acanthopanacis Radicis	Acanthopanax gracilistylus W. W. Smith	根皮	
3	西洋耆草	Milfoil, Mehajiki	Achillea millefolium L., Achillea moschata Jacquin	全草	

編號	中文名稱	外文名稱	學名	部位	備註
4	藿香	Kawamidri	Agastache rugosa O.Kuntze	全草	
5	仙鶴草；龍牙草；子母草	Agrimony	Agrimonia pilosa Ledebour, Agrimonia eupatoria L.	全草	
6	狗牙根	Couch Grass, Dog Grass	Agropyron repens Beauvois	根	
7	檸檬馬鞭草	Lemon Verbena	Aloysia triphylla (L'Hr.) Britton	全草	
8	滿天星；紅田烏；蓮子草；田邊草；旱蓮草；紅花蜜菜	Sessile joyweed, Sessile alligatorweed, Tsurunogeito	Alternanthera sesilis (L.) R. Brown	全草	
9	藥蜀葵	Marshmallow, Althea	Althaea officinalis L.	根、葉、花	
10	大本山葡萄	Porcelain ampelopsis	Ampelopsis brevipedunculata (Maxim.) Trautv.	根、莖、葉	
11	穿心蓮	Herba andrographitis	Andrographis paniculata Nees	全草	
12	蒔蘿	Dill	Anethum graveolens L., Anethum sowa Kurz	果實、葉	
13	白芷	Dahurian angelica Root, Yoroigusa	Angelica dahurica Bentham et Hook., Angelica dahurica（Fisch.）Benth.et Hook. var. Formosana（Boiss）Yen, Angelica dahurica（Fisch.ex Hoffm.）Benth. et Hook.f.var. formosana（Boiss.）Shan et Yuan	根	

編號	中文名稱	外文名稱	學名	部位	備註
14	當歸	Angelica	Angelica sinensis（Oliv.）Diels	種子、莖、葉	根得以複方方式供為食品原料，惟不得涉及中藥藥方。
15	金劍草；魚針草	Kalabhangra	Anisomeles indica (L.) Kuntze	全草	
16	臺灣金線連		Anoectochilus formosanus Hayata	葉	於茶包中用量為每日鮮品10g或乾品1g以下；其水粗萃取物得以每日0.3g以下添加於飲品、粉末狀、錠狀或膠囊狀食品中。
17	花生莖	Peanut Stem	Arachis hypogaea L.	莖	每日限量600mg以下。
18	苦艾	Wormwood, Absinthe	Artemisia absinthium L.	全草	
19	茵陳	Artemisia	Artemisia capillaris Thunberg, Artemisia glacialis L., Artemisia frigida Willdenow, Artemisia abrotanum L.	花、莖、葉	
20	艾葉	Argyi leaf	Artemisia princeps Pamp. var. orientalis (Pamp.) Hara	葉	

編號	中文名稱	外文名稱	學名	部位	備註
21	南非歪豆茶；博士茶	Rooibos tea	Aspalathus linearis (Burm. f.) R. Dahlgr.	葉	
22	蒼朮	Okera	Atractylodes lancea（Thunberg）De Candolle, Atractylodes chinensis Koidzumi, Atractylodes japonica Koidzumi	葉、根	
23	冬瓜子	Wintermelon Seed	Benincasa hispida (Thunb.) Cogn.	種子	
24	伏牛花	Barberry	Berberis vulgaris L.	根皮	果實可供為一般食品原料。
25	樺樹	Birch	Betula lenta L.	枝、葉、樹皮	
26	咸豐草；白花婆婆針；白花鬼針草；蝦箝草		Bidens pilosa L. var. minor (Blume) Sherff	全草	
27	大花咸豐草；大花鬼針草；大白花婆婆針；大蝦箝草		Bidens pilosa var. radiata Schultz.-Bip.	全草	
28	苧麻	Ramie	Boehmeria nivea (L.) Gaud.	根	
29	黃細心	Tar vine	Boerhavia diffusa L.	全草	
30	金盞草	Marigold, Tagetes	Calendula officinalis L., Tagetes erecta L., Tagetes tenuifolia Cavanilles, Tagetes minuta L., Tagetes patula L.	全草	最終產品所含葉黃素（Lutein）每日最高攝取量不得超過30毫克

編號	中文名稱	外文名稱	學名	部位	備註
31	石南	Heather	Calluna vulgaris (L.) Hull	全草	
32	山茶	Camellia	Camellia japonica L., Camellia oleifera L., Camellia sinensis L.	花、種子	葉及由種子所製得之油，得供為一般食品原料。
33	橄欖	Olive	Canarium album Raeuschel, Canarium pimela Engler, Olea europaea L.	根、莖、葉	果實可供為一般食品原料。
34	紅花	Safflower	Carthamus tinctorius L.	花	種子可供為一般食品原料
35	番瀉	Senna	Cassia angustifolia Vahl	葉、莢	番瀉苷（sennosides）之每日食用限量為12mg以下。產品應標示番瀉苷含量及每日建議食用量，且應標示相關之警語。
36	臘腸樹；阿勃勒	Purging cassia	Cassia fistula L.	果實	
37	望江南；羊角豆；石決明	Fedegoso, Coffee senna, Coffeeweed, Balatong aso	Cassia occidentalis L.	全草、種子	

編號	中文名稱	外文名稱	學名	部位	備註
38	矢車菊	Centaury	Centaurium umbellatum Gilibert	全草	
39	雷公根；蚶殼仔草；地棠草；銅錢草；蚋仔草	Asiatic Gentella, Gotu Kola	Centella asiatica（L.）Urban	根、莖、葉	
40	杭菊、萬壽菊	Chrysanthemum	Chrysanthemum morifolium Ramatuelle	莖、葉	花得供為一般食品原料。
41	苦橙	Bitter Orange	Citrus aurantium L.	花、葉	
42	聖薊	Blessed thistle	Cnicus benedictus L.	莖、葉、花、果實	
43	蛇床子；蛇米；野茴香	Cnidium fruit	Cnidium monnieri Cusson	果實	
44	可樂果	Cola	Cola nitida A.Chev., Cola acuminata Schott et Endlicher	種子	
45	黃連	Goldthread	Coptis chinensis Franchet, Coptis japonica Makino	根、莖	
46	燕子掌	Dwarf Jade	Crassula argentea Thunb.	葉	每日120mg以下，不適宜嬰兒過敏體質、貧血及低血糖人群。
47	山楂葉、花	Hawthorn leaves & flowers	Crataegus oxyacantha L.（Crataegus laevigata L.）Crataegus cuneata Siebold et Zuccarini, Crataegus Pinnatifida Bunge var. major N.E.	葉、花	果實得供為一般食品原料。

編號	中文名稱	外文名稱	學名	部位	備註
			Brown, Crataegus molls Scheele, Crataegus pinnatifida Bunge		
48	番紅花； 藏紅花； 西紅花	Saffron	Crocus sativus L.	花柱頭	
49	檸檬草； 檸檬香茅； 香茅	Lemongrass	Cymbopogon citratus (de Candolle) Stapf	全草	
50	六角英； 狗肝菜		Dicliptera chinensis (L.) Nees	全草	
51	柿葉	Persimmon leaves	Diospyros kaki Thunberg	葉	
52	肉豆	White Hyacinth Bean	Dolichos lablab L. （Lablab vulgaris Savi）	葉	
53	牛筋草	Goosegrass	Eleusine indica (L.) Gaertn.	全草	
54	香薷	Naginatakoju	Elsholtzia ciliata Hyland	全草	
55	馬尾草； 馬蜂草； 問荊； 筆頭菜	Horsetail, Tsukushi, Fern-ally	Equisetum arvense L.	莖	
56	枇杷葉	Biwa, Lopuat	Eriobotrya japonica Lindley	葉	
57	尤加利樹	Eucalyptus	Eucalyptus globules	葉	
58	臺灣山豆根； 七葉蓮根； 青皮貓		Euchresta formosana (Hayata) Ohwi	根	
59	杜仲葉	Eucommia leaves	Eucommia ulmoides Oliver	葉	

編號	中文名稱	外文名稱	學名	部位	備註
60	臺灣澤蘭； 山澤蘭； 六月雪		Eupatorium formosanum Hayata	全草	
61	小飛揚草； 小本乳仔草； 紅乳草	Red caustic reeper, Thymeleaved spurge	Euphobia thymifolia L.	全草	
62	大飛揚草； 大本乳仔草； 乳仔草； 飛陽草	Garden spurge	Euphorbia hirta L.		
63	龍眼	Longan	Euphoria longana Steudel (Nephelium longanum Cambess)	根、花、種子	
64	吳茱萸	Goshuyu	Evodia rutaecarpa Bentham, Evodia officinalis Dode (Evodia rutaecarpa Bentham var. officinalis Huang)	果實	
65	愛玉	Jelly fig	Ficus pumila var. awkeotsang (Makino) Corner	種子	以成熟之果托剖開，晒乾後取下小瘦果，以紗布包裹在水中揉搓，所製得之愛玉凍可作為一般食品。
66	藤黃果	Brindall Berry	Garcinia cambogia L.	果實	以其所含之羥基檸檬酸（Hydroxy citric acid，HCA）計每

編號	中文名稱	外文名稱	學名	部位	備註
					日食用限量為1500 mg以下。
67	龍膽草	Gentian	Gentiana lutea L., Gentiana kochiana, Gentiana acaulis L., Gentiana scabra Bunge	全草	
68	金錢薄荷； 連錢草； 大馬蹄草； 虎咬黃； 積雪草	Ground ivy	Glechoma hederacea L. var. grandis (A. Gray) kudo, Glechoma hederacea L. (Nepetaglechoma Bentham)	莖、葉	
69	皂角刺； 皂角	Chinese Honeylocust Spine	Gleditsia sinensis Lam.	棘刺	
70	一條根； 闊葉大豆根		Glycine tomentella Hayata	根	僅得以乾品供為沖泡茶包產品之原料，且每日限量9g以下。
71	鼠麴草； 清明草； 佛耳草； 黃蒿； 母子草； 黃花艾； 貓耳朵	Cudweed Herb	Gnaphalium affine D. Don	全草	
72	武靴藤	Gymnema	Gymnema sylvestre R.Br.	葉	
73	絞股藍； 七葉膽； 五葉蔘	Amachazuru	Gynostemma pentaphyllum Makino	全草	製售含本原料之食品，應加標「本品請勿長

編號	中文名稱	外文名稱	學名	部位	備註
					期或大量食用」字樣之警語。
74	魔鬼爪	Devil's Claw	Harpagophytum procumbens (Burch.) DC. ex Meisn.	葉	限供茶包。 警語： 1. 本產品副作用會刺激胃酸分泌，凡有胃潰瘍、十二指腸潰瘍、心悸、胃酸過多、膽結石患者及孕婦忌食。 2. 請勿與抗生素、消炎藥、抗凝血劑同時食用。 3. 凡有任何身體不適或服用藥物情況下，請勿食用本產品。
75	百花蛇舌草；白花蛇舌草	Hedyotis	Hedyotis diffusa Willd.	全草	

編號	中文名稱	外文名稱	學名	部位	備註
76	狗尾草；狗尾蟲；耳鉤草；蟾蜍草；肺炎草	India heliotrope, Indian heliotrope	Heliotropium indicum L.	全草	
77	山芙蓉；臺灣山芙蓉	Cream Hibiscus	Hibiscus taiwanensis S. Y. Hu	花、根、莖	
78	沙棘（黑、黃、白）	Sea buckthorn	Hippophae rhamnoides L.	葉	果實、種子得供為一般食品原料。
79	臭腥草；魚腥草	Dokudami	Houttuynia cordata Thunberg	全草	
80	枳椇子	Kenponashi	Hovenia dulcis Thunberg	果實、種子	
81	地耳草	Diercao	Hypericum japonicum Thunb. ex Murray	全草	
82	崗梅根；岡梅根；萬點金；燈稱花；燈稱仔	Rough-leaved holly	Ilex asprella (Hook. & Arn.) Champ.	葉、根	
83	苦丁茶；枸骨葉；功勞葉；八角刺	Chinese horned Holly	Ilex cornuta Lindl.	葉	
84	白茅根；茅根；毛根；白毛根	Chigaya	Imperata apillaries Beauvois var. Koenigii Durant et Schinz	根	
85	白茅；茅草；絲茅；茅萱；百茅	Cogongrass	Imperata cylindrica (L.) Beauv. var. major(Nees) C.E. Hubb.	全草	

編號	中文名稱	外文名稱	學名	部位	備註
86	小金英	Rabbit Milkweed	Ixeris chinensis (Thunb.) Nakai	莖、葉	
87	胡桃；核桃	Walnut	Juglans nigra L., Juglans regia L.	殼、葉	
88	薰衣草； 歐薄荷； 薰花草	Lavender	Lavandula angustifolia Miller	花、莖、葉	
89	益母草	Herba Leonuri, Mehajiki	Leonurus heterophyllus Sweet Leonurus sibiricus L.	全草	
90	發酵銀合歡茶	Fermented Leucaena Tea	Leucaena leucocephala (Lam.) de Wit	葉、莖、種子	葉、莖、種子經發酵製成，供沖泡茶包產品使用。
91	白花草； 白花仔草	Leucas chinensis	Leucas mollissima Wall. var. chinensis Benth.	全草	
92	拉維紀草	Lovage	Levisticum officinale Koch	果實、葉、根、莖	
93	女貞子	Nezumimochi	Ligustrum lucidum Aiton, Ligustrum japonicum Thunberg	果實	
94	百合	Bulbus lili	Lilium lancifolium Thunb., Lilium brownii F. E. Brown var. viridulum Baker, Lilium pumilum DC., Lilium candidum Loureiro	花	

編號	中文名稱	外文名稱	學名	部位	備註
95	麥門冬； 麥冬	Ophiopogonis radix	Liriope spicata (Thunb.) Lour., Liriope platyphylla Wang et Tang, Ophiopogon japonicus (L. f.) Ker-Gawl.	根	
96	紫草	Murasaki, Gromwell	Lithospermum erythrorhizon Siebold et Zuccarini, Lithospermum officinale L.	根、莖、葉	
97	金銀花； 忍冬	Honeysuckle, Chevrefeuille	Lonicera japonica Thunberg, Lonicera caprifolium L., Lonicera gigantea L., Lonicera hypoglauca Miq., Lonicera confuse DC., Lonicera dasystyla Rehd.	花、莖、葉	
98	淡竹葉	Sasakusa	Lophatherum gracile Brongniart	莖、葉	
99	水丁香	Shrubby water primrose	Ludwigia octovalis (Jacq.) Raven	全草	
100	枸杞	Boxthorn	Lycium chinense Miller, Lycium barbarum L.	枝、葉、根皮（地骨皮）	
101	石松； 伸筋草； 筋骨草	Common club moss	Lycopodium clavatum L., Lycopodium cernnum L., Lycopodium casuarinoides Spring	全草	
102	金錢草； 過路黃	Christina Loosestrife	Lysimachia christinae Hance.	全草	

編號	中文名稱	外文名稱	學名	部位	備註
103	卡瓦卡瓦	Kawakawa	Macropiper excelsum (G. Forst.) Miq.	葉	限供茶包
104	馬郁蘭	Marjoram	Majorana hortensis Moench, Majorana onites(L.) Bentham	花、莖、葉	
105	錦葵	Mallow	Malva sylvestris L.	全草	
106	苦汁薄荷；普通蔓至草	Hoarhound	Marrubium vulgare L.	莖、葉	
107	甘菊；黃金菊；洋甘菊	Camomile	Matricaria chamomilla L. (Matricaria recutita L.), Anthemis nobilis L., Ormenis multicaulis	花、莖、葉	
108	苦楝	Sendan	Melia azedarach L.	皮	
109	黃香草木樨	Melilot, Yellow sweet clover	Melilotus officinalis(L.)Lamarck, Melilotus coerulea Desrous-seaux	全草	
110	香蜂草；蜜蜂花	Melissa, Balm	Melissa officinalis L.	莖、葉	
111	爵茶	Spearmint, Menthe verte	Mentha spicata L.（Mentha viridis L.）	全草	
112	仙草	Ryofunso	Mesona chinensis Benth.	莖、葉	
113	布渣葉（破布樹之葉）		Microcos paniculata L.	葉	
114	羅漢果	Rakanka, Lo han kuo	Momordica grosvenori Swingle	果實	
115	蓮	Lotus	Nelumbo nucifera Gaertner	葉	蓮花可供為一般食品原料。
116	貓薄荷；貓歡喜	Catnip	Nepeta cataria L.	全草	

編號	中文名稱	外文名稱	學名	部位	備註
117	丁香羅勒；東印度羅勒；大本九層塔	East Indian basil, Shrubby basil, Hot basil	Ocimum gratissimum L.	全草	
118	奧勒岡草	Oregano, Origanum	Origanum vulgare L.	全草	
119	貓鬚草；腰子草；化石草	Cat's whiskers	Orthosiphon aristatus (Blume) Miq.	全草	
120	穀芽；谷芽；稻芽；糵米（禾本科植物稻之乾燥發芽穎果）	Oryza seed	Oryza sativa L.	果實	
121	酢漿草；酢醬草；鹽酸仔草；酸味草	Creeping oxalis	Oxalis corniculata L.	莖、葉	
122	雞屎藤	Corn-mine	Paederia scandens (Lour.) Merr.	藤、葉	
123	赤芍	Shakuyaku, Chinese peony	Paeonia veitchii Lynch, Paeonia lactiflora Pallas	根、莖	
124	人參花；人參葉	Ginseng（flowers and leaves）	Panax ginseng C.A. Meyer	花、葉	
125	三七花、葉；田七花、葉	Notoginseng	Panax notoginseng（Burk.）F.H.Chen	花、葉	
126	香林投；七葉蘭；香蘭	Pandan rampeh, Pandan wangi	Pandanus amaryllifolius Roxb.（Pandanus odorus Ridl.）	葉	

編號	中文名稱	外文名稱	學名	部位	備註
127	紅骨蛇；爬牆虎；地錦；紅葡萄藤	Boston ivy, Japanese creeper	Parthenocissus tricuspidata（Sieb. & Zucc.）Planch.	根、莖	
128	西番蓮	Passion	Passiflora incarnata L., Passiflora edulis Sims, Passiflora quadrangularis L.	花、葉	果實得供為一般食品原料。
129	天竺葵	Geranium	Pelargonium graveolens L' Her. Ex Aiton	葉、莖、花、枝	
130	波爾多；波耳多	Boldo	Peumus boldus Molina	葉	
131	小返魂；白珠仔草；白骨珍珠草	Bahupatra, Bhuiamla	Phyllanthus amarus Schum. & Thonn., Phyllanthus niruri L.	全草	
132	余甘子	Phyllanfhus	Phyllanthus emblica L.(Emblica officinalis Gaertn.)	果實	
133	葉下珠；珠仔草；十字珍珠草	Chanca piedra	Phyllanthus urinaria L.	全草	
134	苦蘵；燈籠草；炮仔草	Mullaca, Chinese lantern plant	Physalis angulata L.	全草	
135	松樹	Pine	Pinus pinaster Aiton（Maritime Pine）, Pinus morrisonicola Hayata	葉	
136	車前草	Plantain	Plantago lanceolata L., Plantago asiatica L.	全草	
137	桔梗	Baloon Flower	Platycodon grandiflorun A.de Candolle	根、莖、花	

編號	中文名稱	外文名稱	學名	部位	備註
138	金絲草； 筆仔草； 黃毛草； 貓毛草； 文筆草	Golden-hair Grass	Pogonatherum crinitum (Thunb.) Kunth	全草	
139	廣霍香； 到手春	Patchouli	Pogostemon cablin (Blanco) Benth., Pogostemon heyneanus Benth.	莖、葉	
140	黃花倒水蓮； 黃花大遠志； 屈頭雞； 倒吊黃花		Polygala aureocauda Dunn.	全草	
141	遠志	Radix Polygalae, Himehagi	Polygala tenuifolia Willdenow, Polygala japonica Houttuyn	根	
142	玉竹； 萎蕤	Solomon's seal	Polygonatum odoratum (Mill.) Druce (Polygonatum officinale All.)	根、莖	
143	白豬母乳； 馬齒莧	Suberihiyu, Pigweed	Portulaca oleracea L.	全草	
144	櫻草	Primrose, Cowslip	Primula officinalis Jacquin, Primula vulgaris Hudson	全草	
145	夏枯草	Self-heal, Prunella	Prunella vulgaris L. var.liacina Nakai	花、葉、種子	
146	杏核	Apricot pits	Prunus armeniaca L.	果核	杏仁得供為一般食品原料。

編號	中文名稱	外文名稱	學名	部位	備註
147	胡魯皮脫	Horopito	Pseudowintera colorata (Raoul) Dandy	葉	限供茶包
148	番石榴葉；芭樂葉	Guava	Psidium guajava L.	葉	果實得供為一般食品原料。
149	鳳尾草；鳳尾蕨；雞足草	Spider brake, Hugueont fern	Pteris multifida Poir.	葉	
150	葛藤；山葛；野葛	Kudzu	Pueraria lobata (Willd.) Ohwi	葉、花	根得供為一般食品原料。
151	泰國葛根；白高顆	White Kwao Krua	Pueraria mirifica Airy Shaw and Suvatabandhu.	根	
152	甘葛藤		Pueraria thomsonii Benth.	根	
153	療肺草	Lungwort	Pulmonaria officinalis L.	莖、葉	
154	梨花（梨樹之花）	Pear tree	Pyrus serotina Rehder	花	
155	白鶴靈芝；白鶴草；仙鶴草	Rhinacanthus	Rhinacanthus nasutus (L.) Kurz.	全草	
156	紅景天	Rhodiola	Rhodiola sacra (Prain ex Raym.-Hamet) S.H. Fu, Rhodiola crenulata (Hook. & Thoms.) H. Ohba, Rhodiola rosea L., Rhodiola sachalinensis A. Bor.	根	
157	黑醋栗葉；黑穗醋栗葉	Black currant leaves	Ribes nigrum L.	葉	果實得供為一般食品原料。

編號	中文名稱	外文名稱	學名	部位	備註
158	玫瑰花瓣	Rose flowers	Rosa alba L., Rosa centifolia L., Rosa canina L., Rosa damascena Miller	花	
159	金櫻； 野石榴； 大金英	Cherokee rose	Rosa laevigata Michx.	果實	
160	迷迭香	Rosemary	Rosmarinus officinalis L.	花、莖、葉	
161	樹莓； 黑刺莓	Raspberry, Blackberry	Rubus idaeus L.	葉	果實得供為一般食品原料。
162	鼠尾草	Sage	Salvia officinalis L.	全草	
163	七層塔； 荔枝草； 小號七層塔		Salvia plebeia R. Brown	全草	
164	九節茶； 觀音茶； 紅果金粟蘭； 牛膝頭； 草珊瑚	Glabrous sarcandra herb	Sarcandra glabra (Thunb.) Nakai	莖、葉	
165	山白竹	Kumazasa	Sasa albo-marginata Makino et Shibata	葉	
166	熊世、隈	Sasa, Bamboo grass	Sasa veitchii Rehder	全草、果實	
167	雪蓮	Snow lotus herb	Saussurea involucrata Kar.et Kir., Saussurea laniceps Hand-Mazz., Saussurea medusa Maxim.	花	

編號	中文名稱	外文名稱	學名	部位	備註
168	五味子	Fructus Schisandrae	Schisandra chinensis （Turcz.） Baillon, Schisandra sphenanthera Rehd.et Wils.	果實	
169	甜珠草；珠仔草；金荔枝；野甘草	Broomweed, Sweetbroom, Licorice weed	Scoparia dulcis L.	全草	
170	洋菝契；土當歸；撒爾沙	Sarsaparilla	Smilax aristolochiaefolia Miller, Smilax sarsaparilla （Smilax utilis） L., Smilax regelii killipet Morton, Smilax febrifuga Kunth	根	
171	土茯苓	Sarsaparilla, Tu Fu Ling	Smilax glabra Roxb.	根、莖	
172	黃水茄		SolanumincanumL.	全草、果實	
173	一枝黃花；金桿草	Golden Rod	Solidago virga-aurea L.ssp.asiatica Kitamura, Solidago suaveolens Schoepf, Solidago odora Aiton	全草	
174	繡線菊	Meadowsweet, Meadsweet, Drop wort	Spiraea ulmaria L., Filipendulla ulmaria (L.) Maxi mowicz	全草	
175	甜菊葉	Stevia leaves	Stevia rebaudiana Bertoni	葉	限供茶包。
176	康復力；康富利	Comfery, Grande Consoude, Sage comfery	Symphytum officinale L.	莖、葉	

編號	中文名稱	外文名稱	學名	部位	備註
177	蒲公英	Dandelion	Taraxacum officinale Weber, Taraxacum formosanum Kitamura, Taraxacum laevigatum Poiret, Taraxacum mongolicum Hand.-Mazz.	葉、花托、根	每日最高食用量限100mg以下；若為乾燥研粉使用者，每日最高食用限量則為10mg以下。
178	訶子	Myrobalan	Terminalia chebula Retzius	果實	
179	地膠苦草	Germander	Teucrium chamaedrys L.	全草	
180	百里香	Thyme	Thyme vulgaris L., Thyme capitatus Hoffmann et Link, Thyme citriodorus（Persoon）Schreber ex Scheigg.et Korte（Thyme serphyllum var. vulgaris Bentham）, Thyme mastichina L., Thyme serphyllum L., Thyme zygis L., Thyme zygis L. var. gracilis Boissier, Thyme zygis L. var. floribundus Boissier		
181	菩提； 小葉椴	Linden, Tilleul	Tilia cordata Miller	花、葉	
182	寬葉椴樹	Lime Flower	Tilia platyphyllos Scop.	花	須加標「懷孕或授乳婦女不宜食用」之警語。
183	五爪金英； 木菊	Tithonia	Tithonia diversiforlia (Hemsley) A. Gray	全草	

編號	中文名稱	外文名稱	學名	部位	備註
184	飛龍掌血； 小葉黃肉樹； 細葉黃肉刺； 黃樹根藤		Toddalia asiatica (L.) Lam.	根、葉	
185	透納樹； 特訥草	Damiana	Turnera diffusa Willdenow, Turnera aphrodisaca	葉	
186	款冬花	Coltsfoot	Tussilago farfara L.	全草	
187	通天草； 狗尾草； 兔尾草； 狐狸尾； 貓尾草； 狗尾呆； 狗尾代		Uraria crinita (L.)Desv. ex DC.	全草	
188	王不留行	Vaccaria seed	Vaccaria segetalis （Neck.）Garcke, Vaccaria pyramidata	種子	
189	毛蕊草	Mullein	Verbascum thapsus L., Verbascum phlomoides L., Verbascum thapsiforme Schrader	全草	
190	馬鞭草	Vervain, Verbena	Verbena officinalis L., Lippia citriodora Kunth	全草	
191	一支香； 一板香	Bastard speedwell	Veronica spuria L.	莖、葉	
192	西洋牡荊	Chaste Berry	Vitex agnus-castus L.	果實	
193	細本山葡萄		Vitis thunbergii Sieb.& Zucc.	根、莖、葉	

編號	中文名稱	外文名稱	學名	部位	備註
194	黃花蜜菜； 黃田烏； 黃花田烏草； 四季春； 雞舌紅； 蟛蜞菊	Chinese wedelia	Wedelia chinensis (Osbeck) Merr.	全草	
195	霸王樹	Prickly ash	Xanthoxylum americanum Miller, Xanthoxylum alatum Roxburgh	樹皮	
196	山飛龍； 黃鵪菜； 黃瓜菜； 山芥菜； 山根龍； 山菠稜	Oriental hawkbeard, Asiatic hawksbeard, Onitabirako	Youngia japonica (L.) DC.	莖、葉、花	
197	絲蘭	Yucca	Yucca brevifolia Engelman, Yucca filamentosa L., Yucca mohavensis Sargent, Yucca arborescens Treleasea, Yucca schidigera Roezl ex Ortgies	根、莖	

第三節　公告可同時供食品使用之中藥材

依據： 行政院第23次科技顧問會議重要建議處理原則。

第一次公告： 八十九年七月十五日衛署中會89040119號
大豆、百合、芝麻、松子、胡桃、淡菜、荷葉、菊花、黑棗、綠豆、銀耳、龍眼肉」等十二項。

第二次公告： 九十二年八月七日署授藥字第0920001534號
山藥、牡蠣（殼）、橄欖、麥芽、生薑、蜂蜜、萵苣、昆布、枸杞子等九種。

第三次公告： 九十三年二月十日署授藥字第0930000545號。共一百六十一種品項：

蔬菜類：

韭（不包含種子）、蔥、薤、葫（大蒜）、蕓薹（油菜）、菘（白菜）、芥、白芥（不包含種子）、蕪菁（蔓菁）、萊菔（蘿蔔）（不包含種子）、芹菜、茼蒿、胡荽、胡蘿蔔、羅勒、懷香（八角茴香）、蒔蘿（小茴香）、菠稜、蕹菜、苜蓿、莧、馬齒莧、萵苣、黃瓜菜、芋、土芋、甘藷、竹筍、酸筍、草石蠶、茄、壺盧、冬瓜（不包含種子）、南瓜、胡瓜、絲瓜、苦瓜、紫菜、石蓴、石花菜、鹿角菜、龍鬚菜等四十二種。

水果類：

李、梅、桃（不包含種子）、栗、棗、梨、山樝（楂）、安石榴、橘、柑、橙、柚、枸櫞、金橘、枇杷、櫻桃、荔枝（不包含種子）、龍眼（不包含種子）、龍荔、橄欖、椰子、菠羅蜜、無花果、秦椒（花椒）、胡椒、茗（茶）、甜瓜、西瓜、葡萄、獼猴桃、甘蔗、砂糖、紅白蓮花、芰實（菱角）、芡實、烏芋等三十六種。

五穀雜糧類：

胡麻、亞麻、小麥、大麥（不包含大麥芽）、蕎麥、稻、粳、秈（早稻）、稷、黍、玉蜀黍、秫（糯）、黃大豆、白豆、豌豆、豇豆、大豆豉、豆腐、飯、粥、米糕、粽、蒸餅、飴糖、醬、醋、酒、燒酒、葡萄酒、米等三十種。

魚、蚌、蝦、蟹類：

鱧魚、鯉魚、鱒魚、鯇魚（草魚）、鯧魚、鯽魚、鱸魚、鯊魚、石斑魚、金魚、河豚魚、鱘魚、鰻鱺魚、鮎魚（鯰魚）、黃魚、海豚魚、比目魚、鮫魚、烏賊、章魚、蝦、鮑魚、魚子、鱉、蟹、蚌、蜆、文蛤、蛤蜊等二十九種。

禽獸類：

豕、狗、羊、黃羊、牛、馬、驢、騾、犛牛、牦牛、野馬、野豬、山羊、鹿、兔、雞、鷓鴣、竹雞、鶉、鴿、雀、斑鳩、伯勞、鴕鳥等二十四種。

第四次公告： 九十五年三月二十四日署授藥字第0950000895號

增列蓮藕、蓮子、杏脯（果）、柿、黃精、牛蒡（根）、蘩蔞（鵝腸菜）、木耳、赤小豆（紅豆）、乳汁、芥菜、食鹽、香蕈、栗、海藻、雀麥（燕麥）、蒜（小蒜）、蒟蒻、薄荷、蠶豆、鸐雉（山雞）等。

第五次公告： 中華民國九十七年十一月二十四日署授藥字第0970003691號

公告增列絞股藍、決明子、石斛、陳皮、肉豆蔻、草豆蔻、砂仁、大茴香、人參花等九種中藥材品項為「可同時提供食品使用之中藥材」。

第六次公告： 一百零一年四月二十六日署授藥字第1010001670號

公告增列紅棗、薏苡仁、黑豆3種。

第四節 公告進口及市售中藥材飲片，其標籤或包裝應標示品名、重量、製造日期、有效期間、廠商名稱及地址等事項

第一次公告： 八十八年七月十三日衛署中會字第88037008號。

黃耆、白朮、當歸、熟地黃、白芍等五種。

第二次公告： 九十年七月二十三日衛署中會字第0900047391號。

一、廣防己、關木通、青木香、天仙藤、馬兜鈴、茯苓、山藥、百合、白果等九種。

二、廣防己、關木通、青木香、天仙藤、馬兜鈴應於標籤或包裝上另加註「長期連續服用可能會造成腎衰竭副作用」之警語。

第三次公告： 九十二年七月三日署授藥字第0920001231號。

一、公告增列紅棗等十八種進口及市售中藥材飲片，其標籤或包裝應標示事項。公告增列紅棗、甘草、川芎、檀香、肉桂、杜仲、黨參、烏梅、山楂、黃芩、陳皮、柴胡、丹參、大黃、防風、小茴香、半夏、番瀉葉等十八種。

二、為確保民眾用藥安全，自公告之日起未依規定標示者，應依藥事法第九十二條第一項違反第七十五條第一項規定，處新臺幣三萬元以上十五萬元以下罰鍰，輸入者倘未依規定標示，應不准進口。

第四次公告： 九十五年七月十七日署授藥字第0950002163號

「天麻等五十四種進口及市售中藥材飲片，其標籤或包裝應標示事項」。

一、公告增列「天麻、續斷、玄參、木瓜、牡丹皮、赤芍、乾薑、澤瀉、黃柏、香附、天南星、川烏、草烏、三稜、桔梗、何首烏、蒼朮、枳實、枳殼、細辛、黃連、升麻、延胡索、石菖蒲、玉竹、百部、知母、厚朴、桑白皮、葛根、骨碎補、鎖陽、豬苓、羌活、獨活、川木香、雞血藤、射干、薑黃、白鮮皮、龍膽草、藁本、秦艽、天門冬、麥門冬、遠志、麻黃、沒藥、乳香、巴豆、桃仁、杏仁、川木通、粉防己」等五十四種進口及市售中藥材飲片，其標籤或包裝應標示品名、重量、製造日期、有效期間、廠商名稱及地址等事項。

二、屬毒、劇類藥材（如：天南星、川烏、草烏、巴豆等），應於包裝標示上載

明是否經炮製，以資區別。

三、未依規定標示者，應依藥事法第九十二條第一項違反第七十五條第一項規定，處新臺幣三萬元以上十五萬元以下罰鍰，輸入者倘未依規定標示，應不准進口。

第五次公告：署授藥字第0970003263號

修正「進口及市售中藥材飲片之標籤或包裝應標示事項處理原則」

行政院衛生署令

發文日期：中華民國九十七年十月十四日

發文字號：署授藥字第0970003263號

修正「進口及市售中藥材飲片之標籤或包裝應標示事項處理原則」，並自中華民國九十八年一月一日生效。

附修正「進口及市售中藥材飲片之標籤或包裝應標示事項處理原則」。

編號	品名	編號	品名	編號	品名	編號	品名
1	九節菖蒲	17	川烏	33	半夏	49	石菖蒲
2	九香蟲	18	川楝子	34	玄參	50	石蓮子
3	三稜	19	丹參	35	玄精石	51	光慈姑
4	土茯苓	20	五加皮	36	玉竹	52	地骨皮
5	大風子	21	五味子	37	甘草	53	地榆
6	大戟	22	升麻	38	甘遂	54	地龍
7	大黃	23	天門冬	39	白朮	55	地鱉蟲
8	小茴香	24	天南星	40	白芍	56	百合
9	山豆根	25	天麻	41	白果	57	百部
10	山慈姑	26	天葵子	42	白附子	58	肉桂
11	山楂	27	巴豆	43	白前	59	肉蓯蓉
12	山藥	28	木瓜	44	白英（草）	60	何首烏
13	川木香	29	火麻仁	45	白頭翁	61	旱蓮草
14	川木通	30	王不留行	46	白薇	62	杏仁
15	川牛膝	31	仙茅	47	白鮮皮	63	杜仲
16	川芎	32	冬葵子	48	石決明	64	沙苑蒺藜

編號	品名	編號	品名	編號	品名	編號	品名
65	沒藥	93	枳殼	121	梔子	149	槐實
66	牡丹皮	94	枳椇	122	淡竹葉	150	蒲公英
67	赤芍	95	枳實	123	淫羊藿	151	蒼朮
68	辛夷	96	凌霄花	124	牽牛子	152	遠志
69	防風	97	夏枯草	125	畢澄茄	153	酸棗仁
70	乳香	98	射干	126	細辛	154	穀精草
71	刺五加	99	桔梗	127	連翹	155	榧實
72	刺蒺藜	100	桑白皮	128	陳皮	156	蛲螂
73	延胡索	101	桑枝	129	鹿銜草	157	劉寄奴草
74	明牙黨	102	柴胡	130	麥門冬	158	熟地黃
75	板藍根	103	桃仁	131	麻黃	159	蓮蕊鬚
76	知母	104	烏梅	132	斑蝥	160	豬苓
77	羌活	105	珠兒參	133	款冬花	161	澤漆
78	金不換	106	益智仁	134	番瀉葉	162	澤瀉
79	附子	107	秦艽	135	紫荊皮	163	獨活
80	芫花	108	粉防己	136	紫菀	164	蕪荑
81	前胡	109	草烏	137	絡石藤	165	龍膽草
82	厚朴	110	茵陳蒿	138	黃芩	166	薏仁
83	威靈仙	111	骨碎補	139	黃柏	167	檀香
84	故紙花	112	鬼箭羽	140	黃耆	168	薑黃
85	砂仁	113	栝樓根	141	黃連	169	薤白
86	紅花	114	茜草	142	萆薢	170	蟅蟲
87	紅娘子	115	茯苓	143	滑石	171	蟬花
88	紅棗	116	乾薑	144	當歸	172	蟬蛻
89	胡蘆巴	117	密蒙花	145	葛花	173	鎖陽
90	虻蟲	118	敗醬草	146	葛根	174	雞血藤
91	郁李	119	旋覆花	147	葶藶子	175	懷牛膝
92	香附	120	梧桐	148	萹蓄	176	藜蘆

編號	品名	編號	品名	編號	品名	編號	品名
177	黨參	205	牛黃	233	沙參	261	海人草
178	續隨子	206	仙鶴草	234	牡蠣	262	海螵蛸
179	續斷	207	冬瓜子	235	皂角刺	263	浙貝母
180	鶴蝨	208	冬葵果	236	皂莢	264	浮小麥
181	藁本	209	冬蟲夏草	237	豆蔻	265	烏藥
182	丁香	210	半支蓮	238	赤小豆	266	益母草
183	人參	211	玉米鬚	239	車前子	267	臭椿皮
184	三七	212	白及	240	使君子	268	荊芥
185	大金櫻	213	白花蛇舌草	241	佩蘭	269	草豆蔻
186	大青葉	214	白芥子	242	昆布	270	草果
187	大棗	215	白芷	243	枇杷葉	271	馬齒莧
188	大腹皮	216	白扁豆	244	花椒	272	馬蹄金
189	大薊	217	白殭蠶	245	虎杖	273	馬鞭草
190	女貞子	218	白蘞	246	金銀花	274	高良薑
191	小金櫻	219	石南葉	247	金錢草	275	栝樓仁
192	小薊	220	石韋	248	青皮	276	側柏葉
193	山柰	221	石斛	249	青葙子	277	常山
194	山茱萸	222	石榴皮	250	青蒿	278	淡豆豉
195	川貝母	223	石榴根皮	251	芡實	279	蛇床子
196	五倍子	224	合歡皮	252	南沙參	280	貫衆
197	五靈脂	225	地黃	253	枸杞子	281	魚腥草
198	化橘紅	226	竹茹	254	柏子仁	282	麥門冬
199	天竺黃	227	肉豆蔻	255	柳枝	283	牻牛兒
200	巴戟天	228	艾葉	256	苦參	284	莪朮
201	木通	229	西洋參	257	苦蘵	285	楮實子
202	木賊	230	佛手柑	258	茺蔚子	286	紫花地丁
203	毛冬青	231	伸筋草	259	桂皮	287	紫背天葵
204	水蛭	232	吳茱萸	260	桑寄生	288	紫蘇子

編號	品名	編號	品名	編號	品名	編號	品名
289	紫蘇梗	298	路路通	307	槲寄生	316	雞骨草
290	紫蘇葉	299	槐米	308	橘紅	317	藕節
291	萊服子	300	漏蘆	309	澤蘭	318	蘆根
292	菊花	301	蒼耳子	310	薄荷	319	蘇木
293	菟絲子	302	廣金錢草	311	薏苡仁	320	藿香
294	蛤殼	303	廣藿香	312	檳榔	321	蠶砂
295	訶子	304	穀芽	313	覆盆子	322	鬱金
296	黃精	305	蔓荊子	314	雞內金	323	茼麻子
297	補骨脂	306	豬牙皂	315	雞冠花	324	鉤藤

第五節　食品標示宣傳或廣告詞句涉及誇張易生誤解或醫療效能之認定基準

103年1月7日部授食字第1021250977號令發布

一、衛生福利部（以下稱本部）爲維護國人健康，保障消費者權益，有效執行食品衛生管理法第二十八條，禁止食品標示、宣傳或廣告誇張、易生誤解或宣稱醫療效能，特訂定本基準。

二、食品標示、宣傳或廣告如有誇張、易生誤解或宣稱醫療效能之情形，且涉及違反健康食品管理法第六條規定者，應依違反健康食品管理法論處。

三、涉及誇張、易生誤解或醫療效能之認定基準如下：

(一) 使用下列詞句者，應認定爲涉及醫療效能：

1. 宣稱預防、改善、減輕、診斷或治療疾病或特定生理情形：
例句：治療近視。恢復視力。防止便秘。利尿。改善過敏體質。壯陽。強精。減輕過敏性皮膚病。治失眠。防止貧血。降血壓。改善血濁。清血。調整內分泌。防止更年期的提早。

2. 宣稱減輕或降低導致疾病有關之體內成分：
例句：解肝毒。降肝脂。

3. 宣稱產品對疾病及疾病症候群或症狀有效：
例句：消滯。降肝火。改善喉嚨發炎。祛痰止喘。消腫止痛。消除心律不整。解毒。

4. 涉及中藥材之效能者：
例句：補腎。溫腎（化氣）。滋腎。固腎。健脾。補脾。益脾。溫脾。和胃。養胃。補胃。益胃。溫胃（建中）。翻胃。養心。清心火。補心。寧心。瀉心。鎭心。強心。清肺。宣肺。潤肺。傷肺。溫肺（化痰）。補肺。瀉肺。疏肝。養肝。瀉肝。鎭肝（熄風）。澀腸。潤腸。活血。化瘀。

5. 引用或摘錄出版品、典籍或以他人名義並述及醫藥效能：
例句：「本草備要」記載：冬蟲夏草可止血化痰。「本草綱目」記載：黑豆可止痛。散五臟結積內寒。

(二) 使用下列詞句者，應認定爲未涉及醫療效能，但涉及誇張或易生誤解：

1. 涉及生理功能者：
   例句：增強抵抗力。強化細胞功能。增智。補腦。增強記憶力。改善體質。解酒。清除自由基。排毒素。分解有害物質。改善更年期障礙。平胃氣。防止口臭。
2. 未涉及中藥材效能而涉及五官臟器者：
   例句：保護眼睛。增加血管彈性。
3. 涉及改變身體外觀者：
   例句：豐胸。預防乳房下垂。減肥。塑身。增高。使頭髮烏黑。延遲衰老。防止老化。改善皺紋。美白。纖體(瘦身)。
4. 引用本部部授食字號或相當意義詞句者：
   例句：部授食字第◎◎◎◎◎◎◎◎◎◎號。衛署食字第◎◎◎◎◎◎◎◎◎◎號。署授衛食字第◎◎◎◎◎◎◎◎◎◎號。FDA◎字第◎◎◎◎◎◎◎◎◎◎號。衛署食字第◎◎◎◎◎◎◎◎◎◎號許可。衛署食字第◎◎◎◎◎◎◎◎◎◎號審查合格。領有衛生署食字號。獲得衛生署食字號許可。通過衛生署配方審查。本產品經衛署食字第◎◎◎◎◎◎◎◎◎◎號配方審查認定爲食品。本產品經衛署食字第◎◎◎◎◎◎◎◎◎◎號查驗登記認定爲食品。

四、使用下列詞句者，應認定爲未涉及誇張、易生誤解或醫療效能：

(一) 通常可使用之例句：
幫助牙齒骨骼正常發育。幫助消化。幫助維持消化道機能。改變細菌叢生態。使排便順暢。調整體質。調節生理機能。滋補強身。增強體力。精神旺盛。養顏美容。幫助入睡。營養補給。健康維持。青春美麗。產前產後或病後之補養。促進新陳代謝。清涼解渴。生津止渴。促進食慾。開胃。退火。降火氣。使口氣芬芳。促進唾液分泌。潤喉。「本草綱目」記載梅子氣味甘酸，可生津解渴（未述及醫藥效能）。

(二) 一般營養素可敘述之生理功能例句（須明敘係營養素之生理功能，例如：膳食纖維可促進腸道蠕動；維生素A有助於維持在暗處的視覺；維生素D可增進鈣吸收）。

第六節　化粧品得宣稱詞句及不適當宣稱詞句

一、產品之標示以讓使用者了解產品爲目的，而非廣告及宣傳的作用，故應以用途爲主。誇大不實或涉及療效之詞句，除不得作爲產品之標示外，亦不得作爲化粧品品名。

二、廣告或標示仍需視文案或內容前後，傳達消費者訊息之整體表現，包括文字敘述、產品品名、圖案、符號等詞句整體之表達意象綜合判定。

三、化粧品得宣稱詞句例示如附表一，不適當宣稱詞句例示如附表二，未例示之詞句，其整體仍不得涉及醫療效能、虛僞或誇大等內容。

附表一：化粧品得宣稱詞句例示

化粧品類別	得宣稱詞句
1. 頭髮用化粧品類（包括髮油、髮表染色劑、髮蠟、髮膏、養髮液、固髮料、髮膠、髮霜、潤髮乳等）	1. 滋潤／調理／活化／活絡／強化滋養髮根／頭皮／頭髮／毛髮／髮質 2. 防止髮絲分叉／斷裂 3. 調理因洗髮造成之靜電失衡，使頭髮易於梳理 4. 防止／減少毛髮帶靜電 5. 補充／保持頭髮水分／油分 6. 造型 7. 使／增加頭髮柔順富彈性頭髮 8. 防止頭皮／頭髮之汗臭／異味／不良氣味 9. 保持／維護頭皮／頭髮的健康 10. 減少頭髮不良氣味 11. 使秀髮氣味芳香 12. 保濕、增添髮色光澤 13. 改善／修護毛躁／乾燥髮質 14. 塑型、造型、定型、頭髮強韌 15. 毛髮蓬鬆感（非指增加髮量） 16. 強健髮根 17. 強化／滋養髮質、回復年輕光采、晶亮光澤、青春的頭髮、呈現透亮光澤、 迷人風采／光采、清新、亮麗、自然光采／風采

化粧品類別	得宣稱詞句
2. 洗髮用化粧品類（包括洗髮粉、洗髮精、洗髮膏等）	1. 清潔毛髮頭皮／毛孔髒汙 2. 滋潤／調理／活化／活絡／強化滋養髮根／頭皮／頭髮／毛髮／髮質 3. 防止髮絲分叉／斷裂 4. 調理因洗髮造成之靜電失衡，使頭髮易於梳理 、防止／減少毛髮帶靜電 5. 補充／保持頭髮水分／油分 6. 使頭髮柔順富彈性 7. 防止／去除頭皮／頭髮之汗臭／異味／不良氣味 8. 使濃密、粗硬之毛髮更柔軟，易於梳理 9. 保持／維護／調理頭皮／頭髮的健康 10. 使頭髮呈現豐厚感／豐盈感 11. 使秀髮氣味芳香 12. 頭皮清涼舒爽感 13. 活絡毛髮 14. 毛髮蓬鬆成（非指增加髮量） 15. 強健髮根 16. 強化／滋養髮質、回復年輕光采、晶亮光澤、青春的頭髮、呈現透亮光澤、迷人風采／光采（彩）、清新、亮麗、自然光采（彩）／風采 17. 去除多餘油脂
3. 皮膚用化粧品類（包括化粧水類、面霜乳液類、化粧品用油類及面膜等）	1. 防止肌膚粗糙、預防乾燥、舒緩肌膚乾燥、預防皮膚乾裂、減少肌膚乾澀／脫屑／脫皮 2. 清潔／柔軟／滋潤／潔淨／緊緻／調理／淨白／保護／光滑／潤澤／滋養／柔嫩／水嫩／活化／賦活／安撫／舒緩／緊實／修復／修護／呵護／防護肌膚 3. 通暢／緊緻／淨化毛孔 4. 保持／維持肌膚健康 5. 調理肌膚油水平衡、平衡肌膚油路分泌、控油 6. 形成肌膚保護膜 7. 提升肌膚舒適度 8. 柔白、亮白、嫩白、皙白、改善暗沉 9. 水嫩、補水、鎖水、保水、保濕、使肌膚留住／維持水分 10. 調理刮鬍後之皮膚

化粧品類別	得宣稱詞句
	11. 調理肌膚紋路、使肌膚回復柔順平和的線條 12. 提升肌膚對環境傷害的保護力、增強／強化肌膚／表皮的防禦力／抵抗力／防護能力 13. 舒緩肌膚不適感／肌膚壓力／疲倦的肌膚 14. 使肌膚散發香味／光彩（采） 15. 美化胸部肌膚 16. 維持／回復／恢復肌膚彈性、使肌膚有光澤、使肌膚由內而外恢復光澤亮麗 17. 延緩／防止肌膚老化／衰老 18. 淡化／撫平皺紋／細紋／紋路 19. 使用時散發淡淡○○○（如玫瑰）香氣，可舒緩您的壓力 20. 肌膚清爽、清涼感 21. 飽滿（彈力）肌膚 22. 幫助／改善／淡化／調理黑眼圈／熊貓眼／泡泡眼（應具客觀且公正試驗數據佐證者，始得宣稱） 23. 俏顏（應加註「配合按摩使用」） 24. 晶亮光澤、青春的容顏、呈現透亮光澤、重返青春、重返年輕、對抗肌膚老化、少女般的美麗／青春、迷人風采／光采（彩）、均勻膚色、美體、清新、亮麗、細緻肌膚／毛孔、自然光采（彩）、自然風采 25. 緊俏、豐潤肌膚
4. 香粉類 （爽身粉、蜜粉等）	1. 維持肌膚乾爽 2. 保護／滋潤皮膚／肌膚 3. 修飾容貌／膚色 4. 使用時散發淡淡○○○（如玫瑰）香氣，可舒緩您的壓力 5. 肌膚香味怡人 6. 緩解肌膚黏膩感 7. 遮蓋肌膚油光 8. 使肌膚呈現細緻
5. 清潔肌膚用化粧品類（包括香皂類、沐浴用化粧品類及洗臉用化粧品類等）	1. 清潔／滋潤／調理肌膚 2. 去角質、促進角質更新 3. 淨白／嫩白肌膚 4. 控油

化粧品類別	得宜稱詞句
	5. 使用時散發淡淡○○○（如玫瑰）香氣，可舒緩您的壓力 6. 促進肌膚新陳代謝 7. 展現肌膚自然光澤 8. 通暢／緊緻／淨化毛孔 9. 使人放鬆的○○○香氣 10. 晶亮光澤、青春的容顏、呈現透亮光澤、均勻膚色、清新、亮麗、細緻肌膚、恢復生機
6. 彩粧用化粧品類（包括粉底類、唇膏類、眼眉頰化粧品類等）	1. 保護肌膚 2. 修飾美化膚色、修飾容貌 3. 遮蓋斑點／皺紋／細紋／瑕疵／疤痕／粗大毛孔／黑眼圈／痘疤、填補凹凸不平之毛孔 4. 防止嘴唇乾裂、保護嘴唇，預防乾燥、滋潤嘴唇、使嘴唇光滑、撫平嘴唇細紋、保持／維護嘴唇健康、使唇部水潤／豐潤 5. 使用時散發淡淡○○○（如玫瑰）香氣，可使心情愉快 6. 立體臉部肌膚輪廓、修飾立體唇部肌膚 7. 潤色、隔離、均勻膚色 8. 使眼周肌膚更具深邃感 9. 增添肌膚晶亮光澤、提亮肌膚色澤 10. 粧感好氣色 11. 描繪線條美化眼部肌膚 12. 使睫毛有濃密纖長感、放大眼神、使眼神具深邃感 13.. 自然光采（彩）、自然風采、自然膚色
7. 指甲用化粧品類（指甲油、護甲油、去光水）	1. 保護指甲 2. 維護／維持／保持指甲健康 3. 美化指甲外觀 4. 脫除指甲油 5. 加強指緣保濕 6. 散發香氣 7. 強韌指甲 8. 增加指甲的亮度 9. 修護／改善指甲

化粧品類別	得宣稱詞句
8. 香水類	1. 掩飾體味 2. ○○精油有著○○香氣（因產品香味而導致之效果可視其表現方式予以刊登）
9. 其他及綜合性內容	1. 草本 2. 減緩／舒緩因乾燥引起的皮膚癢／敏感 3. 芳香調理 4. 各式調控課程 5. 放鬆心情或使人放鬆（因產品香味而導致之效能可視情況描述） 6. 美白、抗菌、收斂（需添加衛生福利部公告具相關效能之成分並符合其限量濃度方可宣稱） 7. 領有合藥化粧品許可發之產品，其廣告中該產品效能之訴求需以仿單、標籤核准之文字範圍為主

附表二：化粧品不適當宣稱詞句例示

一、涉及醫療效能

(一) 涉及疾病治療或預防者，有關疾病之定義，可參考最新ICD國際疾病分類。（除非另有規定者）：

藥物才有疾病的治療或預防之功能，故廣告宣稱勿涉及治療相關文詞。
例句：
1. 治療／減輕／改善／預防禿頭、圓禿、遺傳性雄性禿
2. 治療／減輕／改善／預防皮脂漏、脂漏性皮膚炎
3. 治療青春痘
4. 治療／減輕／改善／預防痤瘡／暗瘡（含藥化粧品核有此類用途者除外）
5. 治療／減輕／改善／預防皮膚濕疹、皮膚炎
6. 治療／減輕／預防／改善蜂窩性組織炎

(二) 宣稱的內容易使消費者誤認該化粧品的效用具有醫療效杲，或使人誤認是專門使用在特定疾病：

1. 化粧品無法改善、增長或增加毛髮數量，僅可在使用後使毛髮產生蓬鬆感，如髮量增加的視覺效杲，故廣告宣稱部份勿涉及「毛髮生長」之類似文詞。
例句：生髮、促進／刺激毛髮生長、睫毛（毛髮）增多

2. 化粧品不可能達到整型外科之效果，且不得涉及藥物效能，故廣告宣稱勿涉及相關文詞。

例句：

1. 換膚
2. 平撫肌膚疤痕
3. 痘疤保證絕對完全消失
4. 除疤、去痘疤
5. 減少孕斑／褐斑
6. 消除黑眼圈、熊貓眼（揮別熊貓眼）或泡泡眼（眼袋）
7. 預防／改善／消除橘皮組織、海綿組織
8. 消除狐臭
9. 預防／避免／加強抵抗感染
10. 消炎、抑炎、退紅腫、消腫止痛、發炎、疼痛
11. 殺菌、抑制潮濕所產生的黴菌
12. 防止瘀斑出現
13. 除毛、脫毛
14. 修復／改善／受傷、受損肌膚
15. 治療／減輕／改善肌膚鬆弛
16. 皺紋填補、除皺、清除皺紋／細紋／表情紋／法令紋／魚尾紋／伸展紋
17. 拉提、V臉／顏、塑臉／顏（彩粧後之效果除外，若為彩粧效果應加註「僅能達到視覺效果」）
18. 微針滾輪、雷／鐳射、光療、微晶瓷、鑽石微雕

二、涉及虛僞或言學大

(一) 涉及生理功能者

例句：

1. 活化毛囊
2. 刺激毛囊細胞
3. 增加毛囊角質細胞增生
4. 刺激毛囊讓髮絲再次生長不易脫落
5. 刺激毛囊不萎縮
6. 堅固毛囊刺激新生秀髮
7. 增強／加抵抗力／自體防禦力／防護能力
8. 增強淋巴引流
9. 具調節（生理）新陳代謝

10. 功能強化微血管、增加血管含氧量提高肌膚帶氧率
11. 促進細胞活動、深入細胞膜作用、減弱角化細胞、刺激細胞呼吸作用，提高肌膚細胞帶氧率
12. 進入甲母細胞和甲床深度滋潤
13. 抗過敏、舒緩過敏
14. 促進微循環／改善微血管循環
15. 刺激增長新的健康細胞、增加細胞新陳代謝
16. 促進肌膚神經醯胺合成
17. 維持上皮組織機能的運作
18. 放鬆肌肉（減少肌肉牽引）
19. 重建皮脂膜／角質層
20. 促進／刺激膠原蛋白合成／增生

(二) 涉及改變身體外觀等

化粧品僅有潤澤髮膚之用途，減少掉髮非屬化粧品功能，故廣告宣稱勿涉及相關文詞。

例句：

1. 有效預防／抑制／減少落髮／掉髮
2. 頭頂不再光禿禿、頭頂不再光溜溜
3. 使用後再也不必煩惱髮量稀少的問題
4. 避免稀疏

化粧品並無改變人體自然老化之皮膚表徵或天生體質所造成之外觀等功能，目前僅得給醫學美容改善相關問題。除彩粧用化粧品可宣稱使用後之視覺效果外，其餘不宜宣稱。

例句：

1. 預防／防止肥胖紋、妊娠紋
2. 瘦身、減肥相關：
   (1)消脂、雕塑、燃燒脂肪、去脂、減脂等
   (2)預防脂肪細胞堆積、減少橘皮組織
   (3)刺激脂肪分解酵素
   (4)減緩臀部肥油囤積、美化小腹告別小腹婆
   (5)纖（孅）體、窈窕、塑身、雕塑曲線（暗喻減肥、瘦身者）
   (6)消除掰掰肉／蝴蝶袖
   (7)針對囤積過久而產生的橘紋、緩減妊娠紋產生

3. 豐胸、隆乳相關：
(1)使胸部堅挺不下垂、感受托高集中的驚人效果
4. 豐唇（彩粧後之效果除外，若為彩粧效果應加註「僅能達到視覺效果」）

其他及綜合性內容	1. 芳香療法、各式療程 2. 中藥、漢方、中醫、藥典、藥草3. 類肉毒桿菌、蜂毒、類蛇毒

(三) 涉及特定效用與性能

說明	1. 漂白、使乳暈漂成粉紅色 2. 消除浮腫 3. 不刺激、不過敏 4. 促進／改善血液循環／減少局部血液循環不良（除泡澡或按摩時使用之產品） 5. 藥用（僅含藥化粧品視個案宣稱）、醫藥級、醫學美容、醫美 6. 零敏、抗敏、減敏、修護過敏 7. 雷（鐳）射術後可用 8. 經過敏測試… 9. 鎮靜／鎮定劑、鎮靜、鎖定肌膚（因水分蒸發帶走熱能所導致之效能可視其表現方式予以刊登） 10. 回春 11. 宣稱產品可完美融合各種保養品，混合效果加乘 12. 幫助肌膚抗氧化（提出符合科學之研究設計及具體結果證據佐設者除外） 13. 抗病毒 14. 有效抗菌99%
宣稱之內容易使消費者誤認該化粧品具有特定效用或與特定成分之效能有一定關係者。	

(四) 涉及化粧品製法、成分、含量

說明	例1：宣稱含有純天然○○○成分，但事實僅為萃取物 例2：宣稱產品透過幹細胞萃取技術，可使肌膚向上提升、拉提肌膚 例3：宣稱成分具有植物性膠原蛋白／胎盤素 例4：「智慧型○○成分」像GPS定位導航，自動偵測肌膚哪裡需要補及修復
宣稱之內容易使消費者誤認該化粧品具有一定成分、含量或製法者	

	例5：低過敏的配方、保濕度可維持24小時、超防水配方，即使淋雨、戲水也不脫落／長效8小時抗汗水，不暈染（提出符合科學之研究設計及具體結果證據佐證者除外） 例6：12小時高效UV防護（提出符合科學之研究設計及具體結果證據佐證者除外） 例7：防水、抗汗、抗油（提出符合科學之研究設計及具體結果證據佐設者除外） 例8：產品宣稱為○○○原液（於品名標示原料添加之乾重或比例者除外）

(五) 涉及製造地、產地或來源

說明	例1：宣稱「瑞士原裝進口」實則僅原料進口，卻在國內生產製造裝填 例2：宣稱「取自海洋深層水」，實則普通地下水 例3：源自女體好菌
宣稱之內容易使消費者誤認該化粧品或其成分之原產地（國）、製造者、產地或來源等	

(六) 涉及品質或信譽說明

說明	例1：宣稱產品經○○檢驗合格，事實上未通過檢驗或無該檢驗單位 例2：宣稱產品符合○國○○機構公布標準，但事實上未通過或無該機構 例3：不含重金屬、不含塑化劑、不含化學藥品 例4：廣告中提及經科學證實⋯／據研究分析⋯／根據最新醫學文獻指出⋯／根據報導指出⋯（實則並無科學依據或研究內容與化粧品無關） 例5：環保無毒 例6：不仰望含特定重金屬／塑化劑／化學藥品，但事實上未通過檢驗或無該檢驗單位（經檢驗不含有特定成分，需標示其名稱並註明其偵測極限值或報告者除外。）
廣告宣稱該化粧品具有一定之品質或信譽，易使消費者誤認該產品之衛生、安全、效能性符合市場標準或經專業機構之保證者	

(七) 涉及保證

說明	
宣稱對於化粧品的保護內容，但於現有科學驗證或實際使用上均無法完整實現，或與保證內容仍有相關程度的差距者	例1：100%天然，肌膚脆弱者也可以放心使用 例2：採用安全設計，不必擔心使用錯誤 例3：不論使用量多寡，皆無副作用、任何使用方法皆很安全／已確認其安全性、不必擔心副作用／安全無副作用／安全性高／無與倫比的安全性／絕對安全／讓你使用起來無後顧之憂／無不良反應、傷害／不易引起過敏 例4：以誠信做保證，○○○是一個超強有效，絕佳的產品 例5：具有百分之百的清潔效果 例6：最有公信力 例7：衛生福利部或政府相關機關認證／核可，品質保證 例8：曬不黑、曬不老、不曬黑、不曬傷、曬白 例9：不影響胎兒健康、哺乳前不需清洗

三、不屬於化粧品效能之宣稱

1. 預防病菌入侵、殺菌消毒、預防腸病毒、消除皮屑芽孢菌、防疫產品
2. 改善更年期障礙
3. 舒緩喉嚨痛／咳嗽／氣喘／鼻塞、改善過敏性鼻炎、紓解頭疼
4. 緩解關節與肌肉疼痛、保養關節、關節靈活
5. 攔截神經傳遞
6. 增強／加免疫力
7. 健全免疫機能
8. 改善過敏皮膚的體質、改善內部體質
9. 排出體內多餘水分、毒素
10. 利尿
11. 增加排汗功能
12. 改善內分泌代謝
13. 加強肌膚表層細胞再生之機能、表皮細胞的再生能力
14. 促進細胞氧化／代謝、抑制巨大細胞的過敏
15. 提及血紅素／粒線體前列腺素／微血管／腎上腺素／人體賀爾蒙等相關體內細胞或組織與產品之間作用
16. 抑制血小板的凝集、促進內分泌與造血功能
17. 改善／維持陰道環境PH值正常／維持陰道酸性環境
18. 消除已形成之黑斑／雀斑／粉刺

19. 一天解決痘疤／粉刺／美白／除皺／黑斑／老人斑
20. 表情紋、法令紋、魚尾紋等動態紋路皆可一次解決了
21. 粗大毛孔／凹洞／眼袋／黑眼圈／法令紋／淚溝全部都消失
22. 排除皮下脂肪、消除贅肉、瓦解脂肪、消除堆積脂肪
23. 進行脂肪的分解／促進分解皮下脂肪
24. 刺激胸部脂肪組織、直接到達乳房組織
25. 促進體內乳腺細胞活化的滋長作用、刺激乳腺發育
26. 任何乳房立即增大百分之○○
27. 重建／重塑／重整肌膚、促進肌膚再生
28. 抑制體毛生長
29. 清除水分及脂肪屯積，清浮腫
30. 提升肌膚含氧量
31. 經皮吸收血管穿透素、修補傷口／傷痕修復、修補受傷的DNA、減少受傷細胞、修補皮膚組織、（增加）傷口癒合能力
32. 對循環系統的問題有舒解其痛苦的功能
33. 對於呼吸、聽覺系統有助益
34. 對月經方面的問題很有效果
35. 提振／振奮精神、精力充沛
36. 集中注意力
37. 提神醒腦
38. 安撫躁進或心情不穩的脾氣
39. 消除焦慮、鎮定、鎮靜
40. 減少／防止蚊蟲叮咬、防蚊
41. 費洛蒙
42. 降低懷孕／孕期生理不適
43. 隔離空氣汙染／PM2.5
44. 淨身避邪
45. 禁止（防止）咬甲
46. 潤滑（液）、陰道潤滑
47. 基因
48. 強化夫妻、兩性情感聯繫

第二章　藥物優良製造準則

中華民國一百零二年七月三十日衛生福利部部授食字第1021101962號令修正發布第3條條文

第一編　總則

第　1　條　本準則依藥事法（以下簡稱本法）第五十七條第五項規定訂定之。

第　2　條　藥物製造工廠之廠房設施、設備、組織與人事、生產、品質管制、儲存、運銷、客戶申訴及其他應遵行事項，應依本準則之規定；本準則未規定者，適用其他法令之規定。

第二編　藥品優良製造規範

第一章　西藥

第　3　條　西藥藥品含外銷專用產品之製造、加工、分裝、包裝、儲存及運銷，應符合中央衛生主管機關參照國際醫藥品稽查協約組織（PIC/S）其規範所訂定之西藥藥品優良製造規範。該規範之適用，得分階段施行；其分階段施行之項目、時程，由中央衛生主管機關公告之。

第二章　中藥

第一節　通則

第　4　條　本章用詞，定義如下：

一、原料：指任何用於製造藥品之材質，包括參與製程但不存在於最終產品之材質。

二、半製品或中間產品：指任何產品製造過程中所得之產物，其經隨後之製造過程，即可成爲產品者。

三、產品：指經過所有製造過程後，所產生之原料藥或其劑型含有效成分，並常含非有效成分之製劑。

四、標示：指所有標籤、仿單、包裝及附隨物品刊載之文字或圖形。

五、包裝材料：指產品容器、封蓋以外用於包裝產品之材料。

六、最終產品：指已經完成包裝作業，由外觀及所附資料可確知該包裝內容物相關資訊之藥品。

七、批：指依據相同製造過程中，所製得特定量之藥品或其他產品，具有均一之特性及品質者。但在不中斷之製造過程之情況，指在一段時間內所產生之特定數量，或在一定限度內，能維持均一之特性品質者而言。

八、批號：指足以追溯每批產品或其他材質之完整資料而附編之任何明確之文字、數字、符號或其組合。

九、含量：指藥品中所含成分之單位量。

十、確效：指有可靠文件足以證實任何程序、製造過程、機械設備、原材料、行動或系統，確實能達成預期之效果。

十一、原料藥：指經物理、化學處理所得，具藥理作用之活性物或成分，通常用於製作成一定劑型之製劑。

十二、防止摻僞包裝：指藥品之包裝具有消費者以視覺即足以明顯辨識之功能者。

十三、臨床試驗用藥：指尚在進行治療效果與安全之評估試驗，且尚未取得藥品許可證之藥品或供比對治療效果與安全之安慰劑。

第 5 條　中藥藥品製造業者（以下稱中藥廠）應執行確效作業；其施行項目、方法、時程，由中央衛生主管機關公告之。

第 6 條　中藥原料藥之製造、加工、分裝或包裝，於本章之適用，得分階段施行；其分階段施行之項目、時程，由中央衛生主管機關公告之。

第二節 環境衛生

第 7 條 中藥廠對有害廢棄物、有毒容器、有害氣體、粉塵、廢水及其他有害成分或物質，除應依有關法令及主管機關規定處理外，並應遵行下列規定：

一、對有害廢棄物及有毒容器，應設置專用儲存場所加以收集，並依其性質加以分解後，予以適當焚化或掩埋處理。有毒容器如予利用，應經清洗，並應嚴加管制，不得作爲食品容器。

二、對有害氣體或粉塵，應設置密閉設備與局部排氣裝置及負壓操作予以收集，並應依其性質予以洗滌、吸收、氧化、還原、燃燒或其他有效處理。如廢氣中含有粉塵者，應先予離心、過濾、洗滌或其他除塵處理，排氣並應符合空氣污染物排放標準之法令規定。

三、對廢水之處理，應具備足夠容積之不滲透性貯池，並加設酸化、鹼化、中和、活性碳吸附或其他有效方法，以破壞或去除廢水中殘留有毒成分；放流水並應符合放流水標準及其相關法令之規定。

第三節 廠房及設施

第 8 條 中藥廠廠房之建築，應堅固安全；製造、加工、分裝之作業場所，應與事務所、會客室、研究室、餐廳及各所屬廁所完全隔離，並避免使用石棉之材質。

前項建築之設計，應能防鼠、防蟲、防塵；室內天花板、牆壁及地面，應保持平滑而無裂痕及縫隙，且應易於清潔而不發生粉塵，必要時應採用如環氧樹脂或其他易於消毒清洗之材料。室內導管，應選用表面不易積存塵埃之材料，並應力求隱蔽；排水裝置之排水口，應有防止污水回流之設施。

第 9 條 中藥廠儲存原料、產品容器、封蓋、標示材料與包裝材料及製造、加工、分裝、包裝、儲存產品之場所，應有足夠之空間，並設立於適當地點；各場所應作適當排列，並依作業性質明確劃分，確保隔離效果及潔淨度。

前項所稱潔淨度，應依製劑性質分級訂定。潔淨度相同之作業場所，宜集合成一區域；不同潔淨度之區域間，應設有緩衝空間，並得以不同顏色及工作服區分之。

各作業場所，不得作爲其他作業場所人員之通路；物品之搬運與作業人員之通路，不得有共用或交叉情事。

原料、產品容器、封蓋、標示材料、包裝材料、半製品或中間產品及產品之儲存倉庫，應區分爲待驗、准用及拒用區；其有劇毒或有冷藏之必要者，應分開存放於適當之場所。

半製品或中間產品，宜隔離儲存，如於未能隔離儲存時，應注意防止交叉污染。

中藥廠兼製環境衛生用藥者，其環境衛生用藥之製造、加工、分裝作業場所及原料倉庫，應與藥品製造、加工、分裝作業場所距離八公尺以上。

中藥廠兼製含藥物飼料添加物者，其飼料添加物之作業場所，應獨立設置。

中藥廠利用原有設備兼製食品、化粧品或一般商品者，應避免交叉污染，並完成確效。

第 10 條　中藥廠所有作業場所應有良好之採光與通風設備；必要時，應有適當之溫度、濕度調節設備。

製造、加工區域之空氣供應，應配合其潔淨度，設置包括前濾器及微粒過濾器之適當空氣過濾系統。

原料、產品、半製品或中間產品之儲存場所及產品之製造、加工、分裝、場所，應維持防止品質降低之適當環境條件。

第 11 條　中藥廠對於具有危險性或易燃性之原物料、溶劑、半製品或中間產品及產品之作業場所，應有適當之防護、急救及隔離設施。

製造、加工、分裝作業過程中之設施，應由進料口至出料口，採一貫密閉式作業爲原則；其未採一貫密閉式作業者，如有粉塵或有害氣體產生，應設置局部排氣裝置及負壓操作。

產生粉塵、使用有機溶劑或涉及危險性物品之作業場所，其有關照明、開關、插座、馬達及其他各項電氣設施，應視工作需要，採用防爆型、全密閉型或與作業場所隔離。

鍋爐、壓力容器、起重機及其他具危險性之設施，應依有關法令規定經檢查合格者，始得使用。

第 12 條　中藥廠應於工作場所外，視需要設置供員工使用之休息室、浴室。

製造、加工區域，應具備適當之盥洗設施，並以符合衛生安全之方式，適時處理污水、垃圾及其他廢棄物。盥洗設施，應與工作場所隔離。

第 13 條　中藥廠應視作業需要，設置一般用水處理、純淨水處理、鍋爐或蒸餾水製造設施。供水設施，應避免污染產品。

第 14 條　中藥廠應設置容器洗滌設施。

第四節　設備

第 15 條　中藥廠用於製造、加工、分裝、包裝、儲存之設備，其設計、大小與位置應易於操作、清潔及保養。

各劑型所需設備，應依製造流程順序配置。

第 16 條　中藥廠用於直接與原料、半製品、中間產品或產品接觸之設備表層，應以不具反應性、釋出性及吸附性之材質構成；其任何作業如需用潤滑劑、冷卻劑或其他類似之物品時，不得與原料、產品容器、封蓋、半製品、中間產品或產品接觸。

第 17 條　中藥廠用於製造、加工、分裝、包裝、儲存之設備與器具，應定期清潔及保養，並訂定書面作業程序。

第 18 條　中藥廠用於製造同一產品過程之器械設備，其生產能量應相互配合，以利產品品質均一。

製造過程所使用之自動機械、電子裝備及其他有關電腦或週邊有關製造、加工、分裝、包裝或儲存藥品之軟體及設備，應依既定計畫予以定期校正、巡視、檢查，並存檔維護。

以電腦系統控制有關主要生產及其管理紀錄者，應善加維護，非經有關權責人員同意，不得變更；其所有資料之輸入及列印，應檢查其精確性，並依電腦系統之複雜性及可信度決定其確效週期。

用於製造過程中乾燥設備之空氣，應先經清淨過濾裝置之處理。

製造內服與毒劇外用藥品之設備，應嚴格區分，不得互爲挪用。

中藥廠應設置符合規定之秤量設備，並定期校正。

第 19 條　中藥廠對於製造人用藥品與動物用藥品之場所、設備，應予分開，不得在未隔絕之同一建築物作業。但使用符人用藥品規格製造動物用藥品者，不在此限。

第 20 條　中藥廠應視產品需要，具備必要之製造、加工、分裝或包裝設備。

第 21 條　中藥廠對於各產品，應依其原料、產品容器、封蓋、半製品或中間產品及產品既定規格檢驗之需要，設置檢驗部門及適當檢驗設備。但依藥物委託製造及檢驗作業準則規定，委託經主管機關認可之單位檢驗，並出具確切證明者，得免設置。

檢驗部門應設化驗室及儀器室。儀器室應與化驗室隔離，並維持適當之溫度、濕度及潔淨度；化驗室應有足夠且適用之試驗臺、試驗架、藥品櫃、排氣櫃、供水及洗滌設備與電熱、恆溫、乾燥設備，並備有相關之器皿、化學試藥、試液、標準液及其他必要材料。

產品應視檢驗需要，設置生菌數試驗或其他微生物檢驗所必需之場所、設施及設備，並備有相關培養基及對照菌種。微生物檢定所需之菌種、培養基，應妥爲維護。

熱原試驗應以非活體動物替代方式優先。

第五節　組織及人事

第 22 條　中藥廠品質管制部門及製造部門，應分別獨立設置。

第 23 條　中藥廠各部門應置負責人，並配置足夠人力，執行、督導每一產品之製造、加工、分裝、包裝或儲存。

第 24 條　中藥廠各部門之負責人、督導人員及員工，應具有適當之學識經驗，並接受參與執行本章規定之實務訓練；微生物檢驗人員，應接受相關之專業訓練。

第 25 條　中藥廠應以書面訂定員工作業衛生規範，並包括下列事項：

一、配合工作性質之定期健康檢查。

二、防止罹患疾病或開放性創口之員工對藥品安全性或品質造成不良影響之措施。

三、進入工作場所時，必須清洗或消毒雙手，且在製造區內，不得有佩戴飾物、飲食、抽菸或其他足以妨害衛生行爲之規定。

四、配合工作性質所應穿戴之工作服、頭罩、口罩、手套、臂套、鞋套之規範。

第六節 原料與產品容器及封蓋之管制

第 26 條 中藥廠應以書面詳訂原料、產品容器、封蓋之品質規格及其驗收、標識、儲存、處理、取樣、檢驗及審核之作業程序。

盛裝原料、產品容器或封蓋之容器，應逐批標以明確之代號及待驗、准用、拒用或須隔離之狀況，並記載於各批物品之處置紀錄。

產品容器，應視需要加裝防止兒童開啓誤食之特殊裝置。

第 27 條 中藥廠於原料、產品容器及封蓋進貨時，應逐批抽取供檢驗之代表性樣品，並於原裝容器上註明。

前項樣品之容器，應有適當標識，以追溯所標樣品之名稱、批號、取樣之依據、原裝容器及取樣者姓名。

第 28 條 前條樣品，應依下列原則檢驗之：

一、每一原料應予檢驗，確定其符合書面規格。但除鑑別試驗外，得視供應商所提供檢驗報告之可靠性爲評估後，酌予減免。

二、產品容器及封蓋應予檢驗，確定其符合既定規格。

三、原料、產品容器或封蓋如易遭污物、昆蟲、外來異物或微生物污染影響其預定用途者，應於品質規格中明訂其檢驗項目及方法，逐批檢查污染情形。

第 29 條 中藥廠對於原料、產品容器或封蓋經檢驗合於其書面規格者，准予使用；不合格者，應予拒用。

經准用之原料、產品容器或封蓋，應以先准先用爲原則。如經長期儲存，或暴露於空氣、高溫或有其他不利條件者，應予重行檢驗。

經拒用之原料、產品容器或封蓋，應予標識，並於作適當處理前隔離管制。

第七節　製程管制

第 30 條　中藥廠爲求每批產品品質一致，應由專人訂定每一產品之製造管制標準書，並由另一人獨立核查。

前項製造管制標準書，應包括下列事項：

一、品名、含量及劑型。

二、產品單位重量、容量或劑型所含每一有效成分之名稱及重量或容量，與單位劑型之全重量或容量。

三、所有原料之名稱、規格，如加冠代號者，應足以表現其特質。

四、每批產品之產量。

五、每批產品所需每一原料之重量或容量。但製造劑型所需之原料，得有合理之增量及偏差範圍，且應在製造管制標準書加以闡釋。

六、製造過程中適當階段之理論重量或容量。

七、理論產量，包括理論產量百分率之上、下限。

八、產品容器、封蓋及包裝材料之規格，應附簽有核定人姓名日期之標籤及其他所有標示之樣品或副本。

九、完整之製造與管制說明書、取樣與檢驗程序、規格及應注意事項。

第 31 條　中藥廠應訂定製程管制之書面作業程序，並經品質管制部門核定。實際管制作業與書面程序有偏差者，應加以記錄，並作合理判定及說明。

第 32 條　中藥廠爲確保每一批產品品質之均一及完整性，應針對各產品有關之製程管制作業，包括相關設備及設施，加以評估確認其有效一致性，並建立各項製程確效之書面作業程序，供日後遵行及定期確認。

所有與評估確認作業有關之驗證原始紀錄及統計分析之處理資料，應予彙整並留存備查。

第 33 條　中藥廠每批產品生產製造過程所用之調製或儲藏容器，與生產線及主要製造設備，應隨時標明其內容物及該批產品之製造階段日期與時間，並登錄於批次製造紀錄。

第 34 條　中藥廠製造產品之原料使用量，每批產品之有效成分，不得低於其標示量。

原料之秤量、細分或其他作業，應在指定之隔離場所內操作，並予適當監督管制。

書面作業程序，應詳訂每批半製品或中間產品之代表性樣品所應有之檢驗管制程序。

製造生產過程中，藥廠之品質管制部門，應依既定檢驗程序作半製品或中間產品之各項檢驗，並決定准用或拒用；拒用之半製品或中間產品應予標識，並隔離管制。

第 35 條　中藥廠應於書面作業程序中，對於產品訂定足以確認無有害微生物污染之適當措施。

第八節　包裝及標示管制

第 36 條　中藥廠對於包裝材料與標示材料之驗收、標識、儲存、管理、取樣及檢驗，應訂定書面管制作業程序。

生產人用成藥，應有防止摻僞包裝之設計，並在製造、運送及零售陳列中，得以保持完整，且於有異常情形時，使消費者能易於辨識。

標示材料或包裝材料於驗收或使用前，應逐批抽取具代表性之樣品予以檢驗，記錄其結果，並予保存。檢驗結果符合既定規格者，始予准用；不符者，應予拒用。

第 37 條　中藥廠對於標籤及其他標示材料，應依產品之種類、含量及劑型，分別儲存，並予適當標識；其儲存區域，非經有關權責人員同意，不得進入。

過時或拒用之包裝材料及標示材料，應予退貨或銷毀。

標示材料之發放與使用及退回數量，應相符合。

印有批號之標示材料，如有剩餘應即銷毀；如有未印批號者，應予適當鑑識及儲存。

第 38 條 中藥廠於包裝及標示作業前，應檢查包裝材料或標示材料是否正確及適用，並將結果登錄於批次製造紀錄。

包裝及標示設備，應在使用前加以檢查，以確定前次操作之藥品及不適合本批次操作之包裝及標示材料已完全清除，並將結果登錄於批次製造紀錄。

經包裝及標示作業之產品，於最後之操作過程中，應予檢查，以確保每一容器或包裝標示之正確性。

第 39 條 中藥廠爲確保產品於使用時，其成分、含量、品質及純度符合既定規格，除另有規定外，應標以經既定之安定性試驗確定之有效期間或保存期限；其於供使用前需先經調配者，並應明確標示配製方法及配製後之使用有效期間。

第九節 儲存及運銷

第 40 條 中藥廠應以書面訂定產品倉儲作業程序，並包括下列事項：

一、產品在准用前之隔離措施。

二、保證產品之成分、含量、品質與純度不受影響之適當溫度、濕度及光線之儲存條件。

第 41 條 中藥廠應以書面訂定運銷作業程序，並包括下列事項：

一、以先製先銷爲原則。

二、防止產品之成分、含量、品質及純度受到不良環境因素影響之運銷方式。

三、迅速回收之系統。

第十節 品質管制

第 42 條 中藥廠應以書面訂定品質管制部門之職責及作業程序，並包括下列事項：

一、審核所有原料、產品容器、封蓋、半製品或中間產品、包裝材料、標示材料與產品之准用或拒用及製造紀錄。

二、審核影響產品成分、含量、品質及純度之作業程序或規格。

三、審核原料、產品容器、封蓋、包裝材料、半製品或中間產品及產品之檢驗設施。

四、訂定有關儀器、裝置、儀表及記錄器之校正書面作業程序，明確規定校正方法、日程表、精確度界限與未能符合精確度界限時之限制使用及補救措施。

五、訂定與產品安定性試驗有關之取樣數量、試驗間隔及試驗方法之書面作業程序。

第 43 條 中藥廠各部門所訂定之規格、標準書、取樣計畫、檢驗程序、檢驗管制措施及任何有關之變更，應經其品質管制部門審定後，始得執行。

中藥廠應切實遵行其訂定之各項作業規定，並記錄執行過程，如有偏差發生時，應加以記錄，並作合理判定及說明。

中藥廠，得由廠內各部門選派專業人員組成品質保證小組或委員會，爲品質有關事項之諮詢、審議及監督。

第 44 條 中藥廠應檢驗每一批產品，確定其符合既定規格；對於不得含有害微生物之產品，必要時並應逐批作適當相關檢驗。

每批產品或最終產品及其各有效成分之原料，應抽取代表性之儲備樣品保存；其儲備樣品之存放條件，應與標示者相同，儲備數量應爲足供所有規定檢驗所需要之二倍以上。

儲備樣品，應保存至該產品有效期間屆滿後一年。但免於標示有效期間之儲備樣品，應至少保存至該產品或最終產品之最後一批出廠後三年。

第十一節 紀錄及報告

第 45 條 本章所定有關製造、管制及運銷之所有紀錄，應保存於適當場所，以供稽查，並作爲評估產品品質之依據；其保存期間，爲該批產品或最終產品有效期間後一年。但免於標示有效期間者，應保存至該批產品或最終產品出廠後三年。

前項產品品質之評估，應每年至少辦理一次。

第 46 條 中藥廠之每批產品，應有批次製造紀錄，詳載與該批產品製造及品質管制有關之完整資料。

中藥廠應製作製造管制標準書之精確複印本，核對其精確性，並簽名及簽註日期。

中藥廠對於各批產品製造、加工、分裝、包裝或儲存過程之各項重要步驟，應詳實記錄，並包括下列事項：
一、日期、產品批號。
二、各批原料、半製品或中間產品之標識。
三、各主要設備及生產線之識別。
四、加工過程所用原料之重量及容量。
五、製造過程及檢驗管制之結果。
六、標示及包裝作業區域使用前後之檢視。
七、製造過程中適當階段之實際產量及理論產量百分率。
八、完整之標示管制紀錄，包括所有標示之樣本或副本。
九、產品容器及封蓋之標識及使用量。
十、抽樣紀錄。
十一、作業過程各重要步驟之操作日期、時間、操作者及直接督導或校核者之簽名、日期。

第 47 條 中藥廠所製作之檢驗紀錄，應記載所有爲確定是否符合既定規格及標準之檢驗所得數據，並包括下列事項：
一、樣品之取樣地點、數量、批號或其他明確之代號、取樣日期及樣品化驗完成日期。
二、所有檢驗方法之依據。
三、每一檢驗所用樣品之重量或容量。
四、每一檢驗過程所產生數據之完整紀錄，包括儀器輸出之圖表及光譜，並明確標記所檢驗之原料、產品容器、封蓋、半製品、中間產品或產品及其批號。
五、有關檢驗之所有運算紀錄。
六、檢驗結果之紀錄及其與既定規格相比較所作之判定。
七、每一檢驗操作者之姓名及日期。
八、校核者簽名認定已檢視原始紀錄之精確性、眞實性及符合既定之規格。

第 48 條 中藥廠對於所有產品之製造及品質管制紀錄，包括包裝及標示管制紀錄，應由品質管制部門審核，以確定所有產品在發放或運銷前已符合所有既定之書面作業程序。
如有理論產量百分率超出製造管制標準書所規定之最高或最低百

分率或其他未經說明之差異，或任一批或任一原料未能符合其規格者，無論該批產品已否運銷均應徹底調查；其調查應延伸至與該差異有關之其他批次相同產品及其他產品。

前項調查應以書面記錄，並應包括結論及處理方式。

第 49 條　中藥廠之運銷紀錄，應包括產品之名稱、含量、劑型、批號，受貨者之名稱、地址、出廠日期及數量。

第 50 條　中藥廠對於每一申訴所作之書面紀錄，應保存於產品申訴檔案中，並將檔案保存於適當場所或其他隨時可供稽查之設施中。

前項書面紀錄，應保存至該申訴產品保存期限或接到申訴後一年，以期間較長者爲準。但免於標示有效期間之產品，應至少保存至該申訴產品出廠後三年。

第 51 條　中藥廠之退回產品紀錄，應包括產品名稱、含量、批號、退回理由、數量、處置日期及最終處置方式；其紀錄並應依第四十五條規定保存之。

第十二節　申訴及退回產品之處理

第 52 條　中藥廠應以書面訂定處理作業程序，辦理消費者提出之書面或口頭申訴；其品質管制部門應對所有書面或口頭申訴，進行審查並予確認。

中藥廠對於明顯嚴重且非預期之產品缺失，應即向各相關主管機關報告，並依本法有關規定處理。

所有申訴之處理，應保存書面紀錄，並整理建檔。

第 53 條　中藥廠對於退回之產品，應予鑑識並分別儲存。

藥廠如因退回前或退回過程之儲存、運送條件，或因產品、容器、包裝、標示或其他狀況，致對產品之安全性、成分、含量、品質或純度發生疑慮時，非經檢驗或調查確定其符合既定之規格者，該產品應予銷毀。

前項應銷毀之產品，如經再製後能符合既定規格，得同意其進行再製。

第十三節　臨床試驗用藥

第 54 條　中藥廠製造臨床試驗用藥，除本節之特別規定外，適用本章其他各節有關之規定。

第 55 條 中藥廠對於臨床試驗用藥之製造程序，如尚未確效或未訂定完整之製造管制標準書者，其每批產品之製造過程及原物料之使用，應訂定書面作業程序，並詳實記錄。批次製造紀錄，應於臨床試驗完成或於產品完成後，保存至少二年，二者以期間較長者爲準。

第 56 條 中藥廠對於臨床試驗用藥之標示，除須符合本法有關規定外，應另標示「臨床試驗專用」、試驗委託者名稱及足以確認試驗場所、研究人員之試驗編號。但屬非開放性試驗（雙盲試驗）之臨床試驗用藥，其應刊載之藥品名稱及藥品之含量，得以刊載產品代碼、編號及包裝批號標示替代之。

第 57 條 中藥廠對於臨床試驗用藥，應依產品性質、容器特性及儲存條件，決定標籤上適當之保存期限；其標示之有效期間，不得超過原包裝產品原標示之有效期間。

臨床試驗中無安定性相關試驗資料者，再包裝產品之有效期間，不得超過原製造大宗產品所剩餘有效期間之百分之二十五，或不得超過產品經再包裝後六個月，二者以期間較短者爲準。

第 58 條 中藥廠對於臨床試驗用藥委託製造及檢驗者，其委託契約，應明確規定該產品限供臨床試驗之用。

第 59 條 中藥廠對於臨床試驗用藥之銷毀作業，不得於未完成所有臨床試驗及最後總合報告前進行。

前項銷毀，應製作紀錄，記載完整之銷毀作業，並保存至末效期後一年。

第三編 醫療器材優良製造規範

第一章 通則

第 60 條 本編有關醫療器材之設計、開發、生產、安裝與服務之規範，係依據國際標準組織醫療器材品質管理系統（ISO 13485: Medical devices-Quality management systems-Requirements for regulatory purposes）之內容訂定。

第 61 條　本編用詞，定義如下：

一、主動式醫療器材：指以電能或其他能源，非直接由人員或重力產生以發揮其功能之醫療器材。

二、植入式主動醫療器材：指以醫療或外科方式，將主動式醫療器材之全部或部分植入人體或人體自然腔道內，並持續留置者。

三、植入式非主動醫療器材：指以醫療或外科方式，將非主動式醫療器材之全部或部分植入人體或人體自然腔道內、替代上表皮、眼表面，並保留於人體內三十日以上，且僅能藉由醫療或外科方式取出者。

四、說明事項：指於醫療器材交貨後，由製造業者依中央衛生主管機關規定發布之通知，以提供下列補充資訊或建議宜採取之措施，包括醫療器材之使用、修正、回收或銷毀。

五、顧客申訴：指顧客以書面、電訊或口頭方式，對上市醫療器材之特性、品質、耐用性、可靠性、安全性或功能等表示不滿。

第 62 條　第二等級、第三等級及第一等級非屬醫療器材管理辦法附件二所列未滅菌或不具量測功能品項之醫療器材，其製造業者，應符合本編第二章之規定。

第一等級列屬醫療器材管理辦法附件二未滅菌或不具量測功能品項之醫療器材，其製造業者，應符合本編第三章之規定。

本編第三章規定自發布日起一年後施行。

第二章　標準模式

第一節　品質管理系統

第 63 條　製造業者應以書面建立、實施及維持符合本準則規定之品質管理系統。

製造業者應採取下列措施：

一、鑑別品質管理系統所需之流程及應用。

二、決定品質管理系統實施之順序與相互作用。

三、決定品質管理系統所需之準則及方法，以確保流程之有效運作及管制。

四、確保可取得必要之資源與資訊，以維護品質管理系統流程之運作與監管。

五、監管、量測及分析品質管理系統之流程。

六、實施必要措施，以實現品質管理系統流程規劃之結果，並維持該流程之有效性。

當製造業者決定將向供應者採購任何影響產品符合品質管理系統要求之全部或部分流程時，應確保對採購流程之管制。

品質管理系統應鑑別及管制採購之流程。

第 64 條 品質管理系統文件應包括下列事項：

一、品質政策與品質目標之書面聲明。

二、品質手冊。

三、本準則所要求之書面程序。

四、製造業者維持其品質管理系統流程之規劃、運作及管制所需文件。

五、本準則要求之紀錄。

六、其他依中央衛生主管機關規定需具備之文件。

本準則就品質管理系統應符合之要件、程序、活動或特殊安排，認爲有建立書面化程序之必要時，製造業者應實施與維持該程序。

製造業者應針對每一類型或型號之醫療器材，建立並維持其產品規格及品質管理系統要求之檔案。該文件應具備完整之生產流程，及必要之安裝與服務流程。

第 65 條 製造業者應建立與維持品質手冊，其內容包括下列事項：

一、品質管理系統之範圍。

二、品質管理系統所建立之書面程序。

三、品質管理系統流程間之相互作用。

前項品質手冊應描述品質管理系統中所使用之文件架構。

第 66 條 品質管理系統應管制所需之文件，包含但不限於書面紀錄之類型，均應依據本準則之要求予以管制。

製造業者應建立書面紀錄文件之管制程序，包括以下事項：

一、審查、核可文件之適當性後予以發行。

二、必要時，審查與更新文件，並重新核定之。

三、鑑別文件之變更與最新版本之狀態。

四、在使用場所備妥適用之文件。

五、確保文件易於閱讀與鑑別。

六、鑑別外來原始文件並管制其分發。

七、防止誤用失效文件，如有必要保留此等文件時，應予適當鑑別。

製造業者應確保文件之變更，係經由原核可部門或其他指定部門之審查與核可，審查之部門應取得相關背景資料以利審查。

製造業者應保存至少一份失效之管制文件，並明定其保存期限。該期限應確保在製造業者所規定之醫療器材有效期間內，可取得此醫療器材製造與測試之文件，且不得少於紀錄或相關法規要求所規定之保存期限。

第 67 條　製造業者應建立與維持紀錄，以提供符合品質管理系統要求與有效運作之證據。品質紀錄應保持清晰易讀、易於鑑別及檢索。

製造業者應建立鑑別、儲存、檢索、保護、保存期限及處理品質紀錄之書面管制程序。

製造業者保存紀錄之期限應至少相當於製造業者所規定之醫療器材有效期間，且不得少於產品從製造業者放行之日起三年，或按其他相關法規之要求。

第二節　管理階層責任

第 68 條　最高管理階層應建立、實施品質管理系統及維持其有效性，並提供下列事項之證據：

一、在製造業者內部傳達符合顧客及有關醫療器材安全與性能法規要求之重要性。

二、建立品質政策。

三、建立品質目標。

四、執行管理階層審查。

五、備妥所需之資源。

第 69 條 最高管理階層應確定並滿足顧客之要求。

第 70 條 最高管理階層應確保品質政策包括下列事項：

一、適當並符合製造業者之目的。

二、符合要求並維持品質管理系統有效性之承諾。

三、提供建立與審查品質目標之架構。

四、在製造業者組織內溝通並獲得瞭解。

五、審查品質政策之適用性。

第 71 條 最高管理階層應確保在相關部門與階層中建立品質目標。品質目標應包括產品符合要求、可加以量測，及與品質政策一致。

第 72 條 最高管理階層應確保下列事項：

一、規劃品質管理系統，以符合品質目標以及第六十三條之要求。

二、變更品質管理系統時，確保品質管理系統之完整性。

第 73 條 最高管理階層應以書面規定並溝通內部之責任與職權。

最高管理階層應針對擔任會影響品質之管理、執行與查證工作之人員，建立其相互關係，並確保所必要之獨立性與職權。

製造業者應任命負責監管與監控從生產後階段獲取經驗及不符合事件報告等活動之特別人員。

第 74 條 最高管理階層應指派管理階層之一人擔任管理代表，該代表不得受其他責任之影響，且應明訂其責任與職權，包括下列事項：

一、實施及維持品質管理系統所需之流程。

二、向最高管理階層報告品質管理系統之績效與任何所需之改進。

三、促進製造業者對法令與顧客要求之認知。

四、確保所產製醫療器材之安全及功效。

前項管理代表之責任得包括與外部團體聯繫品質管理系統之相關事務。

第 75 條 最高管理階層應建立溝通品質管理系統有效性之適當流程。

第 76 條 最高管理階層應於規劃期間內，審查製造業者之品質管理系統，以確保其持續之適用性、適切性及有效性。該項審查應包括評估改進之機會，及包括品質政策與品質目標在內所需之品質管理系統變更。

第 77 條　管理階層審查之輸入應包括下列資訊：

一、稽核之結果。

二、顧客回饋。

三、流程績效與產品符合性。

四、預防與矯正措施之狀態。

五、先前管理階層審查之跟催措施。

六、可能影響品質管理系統之變更。

七、改進建議。

八、增修之法令要求。

第 78 條　管理階層審查輸出應包括下列相關事項之任何決定與措施：

一、品質管理系統及其流程有效性之改進。

二、顧客要求有關產品之改進。

三、資源需求。

第三節　資源管理

第 79 條　製造業者應決定並提供下列所需資源：

一、實施與推廣品質管理系統並維持其有效性。

二、符合法規與顧客要求。

第 80 條　製造業者應以適當之教育、訓練、技能及經驗爲基礎，確保執行影響產品品質工作之人員得以勝任其工作。

第 81 條　製造業者應建立書面程序以執行下列事項：

一、決定與執行影響產品工作品質人員所需之能力。

二、提供訓練或採取其他措施以滿足前項需求。

三、評估所採取措施之有效性。

四、確保人員認知其作業活動之相關性與重要性，及如何達成品質目標。

五、維持人員教育、訓練、技能及經驗之紀錄。

第 82 條　製造業者應決定、提供及維持符合產品要求所需之基礎設施。

基礎設施應包括下列事項：

一、建築物、工作空間及相關之設施。

二、製程設備（硬體及軟體）。

三、支援服務（如運輸或通訊）。

當維護活動或缺少該等維護活動而影響產品品質時，製造業者應以書面建立維護活動之要求及其實施頻率。

前項維護紀錄應予以維持。

第 83 條　製造業者應決定並管理符合產品要求所需之工作環境，包括採取下列措施：

一、如人員與產品或作業環境之接觸會導致產品品質有不利影響，製造業者應建立對人員健康、清潔及服裝之書面要求。

二、如工作環境條件對產品品質產生不利影響，製造業者應建立工作環境條件書面要求，及監管與管制這些工作環境條件之書面程序或作業說明。

三、製造業者應確保所有在特殊環境條件下工作之臨時人員，接受必要之訓練或在訓練有素人員監管下工作。

四、適當時，爲防止對其他產品、工作環境或人員造成污染，製造業者應以書面建立管制受污染或易受污染之產品之特殊安排。

第四節　產品實現

第 84 條　製造業者應規劃與開發產品實現所需之流程。產品實現之規劃應與品質管理系統之其他流程要求一致。規劃產品實現時，製造業者應決定下列事項：

一、產品之品質目標及要求。

二、建立流程、文件及提供產品特定資源之需求。

三、產品所需之特定查證、確認、監管、檢驗及試驗活動，以及產品之允收標準。

四、提供產品實現流程與最終產品符合要求之證據所需之紀錄。

前項規劃輸出之形式應適合於製造業者之運作方法。

製造業者應以書面建立涵蓋整個產品實現之風險管理要求。

風險管理之紀錄予以維持。

第 85 條　製造業者應決定下列事項：
一、顧客所指定之要求，包括交貨和交貨後活動之要求。
二、非由顧客所陳述之要求，但為已知之規定或預期用途所必須者。
三、產品有關之法令與法規之要求。
四、製造業者決定之任何附加要求。

第 86 條　製造業者應建立並維持合約審查與協調各審查作業之書面程序。

第 87 條　製造業者應審查與產品有關之要求。製造業者應在承諾供應顧客產品前執行審查，且應確保下列事項：
一、明文規定產品要求。
二、解決合約或訂單要求與先前表達相異之處。
三、製造業者有能力符合所規定之要求。
前項審查結果及由審查衍生措施之紀錄應予以維持。
當顧客提供非書面敘述之要求時，製造業者應在接受前確認顧客之要求。
當產品要求變更時，製造業者應修訂文件，確保相關人員已瞭解所變更之要求。

第 88 條　製造業者應就下列與顧客溝通之事項，決定與實施有效之安排：
一、產品資訊。
二、詢價、合約或訂單之處理與修訂。
三、顧客回饋及顧客申訴。
四、說明事項。

第 89 條　製造業者應建立設計與開發之書面程序，且規劃與管制產品之設計與開發。
在進行設計與開發規劃時，製造業者應決定下列事項：
一、設計與開發階段。
二、適合於每個設計與開發階段之審查、查證、確認及設計移轉活動，設計移轉活動可在設計與開發輸出成為最終產品規格之前加以查證，以確保其適於製造。
三、設計與開發之職責與職權。

製造業者應管理、參與設計與開發不同小組間之介面，以確保有效溝通與明確之職責分工。

製造業者應建立書面化之規劃輸出，並隨設計與開發進展，適時予以更新。

第 90 條 製造業者應決定並維持與產品相關要求之輸入，包括下列事項：

一、根據預期用途，所需之功能、性能及安全要求。

二、適用之法令要求。

三、先前類似設計之資訊。

四、其他設計與開發所需之要求。

五、風險管理之輸出。

製造業者應審查並核可前項輸入之適當性。

各項要求應完整與明確，不可自相矛盾。

第 91 條 製造業者應確保設計與開發輸出之形式，能根據其設計與開發輸入之形式予以查證，並應於發布前經過核准。設計與開發輸出應符合下列事項：

一、符合設計與開發輸入之要求。

二、提供採購、生產及服務供應所需之適當資訊。

三、包含或參照產品之允收標準。

四、規定產品之安全與正確使用之必要特性。

設計與開發輸出之紀錄應予以維持。

第 92 條 製造業者應於適當階段，依據所規劃之安排執行設計與開發系統性審查，並符合下列規定：

一、評估設計與開發結果符合要求之能力。

二、鑑別任何問題並提出必要措施。

參與審查者應包括與接受設計與開發階段相關部門代表和其他技術人員。

審查結果及任何必要措施之紀錄應予以維持。

第 93 條 製造業者應依據所規劃之安排對設計與開發進行查證，以確保設計與開發輸出符合設計與開發輸入之要求。查證結果及任何必要措施之紀錄應予以維持。

第 94 條 製造業者應依據所規劃之安排對設計與開發在產品交運或實施之

前完成確認，以確保最終產品能符合特定之應用或預期使用要求。

確認結果及任何必要措施之紀錄應予以維持。

製造業者應依據中央衛生主管機關及相關法規要求，實施醫療器材臨床評估及性能評估。

第 95 條　製造業者應鑑別設計與開發之變更，並維持其紀錄。應審查、查證及確認設計與開發之變更，經核准始得實施。設計與開發變更之審查應包括評估變更對產品組成部分與已交貨產品之影響。

前項變更之審查結果及任何必要措施之紀錄應予以維持。

第 96 條　製造業者應建立書面程序，以確保所採購之產品符合規定之採購要求。

對供應者及所採購之產品管制類型與程度，應視所採購之產品對後續產品實現或最終產品之影響而定。

製造業者應以供應者提供製造業者所規定之產品之能力爲基礎，評估並選擇之。製造業者應制定選擇、評估及重新評估之準則。

評估結果與評估所引起之任何必要措施之紀錄應予維持。

第 97 條　採購資訊應描述所採購之產品，包括下列事項：

一、產品、程序、流程及設備核准之要求。

二、人員資格之要求。

三、品質管理系統之要求。

製造業者在與供應者溝通前，應確保所規定之採購要求之適當性。

製造業者應依據本準則規定之追溯性要求範圍與程度，維持相關採購資訊，如文件與紀錄。

第 98 條　製造業者應建立與實施檢驗或其他必要活動，以確保所採購之產品符合採購要求之規定。

當製造業者或其顧客在供應者之場所實施查證時，應於採購資訊中規定查證之安排與產品放行之方法。

前項查證之紀錄應予以維持。

第 99 條　製造業者應規劃並在管制條件下進行生產與服務之提供。必要時，管制條件應包括下列事項：

一、備妥描述產品特性之資訊。
二、備妥書面程序、書面要求、作業說明書及參考資料及所引用之量測流程。
三、使用適當之設備。
四、備妥與使用監管與量測裝置。
五、實施監管與量測。
六、實施放行、交貨及交貨後活動。
七、實施規定之標示與包裝作業。
製造業者應建立並維持每一批（件）醫療器材之紀錄，以提供本準則所規定追溯性範圍之紀錄，並鑑別生產數量與核准銷售數量。批次紀錄應予以查證與核可。

第 100 條　在下列情況，製造業者應建立對產品清潔之書面要求：
一、產品在滅菌及使用前由製造業者予以清潔者。
二、產品於供應時未滅菌，但在滅菌及使用前須清潔處理者。
三、產品使用時無需滅菌，但產品本身之清潔度對使用結果具重大影響者。
四、製造過程所用之藥劑，須自產品製造過程中清除者。
符合前項第一款或第二款要求進行清潔者，在清潔處理前不適用第八十三條第一款、第二款之要求。

第 101 條　製造業者應於必要時建立包括醫療器材安裝與安裝查證允收準則之書面要求。
製造業者同意顧客之要求，由製造業者及其授權代理人以外之人員安裝醫療器材者，製造業者應提供安裝與查證之書面要求。
製造業者應維持由製造業者或其授權代理人完成之安裝與查證紀錄。

第 102 條　製造業者應於必要時建立執行服務活動並查證該服務是否滿足規定要求之書面程序、作業指導書、參考資料與相關量測程序。
製造業者所執行之服務活動紀錄應予以維持。

第 103 條　製造業者應維持每滅菌批次之滅菌流程參數紀錄，滅菌紀錄應可追溯至醫療器材之每生產批次。

第 104 條　任何生產與服務提供流程之輸出，無法由後續之監管或量測予以查證時，及任何僅在產品使用或服務已交付之後才顯現缺失之流程，製造業者應對該等流程予以確認。

前項確認應能證明該等流程可達成所規劃結果之能力。

製造業者應對該等流程進行安排，必要時，包括下列事項：

一、流程審查與核准所規定之準則。

二、核准設備與人員資格。

三、使用特定方法與程序。

四、紀錄之要求。

五、再確認。

製造業者應建立書面程序，確認影響產品符合規定要求能力有關生產與服務提供所使用之軟體、軟體與軟體應用之變更，該等軟體之應用應於初次使用前完成確認。

前項確認紀錄應予以維持。

第 105 條　製造業者應建立滅菌流程確認之書面程序。滅菌流程應在初次使用前完成確認。

滅菌流程之確認結果紀錄應予以維持。

第 106 條　製造業者應於整個產品實現過程，以適當方法識別產品，並建立書面之產品識別程序。

製造業者應建立書面程序，以確保識別退回之醫療器材，且能與合格產品區隔。

第 107 條　製造業者應建立追溯性之書面程序。該程序應規定產品追溯性之範圍與所要求之紀錄。

當有追溯性要求時，製造業者應管制並記錄產品之獨特標識。

第 108 條　製造業者在規定植入式主動醫療器材與植入式非主動醫療器材所要求追溯性紀錄時，該紀錄應包括可能導致醫療器材不符合規定要求之所有零件、材料及工作環境條件。

製造業者應要求其代理商或經銷商維持植入式主動醫療器材與植入式非主動醫療器材之銷售紀錄以便追溯與檢查所需。

製造業者應確認植入式主動醫療器材與植入式非主動醫療器材運輸包裹收貨人之姓名與地址之紀錄。

第 109 條　製造業者應根據監管與量測要求，鑑別產品狀態。

製造業者應於產品之生產、儲存、安裝及服務流程，維持產品狀態之鑑別，以確保僅通過所要求之檢查與測試，或經特准後放行之產品，始得放行、使用或安裝。

第 110 條　製造業者應保管在其管制下或使用中之顧客財產。製造業者應鑑別、查證、保護及安全防護供其使用或構成產品一部分之顧客財產。當顧客財產發生遺失、損壞或發現不適用之情況時，製造業者應向顧客報告，並維持紀錄。

第 111 條　製造業者應建立產品防護之書面程序或作業說明，以確保產品在內部處理和交運到預定地點期間之符合性。

該等防護應包括鑑別、搬運、包裝、儲存與保護。產品之組成部分應適用防護之規定。

製造業者應建立書面程序或作業說明，以管制有架儲期限或特殊儲存條件要求之產品，該等特殊儲存條件應予以管制並記錄。

第 112 條　製造業者應決定提供產品符合規定要求之證據所需之監管與量測作業、監管與量測裝置。

製造業者應建立書面程序以確保監管與量測活動得以實施，並符合監管與量測之要求。

爲確保監管與量測之結果有效，必要時，量測裝置應符合下列事項：

一、在規定期間或使用前，使用可追溯至國際或國家之量測標準予以校正或查證；缺乏標準時，記錄所使用之校正或查證基準。

二、予以調整或必要時再調整。

三、予以鑑別，以判定其校正狀況。

四、防止可能使量測結果失效之調整。

五、在搬運、維護及儲存期間防止損壞或變質。

發現裝置不符合要求時，製造業者應對以往量測結果之有效性進行評估與記錄。製造業者應對該裝置與任何受影響之產品採取適當之措施。校正與查證結果之紀錄應予以維持。

當電腦軟體用於監管與量測規定要求時，應確認其滿足預期用途之能力。

應於初次使用前完成確認，必要時再確認。

第五節　量測、分析及改進

第 113 條　製造業者應規劃與實施所需之監管、量測、分析及改進流程，以符合下列事項：

一、展示產品之符合性。

二、確保品質管理系統之符合性。

三、維持品質管理系統之有效性。

前項要求應包括決定包括統計技術在內之適用方法及其應用範圍。

製造業者應建立統計技術應用之實施與管制之書面程序。

第 114 條　製造業者應對有關其是否已符合顧客要求之資訊進行監管以作為對品質管理系統績效之量測之一。

製造業者應決定獲取與利用該等資訊之方法。

製造業者應建立書面之回饋系統以提供品質問題之早期警示，且能輸入矯正與預防措施流程。

製造業者應依中央衛生主管機關規定從生產後階段獲取經驗，並構成回饋系統之一部分。

第 115 條　製造業者應在所規劃之期間內執行內部稽核以決定品質管理系統是否符合下列要求：

一、符合產品實現之規劃、本準則之要求及製造業者品質管理系統之要求。

二、有效地實施與維持。

製造業者應考量受稽核活動與地點之情況、重要性及先前稽核之結果，據以規劃稽核計畫。應規定稽核準則、範圍、頻率及方法。稽核員之遴選與稽核之執行，應確保稽核流程之客觀性及公正性。稽核員不應稽核其本身之工作。

製造業者應以書面程序規定稽核之規劃與執行、結果報告及紀錄維持之權責與要求。

接受稽核之管理階層，應確保在無不當延誤情況下，採取措施以消除所發現不符合事項及其原因。

前項措施需包括所採取措施之查證與查證結果之報告。

第 116 條 製造業者應採用適當方法，監管與量測品質管理系統流程。

前項方法應證實流程可達成規劃結果之能力。當無法達到規劃之結果時，必須採取改正及矯正措施以確保產品之符合性。

第 117 條 製造業者應監管監控與量測產品之特性，以查證產品符合要求。

前項監管與量測應依據所規劃之安排與書面程序，於產品實現流程之適當階段執行。

製造業者應維持符合允收標準之證據。紀錄應顯示核准產品放行之權責人員。

只有在完成規劃之安排之後，方得以放行產品與提供服務。

第 118 條 製造業者應記錄執行植入式主動醫療器材與植入式非主動醫療器材檢查測試人員之身分。

第 119 條 製造業者應鑑別與管制不符合要求之產品，以防止非預期之使用或交貨。

應以書面程序規定處理不符合產品之管制與相關之責任與職權。

製造業者應藉由下列之一項或數項方法，處理不合格產品：

一、採取措施以消除所發現之不符合情況。

二、以特殊採用方式授權使用、放行或允收。

三、採取措施以防止產品供作原預期之使用或應用。

製造業者應確保不合格產品僅在滿足法規要求之情況下方得以實施特殊採用，應維持授權特殊採用人員身分之紀錄。

製造業者應維持不符合性質之紀錄，以及隨後採取之任何措施之紀錄，包括特殊採用之核准紀錄。

製造業者應再次查證經改正後之不合格產品，以展示其符合要求。

當交貨或開始使用後，發現產品有不符合情形時，製造業者應對不符合情形之影響或潛在影響採取適當之措施。

如產品需要重加工一次或多次，製造業者應以作業指導書規定重加工之流程，並以原作業指導書進行授權與核可。在授權與核可該作業指導書之前，應確定重加工對產品之不利影響，並維持重加工之書面紀錄。

第 120 條　製造業者應建立決定、收集及分析適當資料之書面程序，以展示品質管理系統之適當性與有效性，並評估是否須改進品質管理系統之有效性。

所分析之資料應包括來自監管與量測之結果以及其他有關來源。

資料分析應提供下列資訊：

一、回饋。

二、產品要求之符合性。

三、流程與產品之特性與趨勢，包括採取預防措施之時機。

四、供應者。

資料分析結果之紀錄應予以維持。

第 121 條　製造業者應利用品質政策、品質目標、稽核結果、資料分析、預防與矯正措施及管理審查來鑑別與實施任何必要之變更，以確保並持續維持品質管理系統之適當性與有效性。

製造業者應建立說明事項之發布與實施之書面程序，並應能隨時實施該程序。

製造業者應維持所有顧客申訴調查之紀錄。如經調查結果確定顧客申訴並非由製造業者之活動所導致，應向相關單位揭示相關資料。

任何未採取預防與（或）矯正措施之顧客申訴，製造業者應核可並記錄其理由。

製造業者應依中央衛生主管機關規定，訂定醫療器材不良反應事件或回收作業，向中央衛生主管機關或其委託機構之通報程序。

第 122 條　製造業者應採取消除不符合事項原因之措施，以防止其再發生。

矯正措施應與不符合事項之影響程度相稱。

製造業者應建立書面程序規定下列各項要求：

一、審查不符合事項（包括顧客申訴）。

二、判定不符合事項之原因。

三、評估是否需要採取措施，以確保不符合事項不再發生。

四、決定與實施所需之措施，包括更新文件。

五、記錄任何調查與所採取措施之結果。

六、審查所採取之矯正措施及其有效性。

第 123 條 製造業者應決定消除潛在不符合事項原因之措施，以預防其發生。預防措施應與潛在不符合事項之影響相稱。
製造業者應建立書面程序規定下列各項要求：
一、判定潛在不符合事項及其原因。
二、評估是否需要採取預防不符合事項發生之措施。
三、決定與實施所需之措施。
四、記錄任何調查與所採取措施之結果。
五、審查所採取之預防措施及其有效性。

第三章 精要模式

第 124 條 製造業者應由管理階層中指派一人為管理代表，授權其從事下列工作：
一、確保依本章規定，建立、實施並維持品質系統。
二、向管理階層報告品質系統運作情況，以供檢討、改進品質系統。
三、確保產製醫療器材之安全及功效。

第 125 條 製造業者應建立並維持醫療器材之製造程序、安裝與維修檔案，或有關資訊之參照處所。其檔案或資訊，應包括醫療器材每一類型或型號之產品規格、品質系統要求（含製程與品質保證）。

第 126 條 製造業者之所有設計變更與修改，於實施前應予鑑別、記載及審查，並經被授權人員核准。

第 127 條 製造業者應建立並維持書面程序，管制所有與本章規定有關之文件與資料。

第 128 條 製造業者應對分包商採行下列措施：
一、根據分包商達成分包合約之能力，包括品質系統與特定之品質保證要求，評估及選擇分包商。
二、視產品類別、分包產品對最終產品品質之影響，界定對分包商之管制方式與程度；如合適時，並應參考分包商品質稽核報告或其過去展現能力與績效之品質紀錄。
三、建立並保存分包商之品質紀錄。

製造業者不得以其客戶對分包商之查證，作爲其有效管制分包商品質之證明。

第 129 條　製造業者應要求其輸入廠商或經銷商維護並保存醫療器材銷售紀錄，以備查核。

第 130 條　製造業者應鑑定並規劃能直接影響品質生產、安裝及服務之製程，且應確保製程係在管制條件下實施。

前項管制條件應包括下列事項：

一、如缺少生產、安裝、服務之作業程序將不利品質時，應對該等作業訂定書面程序。

二、使用合適之生產、安裝及服務設備，與合適之工作環境。

三、符合各種相關法規、標準、品質計畫或書面程序。

四、監督、管制合適之製程參數與產品特性。

五、必要時，對製程與設備實施核准。

六、以清楚實用之方式規定工作技藝準則（如書面標準、代表性樣品或圖例）。

七、適當保養設備，以確保持續之製程能力。

如製程結果無法由隨後之產品檢驗、測試完全查證者（含僅能在產品使用時方可顯現之製造所生缺失），該製程應由合格操作員執行，或應對製程參數作連續性監測與管制，以確保達成規定要求。

製程操作所要求之條件，包括相關設備與人員，應予規定。

第 131 條　製造業者應建立並維持檢驗與測試作業之書面程序，以確認產品達成規定要求。

第 132 條　製造業者應依品質計畫或書面程序執行最終檢驗與測試並作紀錄，以確認最終產品符合規定要求。

第 133 條　製造業者應建立並保存紀錄，作爲產品已完成檢驗、測試之證明。

前項紀錄應包括下列事項：

一、明確顯示產品是否依允收標準通過，或未通過檢驗或測試。如產品未通過檢驗或測試，應依不合格品之管制程序處理。

二、紀錄上應能鑑別對產品放行之檢驗權責人員。

第 134 條　製造業者應建立並維持書面程序，管制、校正並維護其用以證明符合規定之檢驗、量測及試驗設備（含測試軟體）。

前項檢驗、量測及試驗設備，應在確知其量測之不確定度，並符合所需量測能力時，始得使用。

第 135 條　製造業者對產品之檢驗與測試狀況，應使用適當方法標識，以顯示產品於檢驗及測試後是否符合要求。

第 136 條　製造業者應建立並維持書面程序，管制不合格品免於被誤用或安裝。

前項管制應提供不合格品之識別、文書處理、評估、隔離（如可行時）、處置及對有關權責單位之通知。

第 137 條　製造業者應建立並維持各項書面程序，執行矯正與預防措施。

爲消除實際或潛在之不符合原因，應採取必要矯正或預防措施，並視問題大小及擔負之風險作適當處理。

製造業者應執行並記錄因矯正與預防措施所導致之書面程序變更。

製造業者應建立並維持書面回報系統，供作早期品質問題之預警效果，並導入矯正與預防措施系統。

製造業者應自上市後監督之資訊回報獲取經驗，並檢討後構成回報系統之一部分。

製造業者應製作並保存客戶申訴調查紀錄。如調查報告顯示顧客申訴與偏遠地區業務有關時，應與偏遠地區溝通相關資訊。

如顧客申訴未依矯正與預防措施處理者，應記錄其原因。

製造業者應訂定醫療器材發生傷害事件時，向中央衛生主管機關報備之通報程序。

製造業者應書面訂定並維持發布醫療器材說明事項之程序，且確保該程序能隨時執行。

第 138 條　製造業者處理產品之搬運、儲存、包裝、防護及交貨，應符合下列規定：

一、搬運：應有適當搬運產品方法，防止產品損傷或變質。

二、儲存：應使用指定之儲存場所或庫房，防止產品於待用或待運期中受損傷或變質，並規定管理進出儲存貨物之適切收發方法，且適時作定期評鑑，檢測庫存品變質狀況。

三、包裝：對包裝、裝箱及標識流程（含所用材料），應作必要管制，確保符合規定要求。

四、防護：應使用適當方法，防護、隔離管制下之產品。

五、交貨：於產品最終檢驗與測試後，應作適當安排以保護產品品質；如合約約定者，其產品保護並應延伸至包括交貨目的地在內。

第 139 條　製造業者應建立並維持書面程序，鑑別、蒐集、索引、取閱、建檔、儲存、維護及處理品質紀錄。

製造業者之品質紀錄及其管制，應符合下列規定：

一、品質紀錄應予保存，以證明產品符合規定要求與品質系統之有效運作。

二、品質紀錄，應包括分包商之品質紀錄。

三、品質紀錄之保存期限，應明文規定，並至少應與其醫療器材之有效期間相同，且不得少於自產品出廠後兩年。

四、品質紀錄應易於閱讀，且其貯存與保管方法應便於存取，並存放於適宜環境，防止損壞、變質、遺失。

五、如合約有約定者，品質紀錄應供客戶於約定期間內作評估之用。

第四章　臨床試驗用醫療器材

第 140 條　臨床試驗用醫療器材，除本章之特別規定外，其設計與開發、製造、加工、包裝、儲存及安裝之方法、設施，適用本編第二章之規定。

第 141 條　製造業者對於臨床試驗用醫療器材之製造程序，如尚未確效或未訂定完整之製造管制標準書者，其每批產品之製造過程及原物料之使用，應訂定書面作業程序並詳實紀錄。批次製造紀錄，應於臨床試驗完成後或於產品完成後保存至少二年，二者以期間較長者爲準。

第 142 條　製造業者對於臨床試驗用醫療器材之標示，除須符合本法有關規定外，應另標示「臨床試驗專用」、試驗委託者名稱及足以確認試驗場所、研究人員之試驗編號。

第 143 條　製造業者對於臨床試驗用醫療器材，應依產品性質、容器特性及儲存條件，決定標籤上適當之保存期限；其標示之有效期間，不得超過原包裝產品原標示之有效期間。

第 144 條　製造業者對於臨床試驗用醫療器材委託製造及檢驗者，其委託契約應明確規定該產品限供臨床試驗之用。

第 145 條　製造業者對於臨床試驗用醫療器材之銷毀作業，不得在未完成所有臨床試驗及最後總合報告前進行；其銷毀，應製作銷毀紀錄記載所有相關之銷毀作業，並由製造業者保存之。

第四編　附則

第 146 條　本準則自發布日施行。

第三章 新藥臨床試驗基準

第一節 植物藥新藥臨床試驗辦法

天然植物藥市場甚難預估，因包含太多的項目，若依臺灣中藥材所衍生的藥品、食品、化粧品、生技產品等，以植物藥來看，估計自1998年以來，以美國、歐洲及亞洲爲主的全球植物萃取物市場，約有30億美元（資料來源：PhytoPharm公司），全球植物藥市場有極大的發展潛力，估計每年均以10~20%的速度快速成長，在2012年達到221億美元，2012年則有250億美元，預估2017年將可成長至266億美元。但若天然植物藥包括未經政府核准，以偏方方式販賣者，則市場値應有上述金額的2~3倍，該產業的成長率超過西藥，具有極大的市場開發潛力。目前已有數十種天然植物藥被列入歐盟國家的藥典，其中德國是歐洲使用植物藥最多的國家，約占歐洲草藥市場的70%，也是植物藥的生產大國。

美國是全球植物藥市場的第一大國，74.6%的人口用過植物藥（資料來源：Mintel調查），植物藥在美國市場分爲草藥療法產品（herbal medicine）和順勢療法產品（homeopathic medicine）市場，這兩類市場中，草藥療法產品的市占率顯然有主導的地位（資料來源：亞洲健康互聯集團）。

定義

一、本基準所稱之植物性產品，係指以植物作爲成分並標示的最終製品，依其標示與預定用途，可以爲食品（包括健康食品、膳食補充品等）、藥品（包括生物性藥品）、醫療器材（例如馬來膠）或是化粧品。

二、本基準所稱之植物藥品，包括植物材料、藻類、大型眞菌或前述的複方製成的藥品，但不包括以下各款情形：

(一) 由基因轉殖植物而來的材料（亦即以重組去氧核糖核酸技術或基因選殖

的植物）。

(二) 植物性來源的高純度物質（例如紫杉醇），或化學修飾物（例如以山藥萃取物合成的雌激素）。

雖然本基準未包括含有動物或動物的一部分（例如昆蟲、環節動物及鯊魚軟骨）及／或礦物之藥品，但不論是單獨使用，或含於植物性產品內，本基準中所述的許多科學原則也適用於這些產品。

當一藥品含有植物性成分及合成或高度純化的藥品，或生物技術衍生或其他天然物衍生的藥品時，本基準只適用於該產品的植物性部分。

三、本基準所稱之健康食品係指健康食品管理法第二條規定之健康食品。

全球前20種暢銷的植物藥中，有8種爲草藥，即：銀杏、金絲桃素、紫錐花（Echinacea）、鋸棕櫚（Saw palmetto）、蘆薈（Aloe）、非洲李屬（Prunus Africanus 蒲公英）、奶薊草（Milk Thistle）、纈草（Valerian）。此外，植物類固醇（steroids）也是目前全球高銷售額的植物藥，已上市的產品種類多，主要用於抗發炎、避孕，或是更年期婦女的荷爾蒙替代療法（資料來源：亞洲健康互聯集團）。

第二節　處方藥或非處方藥新藥查驗登記核准上市

一、植物性產品以特定非處方藥（含指示藥與成藥）適應症於國內上市已有相當的歷史與經驗，則可能具有納入指示藥品審查基準或成藥及固有成方製劑管理辦法之資格。

對於能納入指示藥品審查基準內的植物性產品，需有已發表資料以建立安全性與有效性的認定，通常應包括適當與良好控制的臨床試驗的結果。現行優良製造規範的規定，適用於所有非處方藥產品。

二、植物藥品於國內、外無上市歷史，或者安全性與有效性的現有證據無法納入指示藥品審查基準、成藥及固有成方製劑管理辦法，或擬訂的適應症不適合以非處方藥使用，則製造商必須申請處方藥新藥查驗登記，經核准發給藥品許可證後，始得上市。

三、若植物藥品未被普遍公認爲安全且宣稱的療效未確定，則應視爲處方藥。處方藥新藥查驗登記申請案的內容，必須包含出自適當與良好控制的臨床試驗之有效性具體證據、安全性的證據、及充分的化學、製造與管制資料。

四、依該產品的適應症與特性，以及在無醫師監督下使用時是否安全之不同，植物藥的新藥查驗登記可尋求以處方藥或非處方藥取得上市許可。

五、如植物藥品現有安全性與有效性的資訊，不足以支持新藥查驗登記申請時，本署建議應進行新的臨床試驗來證明其安全性與有效性。

第三節　植物藥品的化學、製造與管制資料

一、提供化學製造與管制資料時，需依相關的法令與基準，並同時考慮植物藥品的獨特特徵。植物藥是衍生自植物物質，且通常製備成複雜的混合物。由於許多植物藥的活性成分及生物活性尚未確認，因此植物藥所需提供的化學、製造與管制（CMC）資料通常不同於合成或高度純化藥品。一般在合成或高度純化藥品的新藥查驗登記時，希望能鑑定出活性成分；但在植物藥方面，活性成分的鑑定並非絕對需要，即使廠商在查驗登記時可鑑定出活性成分，但在臨床試驗申請階段也不一定要提供。

二、因典型植物藥的複雜性質及對其活性成分知識的缺乏，故應以一系列的測試與管制，來確保其基原、純度、品質、力價、效價與一致性。這些測試與管制包括：(一)原料藥與藥品的多種測試（例如：光譜及／或層析指紋圖譜、指標成分的化學分析與生物活性分析；(二)藥材與製程管制（如植物藥藥材的嚴格品質控管及適當的製程管控）；(三)製程確效（尤其是原料藥）。

第四節　支持初期臨床試驗之化學、製造與管制及毒理學資料

一、許多植物性產品可在國內、外以食品合法取得。鑒於此類產品在臨床試驗之外可廣泛取得，故評估此類產品的有效性是很重要的。爲支持初期的臨床試驗，對無已知安全性爭議的合法植物性產品，所需提供之非臨床藥理學與毒理學資料，相較於未合法上市及先前無人體經驗的合成或高度純化新藥，可大幅減免。

二、在大多數情況下，此類初期臨床試驗無需其他的毒理學及化學、製造與管制的資料。

第五節　中藥新藥臨床試驗基準

國人研發中藥新藥有成，首件依照行政院衛生署公告「中藥新藥查驗登記須知」（IND）規定，進行中藥臨床試驗；並且通過中藥新藥查驗登記（NDA）各項審查作業的中藥新藥即將上市。行政院中草藥發展五年計畫（2001-2005）依部會之分工，衛生署係負責建構中藥臨床試驗及法規環境；爲健全新藥（中藥）臨床試驗環境，衛生署前業於民國八十八年十月二十日，公告「中藥新藥查驗登記須知」，以供新藥（中藥）臨床試驗遵循；並陸續成立了12家中藥臨床試驗中心，提供新藥（中藥）臨床試驗場所。且自民國九十年迄今，衛生署中醫藥委員會已陸續接獲21件國內研發之中藥新藥申請執行臨床試驗，其中13件已通過審核准予執行，並有2件已完成全程試驗。本件中藥新藥，主成分爲紅麴，爲一種米類的發酵物。由國內藥商委託國內GMP藥廠製造成紅麴膠囊製劑。本藥之臨床試驗申請，經衛生署同意由教學醫院進行臨床試驗療效評估，歷經一年多之時間，才完成臨床試驗，並經衛生署邀請專家至試驗執行醫院進行GCP（藥品優良臨床試驗準則）查核，經查核符合規定。本藥之中藥新藥查驗登記申請，經提交行政院衛生署藥物審議委員會審議，決議：同意核發藥品許可證，適應症爲：「降低高膽固醇血症、高三酸甘油脂血症」，效能爲：「消食活血、健脾燥胃」。本案爲國內第一件經由IND & NDA通過之新藥，除代表國內生技產業具有研發新藥（中藥）之能力外，更顯示我國中藥之審查品質，已能依照現代化及科學化方式進行，有助於激勵國內業者，進一步依國際審查慣例開發產品，並進軍國際市場，開創中草藥新紀元。列示中藥新藥臨床試驗基準如下：

一、爲達到中藥使用之有效與安全，兼顧傳統與科學，推動我國中藥產業技術升級，加速申請中藥新藥臨床試驗，特訂定本基準。

二、申請中藥新藥臨床試驗，應依藥品優良臨床試驗準則之規定。

三、本基準所稱新藥，係指藥事法第七條所稱之新藥。

四、本基準所稱中藥，係指不包含業經高度純化，或經化學合成或修飾之下列各款藥品：

(一) 典籍記載之傳統中藥。

(二) 民間使用或其他國家使用之草藥，經傳統或現代抽提方法獲得之藥品。

五、本基準所稱傳統使用經驗範圍，係指組成藥物之藥味爲常用中藥材，組方依據符合中醫理論，且治療劑量與期間均在傳統合理使用範圍之內者。

六、本基準有關人體使用經驗之資料，得依下列各款提供：

(一) 市場經驗。

(二) 發表於有審查機制之科學期刊。

(三) 固有典籍收載。包括中央衛生主管機關認定之醫宗金鑑、醫方集解、本草綱目、本草拾遺、本草備要、中國醫學大辭典、中國藥學大辭典。

(四) 其他傳統古籍記載、臨床觀察報告或中醫專家之經驗相關資料。

前項第一款之市場經驗，中央衛生主管機關應審查其是否爲製藥先進國家，及是否具備健全之藥品不良反應通報系統。

七、下列各款得視爲有適當人體使用經驗，申請時得作爲直接進入初期療效探索臨床試驗之資料：

(一) 收載於固有典籍之傳統方。

(二) 已上市之非傳統方。

(三) 未超過傳統使用經驗範圍之新複方。包括固有典籍收載之加減方，未超過中醫師使用經驗範圍之加減方。

(四) 適當萃取或部分純化之傳統方。

前項第一款至第三款者，均須爲傳統製備方法。

八、下列各款之中藥新藥，應依本基準之規定申請臨床試驗：

(一) 新藥材、新藥用部位。

(二) 超過或未超過傳統使用經驗範圍之部分純化中藥。

(三) 超過或未超過傳統使用經驗範圍之新複方。

(四) 超過或未超過傳統使用經驗範圍之固有方劑之新療效或新使用途徑。

(五) 前四款之一，已通過中藥新藥查驗登記之新使用途徑、新療效或新劑型。

九、執行中藥新藥臨床試驗，應由符合醫療法第七十八條規定之評鑑合格教學醫院，或有特殊專長，經中央主管機關同意之醫療機構爲之。

十、執行中藥新藥臨床試驗，其計畫主持人應具備下列資格：

(一) 臨床試驗計畫係宣稱西醫診斷系統之適應症者，應由所宣稱療效相關之專科醫師主持。如試驗設計涉及中醫診斷系統之應用，應由中醫師協同主持。

(二) 臨床試驗計畫係宣稱中醫診斷系統之適應症，應由中醫主治醫師主持。

十一、申請中藥新藥臨床試驗，如已具備廣泛人體使用經驗，得直接進行療效探索之臨床試驗，以決定中藥是否具有療效或其他可能之適應症。

前項中藥劑量之選擇，如尚有疑問，應備具進行隨機、平行、劑量－反應之早期臨床試驗資料。

十二、對於尚未有人體使用經驗之中藥，申請進行早期臨床試驗，應備具探討其安全性之試驗資料。

十三、申請第三階段臨床試驗，其目的應包括下列各款：

(一) 研究療效及不良反應之劑量－反應關係。

(二) 試驗用藥長期有效性。

(三) 探討藥品使用於更多族群、或用於疾病之不同階段、或與不同藥品合併使用之情形。

十四、傳統方或已上市之非傳統方申請中藥新藥臨床試驗，應備具下列化學製造管制之資料：

(一) 藥材基原鑑定。

(二) 有效、指標或活性成分描述。

(三) 藥品之製程、規格及分析方法。

(四) 檢驗報告及安定性資料。

前項傳統方若爲藥廠製造，且領有藥品許可證，可免除化學製程管制之資料。

十五、未超過傳統使用經驗範圍之新複方申請中藥新藥臨床試驗，應備具下列化學製造管制之資料：

(一) 藥材來源。

(二) 藥材基原鑑定。

(三) 有效、指標或活性成分描述。

(四) 藥品之製程、規格及分析方法。

(五) 檢驗報告及安定性資料。

十六、申請中藥新藥臨床試驗，應提具下列化學製造管制之資料：

(一) 藥材之化學製造與管制技術性資料。其查檢表應依附件一之規定。

(二) 半製品及藥品之化學製造與管制技術性資料。其查檢表應依附件二之規定。

十七、試驗用藥係已有廣泛傳統人體使用經驗之傳統方，得備具下列足以支持臨床試驗之安全性資料，申請暫不提供毒理藥理試驗，即進入初期療效探索臨床試驗：

(一) 每一種植物的基原（鑑別）及部位，與中醫藥或傳統典籍一致。

(二) 複方每一味藥之劑量，在傳統使用經驗之內。

(三) 與傳統製備之方法一致。

初期療效探索臨床試驗中之用法、用量及使用期間，超過傳統者，中央衛生主管機關得視其超過之程度，認定是否得暫不提供毒理藥理試驗，即進入初期療效探索臨床試驗。

十八、試驗用藥係於我國或其他國家、地區上市之非傳統方，初期療效探索臨床試驗中之用法、用量及使用期間不超過其上市核准範圍者，得申請暫不提供毒理藥理試驗，即進入初期療效探索臨床試驗。

前項之用法、用量及使用期間，超過上市經驗者，中央衛生主管機關得視其超過之程度，認定是否得暫不提供毒理藥理試驗，即進入初期療效探索臨床試驗。

十九、試驗用藥係未超過傳統經驗範圍之新複方，符合下列條件者，得申請暫不提供毒理藥理試驗，即進入初期療效探索臨床試驗：

(一) 每一種植物之基原（鑑別）及部位，與中醫藥或傳統典籍一致。

(二) 複方每一味藥之劑量，在傳統使用經驗之內。

(三) 與傳統製備之方法一致。

(四) 與傳統使用之投藥途徑、投藥頻率及劑量一致。

符合前項第一款，不符合第二款至第四款者，如可依學理推測其爲安全，得申請暫不提供毒理藥理試驗，即進入初期療效探索臨床試驗。但中央衛生主管機關得視其超過之程度，認定是否得暫不提供毒理藥理試驗，即進入初期療效探索臨床試驗。

二十、試驗用藥係適當萃取或部分純化之傳統方，純化後之劑量不超過傳統經驗，能依學理推測其爲安全者，得檢具臨床試驗係在密切監測條件下進行之資料，申請暫不提供毒理藥理試驗，即進入初期療效探索臨床試驗。但中央衛生主管機關得視其超過之程度，認定是否得暫不提供毒理藥理試驗，即進入初期療效探索臨床試驗。

二十一、依第十七點至第二十點規定申請者，若其初期療效探索臨床試驗期間係六個月以上之長期試驗，應提供至少一個月期間之一般毒性試驗與基因毒性之資料，以確保受試者之安全。

二十二、依第十七點至第二十點規定申請者，應提具搜尋文獻上有關試驗用藥之資料，並就所蒐集之資料依下列順序，評估其臨床前之安全性與有效性，作成書面綜合摘要報告：

(一) 最終劑型之有效性及安全性。

(二) 個別成分之有效性及安全性。

(三) 試驗用藥中已知成分之有效性及安全性。

前項報告應包含文獻之毒理、藥理資料，分析試驗用藥以下事項：

(一) 一般毒性。

(二) 可能產生毒性之器官。

(三) 是否含有會產生致畸胎性、致癌性及致突變性之成分。

(四) 可能產生之毒性與其劑量及使用期間之關係。

(五) 藥理作用。

二十三、下列中藥新藥應依附件三之查檢表提供臨床試驗毒理藥理技術性資料：

(一) 試驗用藥非以傳統方法製備，或以傳統方法製備但超過傳統用法、用量者。

(二) 已完成早期臨床試驗者，如試驗用藥顯示其療效而欲進入較大型之後期臨床試驗者。

除前項外，申請者亦應依第二十二點之規定，提具書面綜合摘要報告。

二十四、申請中藥新藥臨床試驗，應依藥品優良臨床試驗準則之規定，檢附下列資料，連同規費及藥品臨床試驗申請書一式三聯，向中央衛生主管機關申請：

(一) 藥商許可執照影本（申請者若爲醫院，請附醫院證明）。

(二) 出產國及核准上市國最高衛生主管機關許可製售證明（若有，應檢附之）。

(三) 人體試驗委員會同意臨床試驗證明書，或說明是否爲平行送審案。

(四) 藥品臨床試驗計畫內容摘要表。

(五) 由計畫主持人及協同研究人員簽章之臨床試驗計畫書。

(六) 受試者同意書。

(七) 個案報告表。

(八) 藥物不良反應通報表。

(九) 計畫主持人與協同研究人員之學、經歷說明及著作。

(十) 臨床試驗可能之傷害賠償及相關文件。

(十一) 藥品特性資料或主持人手冊：

1. 化學製程與管制資料。
2. 毒理藥理資料。
3. 臨床資料（人體使用經驗及科學期刊發表）。

(十二) 其他經中央衛生主管機關要求所檢送之相關資料。

附件一

中藥新藥臨床試驗化學製造與管制技術性資料查檢表

藥材（Raw material）

項目Items	備註Notes	Phase		
		I	II	III
1.1. 俗名、同義名（Common name & synonym）		△	○	○
1.2. 科、屬、種（Family, genus, species）		△	○	○
1.3. 形態、切片鏡檢（Morphological & anatomical examination）	由圖繪、文字、鏡檢照片說明（Illustrated by figures, descriptions & photographs）	△	○	○
1.4. 基原鑑定（Certificate of authenticity）		○	○	○
1.5. 原料留樣（Voucher specimen）	每一批應有原料留樣（every batch）	×	○	○
1.6. 是否瀕臨絕種（Endangered or threatened species）	根據US/ESA/CITES判定（Identified by US/ESA/CITES）	△	○	○
1.7. 有效／指標成分描述（Active/marker ingredient description）	若可行（if available）	○	○	○
1.8. 規格及分析方法（Acceptance specifications & analytical methods）		△	○	○
1.9. 檢驗報告（Certificate of analysis）	與成品同批之報告及批次分析數據（CoA of the lot used for the production of the finished product and the Batch Analyses Data）	△	○	○
1.9.1. 層析或光譜圖檢查（Chromatographic or spectroscopic examination）	色層分析指紋圖譜（chromatographic fingerprint）或光譜分析指紋圖譜（spectroscopic fingerprint）	△	○	○
1.9.2. 有效／指標成分鑑定（Chemical identification for active/marker ingredients）		△	○	○

項目Items	備註Notes	Phase		
		I	II	III
1.9.3. 有效／指標成分定量分析[2]（Assay for active/marker ingredients）	每種藥材至少一個合理的指標成分（each raw material at least one reasonable active/marker ingredient）	△	○	○
1.9.4. 生物活性試驗[2]（Biological assay）	若可行（if available）	△		○
1.9.5. 總灰分（Total ash）		△	○	○
1.9.6. 酸不溶性灰分（Acid insoluble ash）		△	○	○
1.9.7. 水萃取物（Water soluble extract）	若製程上是以其他溶媒萃取藥材，應加作其使用溶媒之萃取物。（If the extraction process used other solvent, should be provided those solvent extract）	△	○	○
1.9.8. 重金屬（Heavy metals）	如鉛、砷、汞、銅、鎘等[3]（e.g., Pb, As, Hg, Cu, Cd, etc.）	○	○	○
1.9.9. 殘餘農藥（Residual pesticides）		○	○	○
1.9.10. 微生物限量（Microbial limits）		△	○	○
1.9.11. 微生物汙染（Microbial contaminations）	如黃麴毒素[4]（e.g., aflatoxins）	△	○	○
1.9.12. 攙雜物（Foreign materials & adulterants）		×	○	○
1.10. 對照品（Reference sample）	每味藥材應有對照品供鑑別比對（a specimen of each raw material should be retained as reference standard for use in identification and other comparative tests）	△	○	○
1.11. 栽培者／供應者名稱與地址（Grower/supplier name and address）		×	○	○

項目Items	備註Notes	Phase		
		I	II	III
1.12. 來源（Current sources）	含地理分布、栽培或自野外獲得（including its geographical location and whether it is cultivated or harvested from the wild）	○	○	○
1.13. 收成（Harvesting）	含收成的地點與時間（Harvest location and time）	×	○	○
1.14. 處理過程（processing）	含收集、清洗、乾燥、保存及炮製過程（including collection, washing, drying, preservation and treatment）	×	○	○
1.15. 運送過程（Transportation）	含發貨、處理、運輸及貯存（including shipping, handling, transportation and storage）	×	○	○

註：

○表示需檢附該項目之資料。

△表示視個案而定。

×表示無需檢附該項目之資料。

1.藥材符合「中藥材生產品質管制規範」者，若能檢附該批藥材之生產品管紀錄，除每批應留原料留樣外，其餘1.1.~1.7.及1.11.~1.15.項得酌予減免；其他藥材則應以首批進用之藥材為準建立資料，並逐批比對，若有不一致情形應提供前後批藥材相等性證明。

2.「1.9.3.有效／指標成分定量分析」及「1.9.4.生物活性試驗」得檢附原因擇一執行；複方製劑若選擇「生物活性試驗」作為檢驗項目者，僅需檢附半製品／藥品查檢表之2.6.5.項「生物活性試驗」檢驗成績。複方藥材之「指標成分定量分析」應取主要療效藥材及毒性藥材成分至少兩個為指標，最好該指標成分為已知化合物，並備有標準品。

3.重金屬限量除需符合本署公告標準外，原則上採德國藥典標準：鉛5mg/Kg，鎘0.2mg/Kg，汞0.1 mg/Kg，其他重金屬之檢驗及限量視藥材產地及當地所採標準依個案而定。

4.黃麴毒素限量除需符合本署公告標準外，原則上採德國藥典標準：Aflatoxin B1: 2 mg/Kg，Aflatoxin B1, B2, G1 & G2: 4 mg/Kg，Aflatoxin M1: 0.05 mg/Kg。

5.動物或礦物天然藥材，可依實際狀況，參考上述項目說明。

附件二

中藥新藥臨床試驗化學製造與管制技術性資料查檢表

半製品及藥品（Semimanufacture/Drug product）

項目Items	備註Notes	Phase		
		I	II	III
2.1. 描述（Description）	特徵、劑型與外觀（Characters, dosage form and appearance）	○	○	○
2.2. 成分與組成（Components and composition）	主成分與賦形劑含量（quantitative description of drug substance and excipients）	○	○	○
2.3. 製造者名稱及地址（Manufacturer's name and address）		○	○	○
2.4. 製程（Manufacturing process）	含流程圖（including flow chart）	○	○	○
2.5. 規格及分析方法（Acceptance specifications & analytical methods）		○	○	○
2.6.檢驗報告（Certificate of analysis）	報告及批次分析數據（CoA of the finished product and the Batch Analyses Data）	○	○	○
2.6.1. 外觀（Appearance）		△	○	○
2.6.2. 層析或光譜圖檢查（Chromatographic or spectroscopic examination）	色層分析指紋圖譜（chromatographic fingerprint）或光譜分析指紋圖譜（spectroscopic fingerprint）	△	○	○
2.6.3. 有效／指標成分鑑定（Chemical identification for active/marker ingredients）		△	○	○
2.6.4. 有效／指標成分定量分析（Assay for active/marker ingredients）	至少一個合理之成品指標成分，需分別來自不同藥材，其中一種為主要療效藥材或毒性藥材（at least one reasonable active/marker ingredient of the finished product）	△	○	○
2.6.5. 生物活性試驗（Biological assay）	若可行（if available）	△	○	○

項目Items	備註Notes	Phase		
		I	II	III
2.6.6. 抽提比例（Strength by weight）	原藥材與半製品之重量比例	△	○	○
2.6.7. 總灰分（Total ash）		○	○	○
2.6.8. 酸不溶性灰分（Acid insoluble ash）		△	○	○
2.6.9. 水萃取物（Water soluble extract）	若製程上是以其他溶媒萃取藥材，應加作其使用溶媒之萃取物。（if the extraction process used other solvent, should be provided those solvent extract）	△	○	○
2.6.10. 含水量（Water content）		△	○	○
2.6.11. 殘餘溶媒（Residue solvents）		○	○	○
2.6.12. 重金屬（Heavy metals）	如鉛、砷、汞、銅、鎘等[3]（e.g., Pb, As, Hg, Cu, Cd, etc.）	○	○	○
2.6.13. 殘餘農藥（Residual pesticides）		○	○	○
2.6.14. 微生物限量（Microbial limits）		○	○	○
2.6.15. 微生物汙染（Microbial contaminations）	如黃麴毒素[4]（e.g., aflatoxins）	△	○	○
2.6.16. 放射性同位素汙染（Radioisotope contaminations）	若可行（if applicable）	△	○	○
2.7. 安定性資料（Stability data）	足夠的安定性資料[6]（sufficient stability data）	○	○	○
2.8. 對照標準品（Reference standard）	應指定一批成品作為對照試驗的標準（a batch of the finished product should be designated as reference standard for use in identification and other comparative tests）	△	○	○
2.9. 批次紀錄（Batch record）		△	○	○

項目Items	備註Notes	Phase		
		I	II	III
2.10. 容器與封蓋（Container and closure）		△	○	○
2.11. 容器標示（Container label）		△	○	○

註：

○表示需檢附該項目之資料。

△表示視個案而定。

×表示無需檢附該項目之資料。

1.若由藥材經半製品再製成藥品一貫作業者，半製品之檢驗資料免附；若製程啓始自半製品，除應檢附該半製品上列完整資料外，並應依照藥材1.8及1.9以外的項目檢附資料。

2.「2.6.4.有效／指標成分定量分析」及「2.6.5.生物活性試驗」得檢附原因擇一執行，並據以實施安定性試驗。

3.重金屬限量除需符合本署公告標準外，原則上採德國藥典標準：鉛5 mg/Kg，鎘0.2 mg/Kg，汞0.1 mg/Kg，其他重金屬之檢驗及限量視藥品製程及特殊狀況依個案而定。

4.黃麴毒素限量除需符合本署公告標準外，原則上採德國藥典標準：Aflatoxin B1: 2 mg/Kg，Aflatoxin B1, B2, G1 & G2: 4 mg/Kg，Aflatoxin M1: 0.05 mg/Kg。

5.動物或礦物天然藥材，可依實際狀況，參考上述項目說明。

6.所稱「足夠的安定性資料」係指實施滿三個月以上之加速試驗，由該試驗所預估之架貯期能涵蓋臨床試驗全部時程者；若有其他安定性試驗數據、資料，證明試驗用藥之安定性能跨越全部臨床試驗期程，且無安全顧慮者，原則上亦可接受，唯在新藥查驗登記（NDA）時，安定性資料必須符合民國九十四年署訂「安定性試驗基準」，基於此限制，申請廠商宜及早依照署訂基準實施安定性試驗。初期療效探索臨床試驗用藥之安定性原則上比照上列規定實施，若能提出具體理由，證明試驗藥品具有良好安定性質，且經審查無其他安全顧慮者，得酌予減免安定性要求。

附件三

中藥新藥臨床試驗毒理藥理技術性資料查檢表

凡「中藥新藥查驗登記申請應檢附之技術性資料查檢表」中所明訂之新藥分類，需於查驗登記時提供各項非臨床安全性試驗資料者，於臨床試驗期間（Phase I ~ III）依此表辦理。

試驗種類	第一或第二階段（Phase I/II）	第三階段（Phase III）	查驗登記
主藥效試驗（可不限於動物藥理試驗）（Primary pharmacodynamics）	應提供。	應提供。	應提供。
安全性藥理（Safety Pharmacology）	應提供，但若藥品曾有人體使用經驗或藥品係由傳統藥材組合成之新複方，則可視個案暫時免除。	應提供，但若藥品曾有人體使用經驗或藥品係由傳統藥材組合成之新複方，則可視個案暫時免除。	應提供，請參考「中藥新藥查驗登記申請應檢附之技術性資料查檢表」。
單一劑量毒性（Single dose toxicity）	應提供2種哺乳類動物（囓齒類或非囓齒類）試驗資料，惟臨床試驗中藥品使用之劑量及使用之期間不超過傳統或國內外已上市之人體使用經驗時，可暫免除；藥品已有人體經驗或藥品係由傳統藥材組合成之新複方，但不符前述者，則可依個案情形暫時減免一種動物試驗資料*。	應提供2種哺乳類動物（囓齒類或非囓齒類）試驗資料，惟臨床試驗中藥品使用之劑量及使用之期間不超過傳統或國內外已上市之人體使用經驗時，可暫免除；藥品已有人體經驗或藥品係由傳統藥材組合成之新複方，但不符前述者，則可依個案情形暫時減免一種動物試驗資料*。	應提供2種哺乳類動物（囓齒類或非囓齒類）試驗資料。

中藥新藥臨床試驗毒理藥理技術性資料查檢表（續一）

試驗種類	第一或第二階段（Phase I/II）	第三階段（Phase III）	查驗登記
重複劑量毒性（Repeated dose toxicity）	應提供2種動物（一為囓齒類；一為非囓齒類）試驗資料，且試驗期間不得短於臨床試驗進行時間（參考表A），惟 (1)臨床試驗中藥品使用之劑量及使用之期間不超過傳統或國內外已上市之人體使用經驗時，可暫時免除； (2)藥品若曾進行控制良好之臨床試驗，可提供其安全性報告，視個案暫時免除； (3)藥品已有人體經驗或藥品係由傳統藥材組合成之新複方，但不符(1)者，則可依個案情形暫時減免一種動物試驗資料*。	應提供2種動物（一為囓齒類；一為非囓齒類）試驗資料，且試驗期間不得短於臨床試驗進行時間（參考表A）。惟 (1)臨床試驗中藥品使用之劑量及使用之期間不超過傳統或國內外已上市之人體使用經驗時，可暫減免一種動物試驗資料*； (2)藥品若曾進行控制良好之臨床試驗，可提供其安全性報告，視個案暫減免一種動物試驗資料*。	應提供2種動物（一為囓齒類；一為非囓齒類）試驗資料，且試驗期間應參考表B。

中藥新藥臨床試驗毒理藥理技術性資料查檢表（續二）

試驗種類	第一或第二階段（Phase I/II）	第三階段（Phase III）	查驗登記
體外基因毒性（In vitro genotoxicity）	應提供。	應提供。	應提供。
體內基因毒性（In vivo genotoxicity）	可暫不提供。	應提供。	應提供。
生殖毒性第一期（Reproduction toxicity Segment I）	若臨床試驗中使用高效率避孕法，可不提供。	若臨床試驗中使用高效率避孕法，且重複劑量毒性試驗結果顯示藥品對於生殖系統無毒性作用者，可暫免除。	應提供。
生殖毒性第二期（Reproduction toxicity Segment II）	若臨床試驗中使用高效率避孕法，可不提供。	應提供兩種動物之試驗資料。	應提供兩種動物之試驗資料。
生殖毒性第三期（Reproduction toxicity Segment III）	若臨床試驗中使用高效率避孕法，可不提供。	若臨床試驗中使用高效率避孕法，可不提供。	應提供。
致癌性 Carcinogenicity	可不提供。	除有特殊致癌性疑慮外，可不提供。	應提供。
局部耐受性 Local tolerance	應提供，惟已有相同投予途徑之人體使用經驗者，可暫免除。	應提供，惟已有相同投予途徑之人體使用經驗者，可暫免除。	藥品局部使用者，應提供。
抗原性（Antigenicity）	若無特殊考量，可不提供。	若無特殊考量，可不提供。	藥品具抗原性考量者，應提供。
依賴性（Dependence）	若無特殊考量，可不提供。	若無特殊考量，可不提供。	藥品具有依賴性傾向，應提供。

*：若只提供囓齒類動物資料，試驗動物需為大鼠（rat）。

表A　臨床第一、二、三階段必須提供重複劑量毒性試驗之最短給藥期間

藥品於臨床試驗使用期間	重複劑量試驗最低投藥期間	
	囓齒類動物	非囓齒類動物
單一劑量	2星期	2星期
2星期（含）	2星期	2星期
1個月（含）	1個月	1個月
3個月（含）	3個月	3個月
6個月（含）	6個月	6個月
6個月以上	6個月	9個月

表B　查驗登記時必須提供之重複劑量毒性試驗之最短給藥期間

藥品於臨床試驗使用期間	重複劑量試驗最低投藥期間	
	囓齒類動物	非囓齒類動物
2星期（含）	1個月	1個月
1個月（含）	3個月	3個月
3個月（含）	6個月	3個月
3個月以上	6個月	9個月

第四章　藥物、食品、化粧品各項申請流程

第一節　中藥查驗登記申請流程

第三章　中藥

第一節　通則

第 74 條　本章所定中藥之檢驗規格，以臺灣中藥典、中華藥典或中央衛生主管機關認定之其他各國藥典或公告事項爲準，藥典並以最新版本或前一版本爲限。

前項檢驗規格，臺灣中藥典、中華藥典未收載或非屬中央衛生主管機關認定之其他各國藥典或公告事項者，製造及輸入業者應視需要自行定之。

第 75 條　中藥之處方依據，應符合下列規定之一：

一、屬中央衛生主管機關公告之基準方者，其劑型、處方內容，與基準方所載者相同。

二、符合固有典籍或其他經中央衛生主管機關認可之典籍所載之處方。

三、符合其他藥商藥品許可證所載之處方。但內政部核發或其後經中央衛生主管機關換發之非屬固有典籍收載之藥品許可證所載之處方，不得爲處方依據。

四、屬外銷專用許可證者，符合輸入國藥典、基準方或訂單要求。

前項第二款固有典籍，指醫宗金鑑、醫方集解、本草綱目、本草拾遺、本草備要、中國醫學大辭典及中國藥學大辭典。

查驗登記申請書之處方依據欄，應記載許可證字號或書名、版次及頁數，並檢附其影本。

前項所檢附處方依據之劑型，應與擬製造、輸入者相符。但散劑、膠囊劑互為變換，或中藥濃縮製劑各劑型之間互為變換者，不在此限。

第 76 條　中藥之品名，應依下列規定定之：

一、單方製劑：以中藥材名，加冠廠名、品牌或註冊商標及劑型名稱；其以商品名加冠者，並於品名末處以括號加註中藥材名。

二、複方製劑：以原典成方名，加冠廠名、品牌或註冊商標及劑型名稱；其以商品名加冠者，並於品名末處以括號加註原典成方名。

前項中藥之品名，專供外銷者，不受前項之限制。

第 76-1 條　中藥有外銷專用品名，或有下列情形之一，於申請查驗登記時，檢附註明外銷專用品名之輸入國訂單或商標註冊證影本者，其品名得免含廠名：

一、申請人為商標權人。

二、申請人為非商標權人，其獲授權使用商標，且商標權人為接受申請人委託製造之受託製造廠，並具有檢附商標使用授權書者。

三、申請人為非商標權人，其獲授權使用商標，且商標權人非接受申請人委託製造之受託製造廠，經商標專責機關登記，並具有檢附商標使用授權書及登記證明文件者。

第 76-2 條　中藥之品名不得使用他廠藥品商標或廠名。但取得所用廠名之商標權，或其係委託製造，取得受託製造廠出具之廠名使用同意書者，不在此限。

第 76-3 條　中藥之品名之使用方式，分中文及外文：

一、中文：不得夾雜外文或阿拉伯數字。但具直接意義者，不在此限。

二、外文：得以中文音譯或意譯。

前項品名，至多擬訂三種，由中央衛生主管機關核准其一。

專供外銷中藥品名，由中文直接音譯者，不受前項數量之限制。但非直接音譯者，每次申請所核准數量，以三種為限。

第 76-4 條　中藥之商品名，不得與其他藥商藥品之商品名相同或近似，且不得涉及仿冒或影射情事。

新申請案擬使用申請人原有藥品許可證之品名加註其他字樣者，所加註之字樣，不得使人對原品名與加註字樣之品名有不當聯想或混淆。

第 76-5 條　中藥以同一處方，作成大小丸、大小錠或大小膠囊者，其所用品名應相同，並應於品名末處以括號加註可資辨別之名稱；同一處方作成不同劑型者，其品名得不相同。

同藥商之不同處方，不得使用相同品名。

第 76-6 條　中藥之品名涉及療效者，應與其效能及適應症配合；必要時，應提供臨床療效評估結果佐證之。

第 76-7 條　中藥之品名不得涉有虛僞或誇大效能、安全，或使人對品名與效能產生不當聯想、混淆或助長藥品濫用之虞。

第 76-8 條　申請中藥許可證移轉或品名變更，或中藥品名有與前七條規定不符者，中央衛生主管機關得重新審查核定其藥品品名。

第 77 條　中藥查驗登記申請書之包裝欄，應載明包裝數量、包裝材質及包裝形態；其包裝數量所載之包裝最小單位，應與藥品查驗登記申請書之劑型單位相同。

中藥藥膠布包裝數量之重量標示，不包括布膜之重量。

第 77-1 條　中藥之單位包裝最大限量如下：

一、錠劑、丸劑、膠囊劑：一千粒以下。

二、粉劑、散劑、顆粒劑、膠劑、油膏劑、硬膏劑：一千公克以下。

三、內服液劑、外用液劑、膏滋劑、酒劑、露劑：一千毫升以下。

四、碎片劑：一千包以下。

五、藥膠布劑：一千片以下。

中藥多劑量之最小包裝，以成人二日最小用量爲準。

申請外銷專用、藥廠及食品製造廠商作爲原料使用，或醫療機構使用之中藥，其最大或最小包裝數量，不受前二項規定之限制。但申請供醫療機構使用之藥品包裝，不得超過包裝限量規定之二倍量。

中藥包裝於前三項規定範圍內，廠商得配合市場需要，自行調整，免申請變更登記；前三項規定範圍外之包裝，仍應檢附醫療機構或學術團體訂購證明，申請變更登記。

第 78 條 中藥查驗登記申請書之原料名稱及分量欄，應符合下列規定：

一、原料名稱以中文標示。

二、中藥材，以本草綱目、臺灣中藥典或其他經中央衛生主管機關認可之藥典或醫藥品集所載者為準，並以公制單位填載原料含量。

三、依君、臣、佐、使及賦形劑之順序填明全處方；其屬中央衛生主管機關公告之基準方者，依基準方之順序填載。

四、單位標示：

(一) 傳統錠、丸、膠囊製劑：以最小單位標示各原料分量之含量。

(二) 傳統粉、散、顆粒、膠、油膏、硬膏、藥膠布製劑：以每公克標示各原料分量之含量。

(三) 液、膏滋、酒劑、露劑製劑：以每毫升標示各原料分量之含量。

(四) 碎片劑：以一包為單位標示。

(五) 中藥濃縮製劑：單方製劑，以一公克為單位標示；複方製劑，以一日用量為單位標示。但錠、丸、膠囊製劑，以最小單位標示各原料分量之含量。

五、膠囊殼標示：

(一) 軟膠囊：載明軟膠囊殼之全處方。

(二) 硬膠囊：分別載明膠囊殼蓋、體之外觀顏色及膠囊大小號數。

六、感冒、咳嗽製劑含有茶葉者，其一日茶葉之最大分量為三點七五公克。

第 79 條 中藥查驗登記申請書之效能或適應症欄，應符合下列規定：

一、依據中央衛生主管機關公告之基準方者，所載與基準方相符。

二、依據固有典籍者，所載與典籍相符。

三、依據其他藥商之藥品許可證所載處方者，所載與藥品許可證相符。

四、經臨床試驗者，所載與經備查之臨床試驗報告相符。

第 80 條　中藥查驗登記申請書之用法用量欄，應符合下列規定：

一、符合原處方依據之分量比例使用。

二、濃縮劑型及內服液劑中藥之每日服用量，經換算後與一日飲片量相同，原則上分二至三次服用。

三、小兒用量：原則上八至十五歲服成人三分之二量；五至七歲服成人二分之一量；二至四歲服成人三分之一量；或標示兒童依年齡遞減。

二歲以下嬰幼兒，應由醫師診治服用，成藥不得對二歲以下嬰幼兒標示用法、用量。

第 81 條　中藥之標籤、仿單或包裝之刊載事項，應符合本法第七十五條規定；其刊載之方式及內容，字體應易於辨識，並符合下列規定：

一、仿單載明儲藏及其他應刊載之必要事項。

二、仿單記載事項，不得超出其效能或適應症。複方製劑，以各有效成分混合使用之主要藥理作用爲範圍，不得有誇大字樣。

三、仿單詳實刊載禁忌、警語、副作用及注意事項，使用紅字或粗黑異體字，必要時，並得加印紅框。

四、使用商品名爲品名之中藥製劑，於仿單之品名後加註原典成方名。無仿單者，標示於標籤或外盒。

五、中文仿單之字體大小規格，除另有規定外，不得小於標楷體七號字。

六、仿單、標籤或包裝，不得刊印涉及猥褻、有傷風化或誇大效能、適應症之圖案或文字。

七、仿單、標籤或包裝，刊載經銷商名稱時，經銷商應取得藥商許可執照，且其上刊載經銷商名稱之字體不得大於許可證持有藥商名稱之字體。

八、中文品名之字體，不得小於外文字體，且單一中文品名字體高度不得小於單一外文字母。

九、藥品名稱字體大小，每個字不得小於另一個字一倍以上。但廠名、商品名及劑型名之間，不互比對。

十、成藥之標籤及包裝，依其類別，加印明顯大號「成藥」或「乙類成藥」，其字體為正楷；其屬外用製劑者，加印「外用」，使用紅字或粗黑異體字，必要時，並得加印紅框。

十一、鋁箔片盒裝之每一片鋁箔紙，均刊載品名、廠名及許可證字號；供醫療機構使用之鋁箔袋裝補充包，亦同。

十二、標籤、包裝，或供醫療機構使用之鋁箔袋裝補充包，依下列方式之一刊載：

(一) 批號、製造日期及有效期間。

(二) 批號及保存期限。

(三) 批號、製造日期及保存期限。

十三、依前款規定刊載製造日期或保存期限時，以年、月、日標明；製造日期、有效期間及保存期限，以消費者易於辨識之方式為之。

十四、輸入藥品之藥商名稱、地址、許可證字號、中文品名及類別，得以小籤條標示。

十五、貼標籤或小籤條，依藥品優良製造規範之作業程序為之；輸入藥品於原廠貼妥，或依藥物委託製造及檢驗作業準則之規定，於輸入國內後委託國內符合藥品優良製造規範之藥廠或醫藥物流中心為藥品包裝及貼標籤或小籤條作業。但國外製造廠之名稱及地址，應於原廠貼妥。

第三條第二項所定外盒、仿單及標籤黏貼表，應貼妥符合前項各款規定之仿單、標籤或小籤條、外盒、鋁箔紙及其他標示材料之已印妥實體或擬稿。

第 82 條　依第九十二條及第九十三條申請中藥查驗登記，經審查通過者，中央衛生主管機關應通知申請人領取藥品許可證及送驗。

申請人接獲前項領取藥品許可證通知後，應於三個月內繳納費用，並依下列程序辦理：

一、檢附印妥之外盒、仿單及標籤黏貼表各二份，新藥為三份。

二、檢還原附外盒、仿單及標籤黏貼表之核定草本。
三、檢還原附之藥品許可證影本。
申請人於規定期限內辦理領證手續，所檢附之標籤、仿單、包裝或其他相關物品資料有誤而須重新更正刊印，應依中央衛生主管機關通知之期限內更正，始得領證。
申請人收受領證通知後，再次申請變更者，應重新繳納變更審查費。
申請人領得藥品許可證後，未依規定辦理送驗手續、送驗樣品經檢驗與申請資料不符或其他原因不合格者，中央衛生主管機關應通知其限期繳回藥品許可證，並依本法有關規定處罰。

第 83 條　申請人接獲前條第一項送驗通知後，應於期限內繳納費用，並檢附原料藥材三份及藥物樣品檢驗遞送表送驗。送驗期限，國產中藥爲三十日，輸入中藥爲三個月。
中央衛生主管機關於必要時，得令其提供藥物樣品三份或適量對照標準品。
前二項所稱三份，指足夠三次檢驗之數量。
中藥檢驗案件經中央衛生主管機關認定應重新檢驗者，申請人應再繳納費用。
申請人送驗時，應遵守之相關事項，準用第二十九條規定。

第 84 條　申請輸入中藥查驗登記，依前條規定送驗前須申請中藥樣品者，除依前條規定辦理送驗外，應依第八十二條第一項送驗通知所載之中藥樣品、原藥材及對照標準品之數量，辦理通關。但輸入之單一包裝數量逾檢驗所需數量者，爲顧及包裝完整性，得商請海關以單一完整包裝酌量放行。
申請輸入中藥變更登記須送驗時，其樣品、數量與通關作業，準用前項規定。

第 85 條　申請人未依規定繳納費用、塡具申請書表、備齊資料或有其他不符本準則規定之情形而得補正時，中央衛生主管機關應通知申請人於三個月內補正。
申請人未能於期限內補正者，得於補正期滿前，以書面敘明理由申請延期；其延期期間，自補正期滿翌日起算一個月，並以一次爲限。屆期未補正者，中央衛生主管機關得依現有資料逕爲審查核駁。

第 86 條 中藥濃縮製劑之審查基準如下：

一、複方以合併煎煮爲原則。原方爲傳統丸、散者，得分別煎煮；阿膠、芒硝、飴糖及其他不能加入煎煮者，不得合併煎煮。

二、煎煮抽出之浸膏，得以中華藥典收載之乳糖、澱粉或不影響藥效之賦形劑調製；其原方依據爲傳統丸、非煮散之傳統散或其他經中央衛生主管機關核准者，亦得以中藥原末調製。中藥原末之微生物限量，適用賦形劑之規定。

三、中藥濃縮製劑微生物、重金屬、農藥殘留之限量，應符合中央衛生主管機關公告之規定。

四、浸膏與賦形劑比例，以一比一爲原則，以一比三爲上限。

五、實際生產之生藥與浸膏比例倍數，不得超過申請值上下百分之十五。

中藥濃縮製劑之指標成分定量法、規格及所需檢附資料，應符合中央衛生主管機關公告之規定。

第 87 條 中藥材使用瀕臨絕種野生動植物國際貿易公約附錄二所列之保育類物種者，應附來源證明。

第 88 條 本準則所定之切結書甲、乙表、外銷專用切結書丙表及遺失切結書丁表，應載明具切結公司或商號名稱、地址、負責人姓名及切結日期，並加蓋與申請書相同之印章；屬委託製造者，應由雙方具名切結。

第 89 條 申請中藥查驗登記或變更登記，其進行國內臨床試驗之規定如下：

一、藥商進行國內臨床試驗，應符合藥品優良臨床試驗準則及中央衛生主管機關公告之規定。

二、藥商進行臨床試驗前，應提出藥品臨床試驗申請書、計畫書、內容摘要表及中央衛生主管機關公告之技術性資料，送交中央衛生主管機關審查。

三、中央衛生主管機關審查同意後，藥商應依審查意見所載事項，進行臨床試驗，並於試驗完成後，將試驗報告結果送交備查；其臨床試驗計畫有變更必要時，應申請核准變更後，始得進行。

四、試驗報告結果未經中央衛生主管機關審查核准，並發給報告備查函之前，其查驗登記或變更登記申請案不予核准。

第 90 條　除本章另有規定外，委託書、出產國許可製售證明、批次製造紀錄與製造管制標準書、已完成變更之證照與黏貼表、檢附之文獻資料與研究報告、申請書之申請者欄、委託製造及檢驗，分別準用第五條、第六條、第十一條至第十三條、第十六條第一項、第三項及第二十三條規定。

中藥申請案件，有下列情形之一者，不予核准：

一、有第二十五條規定情形之一。

二、重複申請同處方依據之同劑型，且非作成大小丸、錠或膠囊。

第二節　中藥查驗登記

第 91 條　申請中藥查驗登記，其製造廠之軟硬體及相關劑型設備，應符合藥品優良製造規範，並提出證明文件影本；屬分段委託製造者，其製造廠應包括分段委託製造中所有製程之受託製造廠。

第 92 條　申請國產中藥查驗登記，應檢附下列文件、資料：

一、藥品查驗登記申請書正本。

二、切結書甲、乙表。同時申請外銷專用品名或外銷專用許可證查驗登記者，並附外銷專用切結書丙表。

三、外盒、仿單及標籤黏貼表各二份。

四、證照黏貼表。

五、處方依據影本。

六、批次製造紀錄影本。

七、成品檢驗規格、成品檢驗方法、成品一般檢查紀錄表、成品檢驗成績書及薄層層析檢驗結果彩色照片或圖片黏貼本各二份；其檢驗項目及規格，符合附件十三及中央衛生主管機關公告事項。

八、安定性試驗書面作業程序及其報告。

九、非中央衛生主管機關核准而收載於固有典籍之處方，屬單方製劑者，檢附一種；屬複方製劑者，檢附處方中不同藥材之二種以上指標成分含量測定檢驗方法、規格範圍及圖譜。但經中央衛生主管機關認定窒礙難行者，不在此限。

十、申請以其他藥商藥品許可證所載處方為處方依據之案件，另檢附該藥品經核准時所提出相同之試驗或檢驗項目資料。

申請外銷專用藥品查驗登記者，前項第七款至第九款所應檢附資料，得依輸入國相關主管機關之法令規定辦理。

第一項第八款安定性試驗，應符合中央衛生主管機關公告之中藥藥品安定性試驗基準。

第 93 條　申請輸入中藥查驗登記，應檢附下列文件、資料：

一、委託書正本。

二、出產國許可製售證明正本及中文譯本。

三、藥品查驗登記申請書正本。

四、切結書甲、乙表。

五、外盒、仿單及標籤黏貼表各二份。

六、證照黏貼表。

七、處方依據影本。

八、與送驗樣品同批之批次製造紀錄影本。

九、中文或英文之原料與成品檢驗規格及檢驗方法二份；其檢附之資料，並符合下列規定：

(一) 載明每一處方成分原料（含主成分及賦形劑）；其原料以藥典為依據者，並檢附藥典所載該原料影本。

(二) 成品之檢驗項目及規格，符合附件十三及中央衛生主管機關公告事項。

十、原料及成品之檢驗成績書二份；其檢附之資料，並符合下列規定：

(一) 載明批號、檢驗日期、品名，並有檢驗人員及其主管之簽名。

(二) 每一處方成分原料（含主成分及賦形劑）之檢驗成績書

所載批號，與所附成品批次使用之原料批號相同；其原料及成品，並依規格逐項檢驗。

十一、安定性試驗書面作業程序及其報告。

十二、非中央衛生主管機關核准而收載於固有典籍之處方，屬單方製劑者，檢附一種；屬複方製劑者，檢附處方中不同藥材之二種以上指標成分含量測定檢驗方法、規格範圍及圖譜。但經中央衛生主管機關認定窒礙難行者，不在此限。

十三、申請以其他藥商藥品許可證所載處方爲處方依據之案件，另檢附該藥品經核准時所提出相同之試驗或檢驗項目資料。

第 94 條　申請中藥新藥查驗登記，應檢附下列文件、資料：

一、查驗登記申請資料。

二、國內臨床試驗報告。

三、中央衛生主管機關公告之技術性資料。

第 95 條　同劑型不同含量之藥品許可證，應分開提出申請。

第 96 條　藥商在同一月內，得申請查驗登記複方二件或單方六件，或複方一件及單方三件。但藥商敘明理由，檢附有關資料，向中央衛生主管機關專案申請核准者，不在此限。

前項有關資料，包括藥品製造、品質管制部門之設備、專業技術人員及其他相關資料。中央衛生主管機關必要時得派員實地檢查其品質管制、生產紀錄、樣品製造過程及藥品監製者駐廠情形。

第一項專案申請，每次以二十四件爲限。

第三節　中藥登記事項之變更

第 97 條　申請中藥登記事項之變更，屬委託製造者，應檢附雙方具名之藥品變更登記申請書。

第 98 條　申請中藥之中、英文品名變更登記，應檢附下列文件、資料：

一、藥品變更登記申請書。

二、藥品許可證正本。

三、切結書甲表；使用商標者，並檢附商標註冊證或核准審定書影本。

四、原外盒、仿單及標籤核定本及擬變更之外盒、仿單及標籤黏貼表各二份。

五、屬輸入之中藥，並檢附原廠變更通知函及出產國許可製售證明正本。

六、屬外銷之中藥，並檢附外銷專用切結書丙表。

第 99 條 中藥劑型之變更，以中央衛生主管機關公告基準方之濃縮散劑及濃縮顆粒劑之間互爲變更爲限。其餘變更劑型，應重新申請。

申請中藥劑型變更登記，應送驗樣品，並檢附下列文件、資料：

一、藥品變更登記申請書。

二、藥品許可證正本。

三、藥品查驗登記申請書正本。

四、切結書甲表。

五、原外盒、仿單及標籤核定本及擬變更之外盒、仿單及標籤黏貼表各二份。

六、證照黏貼表。

七、批次製造紀錄影本。

八、成品檢驗規格、成品檢驗方法、成品一般檢查紀錄表、成品檢驗成績書及薄層層析檢驗結果彩色照片或圖片黏貼本各二份；其檢驗項目及規格，應符合附件十三及中央衛生主管機關公告事項。

九、安定性試驗書面作業程序及報告。

十、屬輸入之中藥，並檢附原廠變更通知函及出產國許可製售證明正本。

第 100 條 申請中藥賦形劑變更登記，應送驗樣品，並檢附下列文件、資料：

一、藥品變更登記申請書。

二、藥品許可證正本。

三、原外盒、仿單及標籤核定本及擬變更之外盒、仿單及標籤黏貼表各二份。

四、批次製造紀錄影本。

五、成品檢驗規格、成品檢驗方法、成品一般檢查紀錄表、成品檢驗成績書及薄層層析檢驗結果彩色照片或圖片黏貼本各二份；其檢驗項目及規格，應符合附件十三及中央衛生主管機關公告事項。

六、安定性試驗書面作業程序及其報告。

七、變更賦形劑之檢驗規格、方法及檢驗成績書。

八、屬輸入之中藥，並檢附原廠變更通知函及出產國許可製售證明正本。

第 101 條　申請中藥之處方變更，屬有效成分變更者，應重新申請查驗登記。但刪除硃砂、保育類藥材，或依基準方處方或其他處方等比例變更，準用前條規定以申請賦形劑變更登記之方式辦理者，不在此限。

第 102 條　申請中藥適應症、效能、用法用量變更登記，應檢附下列文件、資料：

一、藥品變更登記申請書。

二、藥品許可證正本。但申請變更用法用量者，檢附影本。

三、原外盒、仿單及標籤核定本及擬變更之外盒、仿單及標籤黏貼表各二份。

四、變更依據影本。

第 103 條　申請中藥類別、證別變更登記，應檢附下列文件、資料：

一、藥品變更登記申請書。

二、藥品許可證正本。

三、查驗登記申請書正本。

四、原外盒、仿單及標籤核定本及擬變更之外盒、仿單及標籤黏貼表各二份。

五、變更依據影本。

第 104 條　國產中藥製劑標籤、仿單或包裝，有下列情形之一，而未變更原核准文字內容者，得自行變更：

一、圖樣或色澤變更。但不得有涉及猥褻、有傷風化或誤導效能之圖樣。

二、依比例縮小或放大原核准之圖文，或變更原核准圖文之版面位置。

三、字體變更。但其品名英文字體不得大於中文字體。
四、企業識別系統標誌之加印或變更。
五、標籤黏貼變更爲於外包裝直接印刷。
六、增加與原標籤文字、圖樣設計相同之外盒。

國產中藥製劑標籤、仿單或包裝，有下列原核准文字內容變更情形之一，而不涉及藥品品質或用藥安全者，得自行變更：

一、增印或變更條碼、健保代碼、識別代碼、GMP字樣、處方原料之外文名、著作權登記字號、商標註冊證字號或專利證書字號。
二、增印、變更建議售價或消費者服務電話。
三、變更藥商名稱或地址，或增印、變更電話、傳眞、連絡處。
四、增印或變更經銷商名稱、地址。但經銷商名稱之字體不得大於藥商名稱之字體。
五、增加或變更外盒封口標示、價位標示。
六、外銷藥品，依外銷國之要求於標籤、仿單上增列項目。
七、原核定包裝加註「本藥限由某醫院或限供醫院使用，不得轉售」或其他類似用語。
八、英文品名之廠名變更。
九、處方之單位標示以符合臺灣中藥典之方式變更。
十、未變更原貯藏方式，僅變更貯藏法之用詞；其用詞應符合臺灣中藥典或中華藥典。

國產中藥製劑標籤、仿單或包裝，有爲維護藥品品質及用藥安全，而加註使用方法之文字內容變更者，得自行變更。

前三項變更，應符合藥品優良製造規範，並作成紀錄留廠備查。

第 105 條　前條規定以外中藥包裝之變更，應依下列規定申請變更登記：

一、包裝材質不變更，僅申請變更包裝限量者，檢附下列文件、資料：
　(一) 藥品變更登記申請書。
　(二) 藥品許可證正本。
二、包裝材質變更者，檢附下列文件、資料：
　(一) 藥品變更登記申請書。

(二) 藥品許可證正本。

(三) 安定性試驗書面作業程序及其報告。

(四) 批次製造紀錄影本。

前項包裝材質之變更，如涉及標籤、仿單、外盒變更者，並應加具原外盒、仿單及標籤核定本及擬變更之外盒、仿單及標籤黏貼表各二份。

屬輸入之中藥，應另檢附原廠變更通知函及出產國許可製售證明正本。

第 106 條　中藥委託製造登記或委託製造後收回自製登記，應附切結書甲表，並分別準用第六十四條或第六十五條規定。

中藥委託檢驗，準用第六十六條規定。

第 107 條　中藥許可證登記事項之變更，包括原廠變更通知函、檢驗規格與方法、藥商（含製造廠）名稱或地址、藥品標籤、仿單、外盒與鋁箔紙（袋），及其核定本遺失補發，分別準用第四十七條、第五十七條及第六十條至第六十三條規定。

第四節　中藥許可證之移轉、換發及補發

第 108 條　中藥許可證移轉登記或遺失補發、污損換發，分別準用第七十條或第七十一條規定。

第五節　中藥許可證之展延登記

第 109 條　中藥許可證有效期間展延，應於期滿前六個月內申請。

逾前項期限申請者，應重新申請查驗登記。但於原許可證有效期間屆滿後六個月內重新申請查驗登記者，得檢附查驗登記申請書正本，準用第一百零九條之一規定辦理。

申請展延登記，同時辦理查驗登記事項變更者，應與展延案分開申請。

第 109-1 條　前條第一項申請，應檢附下列文件、資料：

一、經申請人所在地直轄市、縣（市）衛生主管機關核章之藥品許可證有效期間展延申請書；其藥品係委託製造者，由藥品許可證所有人提出申請，並由其所在地衛生主管機關核章。

二、藥品許可證正本。

三、藥品許可證有效期間欄位已蓋滿展延章戳者，另附藥品查驗登記申請書正本，以憑換發新證。

四、申請展延之藥品，屬中央衛生主管機關依本法第四十八條評估公告之藥品者，依公告規定檢附有關資料。

五、國產藥品委託製造者，並檢附委託製造契約書。

六、屬輸入之中藥，並檢附出產國許可製售證明正本、原廠委託書正本及輸入藥品之國外製造廠符合藥品優良製造規範之證明文件影本。符合藥品優良製造規範之證明文件持有者非申請人時，得以原廠授權函或持有證明文件之國內藥商授權函，並載明其證明文件之核准文號替代之。

依前項規定辦理許可證展延申請，如涉有產品安全或效能、適應症疑慮者，中央衛生主管機關得命提出相關資料。

第四章　附則

第 110 條　本準則自發布日施行。

本準則中華民國一百零五年四月六日修正發布之第五十三條、第三十九條之附件二及第四十條之附件四，自一百零六年七月一日施行；一百零六年七月三十一日修正發布之第九十二條第三項，自一百零八年一月一日施行。

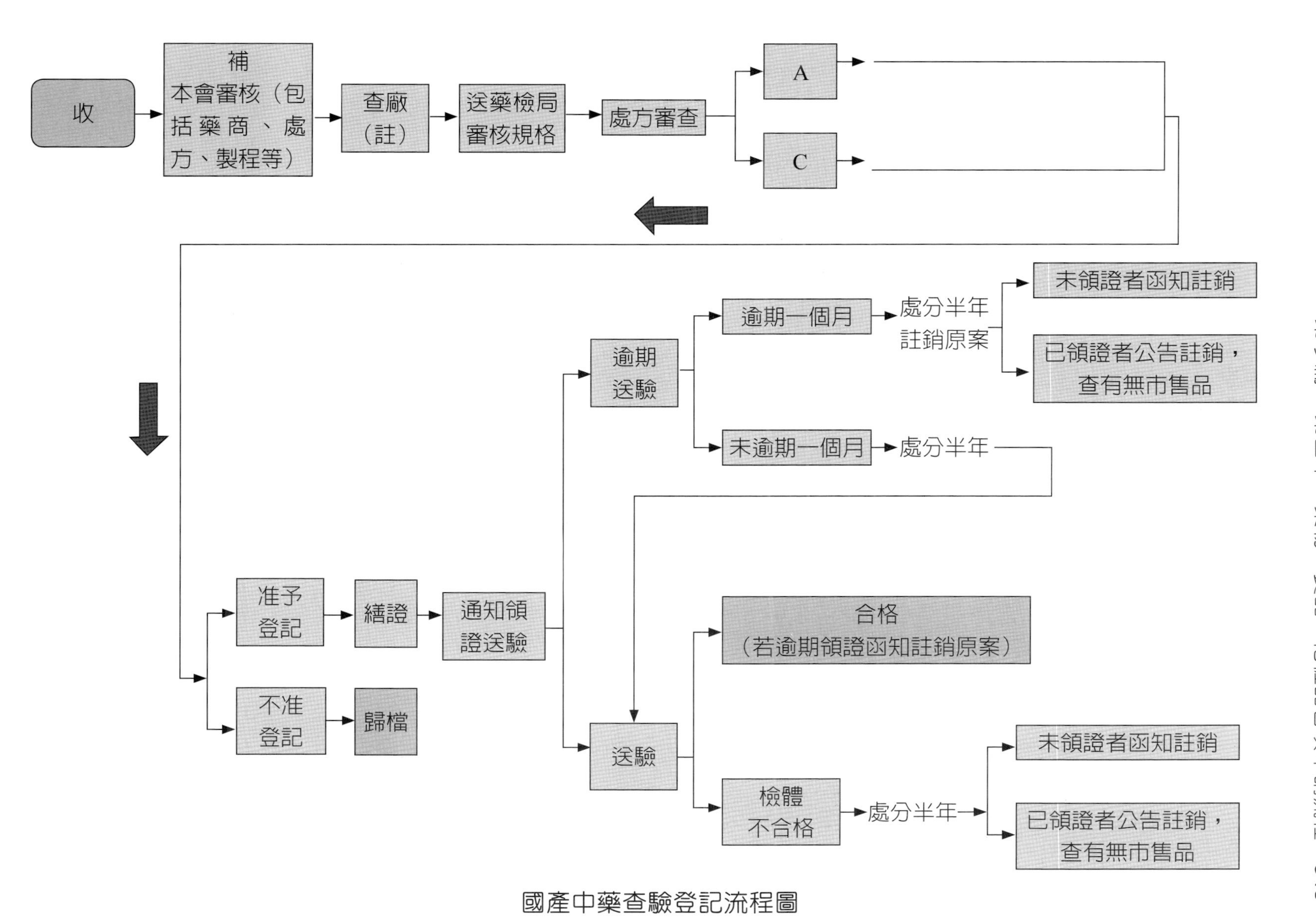

國產中藥查驗登記流程圖

註：超過每月複方二件（單方6件或複方1件單方3件）之申請案或必要時為了解製造過程等以確保品質。

第二節　醫療或毒劇藥品化粧品及化粧品色素之查驗

※申請製造含有應塡具申請書，連同查驗費及左列文件，向中央衛生主管機關爲之：

一、仿單標籤黏貼表二份。

二、證照黏貼表一份（黏貼工廠登記證及監製藥師執業執照影本各一份）。

三、試製紀錄表各二份。

四、檢驗規格、方法及檢驗成績書各二份。

五、樣品。

六、處方依據文件一份。但申請製造化粧品色素者，免附。

七、新發明或新製品之含有醫療或毒劇藥品化粧品、化粧品色素，應附有關研究報告資料、含配合禁忌之安全試驗報告、儲存試驗報告及臨床試驗報告各二份。

八、其他經中央衛生主管機關指定之文件。

第三節　輸入之化粧品申請在國內分裝或改裝

輸入之化粧品依本條例第九條申請在國內分裝或改裝者，應依原廠授權之產品項目，分別填具分裝或改裝申請書，連同左列文件，申請中央衛生主管機關核准：

一、工廠登記證影本一份。

二、仿單標籤黏貼表五份。

三、含有醫療或毒劇藥品化粧品輸入許可證影本或輸入未含有醫療或毒劇藥品化粧品備查文件影本一份。但輸入免備查之未含有醫療或毒劇藥品化粧品者，免附。

第四節　健康食品申請許可辦法

第 1 條　本辦法依健康食品管理法（以下簡稱本法）第七條第五項規定訂定之。

第 2 條　依本法第三條第一項第一款申請查驗登記者，應繳納初審審查費並檢具完整樣品及下列文件、資料：

一、申請書表。

二、產品原料成分規格含量表。

三、產品之安全評估報告。

四、產品之保健功效評估報告。

五、產品之保健功效成分鑑定報告及其檢驗方法。

六、產品及其保健功效成分安定性試驗報告。

七、產品製程概要。

八、良好作業規範之證明資料。

九、產品衛生檢驗規格及其檢驗報告。

十、一般營養成分分析報告。

十一、相關研究報告文獻資料。

十二、產品包裝標籤及說明書。

十三、申請者公司登記或商業登記之證明文件。

第 2-1 條　依本法第三條第一項第二款申請查驗登記者，應繳納初審審查費並檢具完整樣品及下列文件、資料：

一、申請書表。

二、產品原料成分規格含量表。

三、產品之成分規格檢驗報告。

四、產品及其保健功效成分安定性試驗報告。

五、產品製程概要。

六、良好作業規範之證明資料。

七、產品衛生檢驗規格及其檢驗報告。

八、一般營養成分分析報告。

九、產品包裝標籤及說明書。

十、申請者公司登記或商業登記之證明文件。

第 2-2 條　產品依本法第三條第一項第一款或第二款規定向中央衛生主管機關申請查驗登記，中央衛生主管機關對於每件申請案產品每次僅受理乙項保健功效或規格標準之查驗登記，經核可後應發給健康食品許可證乙張。

領有健康食品許可證之產品，得增列保健功效，增列方式以許可證變更登記向中央衛生主管機關申請。

第 3 條　申請案由中央衛生主管機關作初步審查，包括文件資料之齊全性、申請廠商之資料、產品包裝標籤及說明書之內容、產品原料成分之一般食用安全性等項目。

申請案初審爲資料不完整者，經中央衛生主管機關通知後應於二個月內補送必要之文件資料。必要時，得申請延長一個月；逾期未補送完整者，其申請案得逕予否准。

依本法第三條第一項申請查驗登記並經初審通過者，應於初審通過通知送達之次日起一個月內，繳納複審審查費，並依通知指定之份數，檢送第二條或前條經補正後之完整文件資料影本至中央衛生主管機關。逾期未繳納複審審查費或檢送不完整者，其申請案得逕予否准。

第 4 條　依本法第三條第一項第一款申請查驗登記並經初審通過者，由中央衛生主管機關健康食品審議小組就所提具之申請文件資料，審查產品之安全性及保健功效、包裝標籤及說明書之確實性，並向中央衛生主管機關提出對該申請案之評審意見。

依本法第三條第一項第二款申請查驗登記並經初審通過者，除有必要外，免送交中央衛生主管機關健康食品審議小組複審，逕由中央衛生主管機關通知產品送驗確認。

第 5 條　中央衛生主管機關依前條評審意見及相關法令規定審核後，通知申請者其申請案爲不予通過、應再補送資料、應送驗確認或審核通過。

第 6 條　申請案複審爲應再補送資料者，經中央衛生主管機關通知後應於二個月內補送要求之資料。必要時，得申請延長一個月；逾期未補件完整者，其申請案得逕予否准。

第 7 條　申請案審核爲應送驗確認者，經中央衛生主管機關通知後應於一個月內依通知函說明事項，向中央衛生主管機關指定之檢驗機構送繳檢驗費及足夠檢驗之原裝完整樣品檢體，該檢驗結果作爲中央衛生主管機關核發許可證之參考。逾期未繳納檢驗費或檢體未送驗者，其申請案得逕予否准。

第 8 條　申請案審核通過者，於申請者繳納證書費後，由中央衛生主管機關核發許可證，其有效期限爲五年，效期屆滿前三個月內得申請展延；屆期未申請或不准展延者，原許可證自動失效。

健康食品許可證未申請展延致逾有效期限者，得於期限屆至後六個月內，檢具完整樣品及下列文件、資料，並依本辦法相關規定繳納費用，重新申請查驗登記：

一、申請書表。

二、產品原料成分規格含量表。

三、產品之保健功效成分鑑定報告及其檢驗方法。

四、產品製程概要。

五、良好作業規範之證明資料。

六、產品衛生檢驗規格及其檢驗報告。

七、一般營養成分分析報告。

八、產品包裝標籤及說明書。

九、申請者公司登記或商業登記之證明文件。

十、原許可證正本。

原依本法第三條第一項第一款規定發給許可證，必要時，中央衛生主管機關得另要求檢附產品之安全評估報告、保健功效評估報告、保健功效安定性試驗報告及相關研究報告文獻資料。

原依本法第三條第一項第二款規定發給許可證，必要時，中央衛生主管機關得另要求檢附產品之保健功效安定性試驗報告。

依第二項規定重新申請查驗登記者，除有必要外，免送交中央衛生主管機關健康食品審議小組複審，亦免送驗確認。

第 9 條　原料成分規格含量表之審核重點爲：

一、原料成分應對人體健康安全無害，不得有本法第十二條所列各款之情形。

二、原料成分之規格含量應包括所有原料及食品添加物之詳細名稱及含量。

三、食品添加物之使用範圍及用量應符合中央衛生主管機關公告之規定。

第 10 條　產品之安全評估報告之審核重點爲：

一、產品之安全評估試驗應依中央衛生主管機關公告之「健康食品安全評估方法」進行，並檢具該方法所規定之毒性測試資料。

二、屬下列情形之一者，得免提毒性測試資料：

(一) 產品之原料爲傳統食用且以通常加工食品形式供食者。

(二) 產品具有完整之毒理學安全性學術文獻報告及曾供食用之紀錄，且其原料、組成成分及製造過程與所提具之學術文獻報告完全相符者。

第 11 條　產品之保健功效評估報告之審核重點爲：產品之保健功效評估試驗應依中央衛生主管機關公告之「健康食品保健功效評估方法」進行；非以公告之方法進行保健功效評估試驗者，應提具所用試驗方法之科學支持証據，以供評估審核該方法之正確性。

產品成分規格書之審核重點爲：應符合中央主管機關所訂之規格標準。

第 12 條　產品之保健功效成分鑑定報告及其檢驗方法之審核重點爲：

一、依本法第三條第一項第一款，成分應具有明確之保健功效。

二、鑑定報告應包括保健功效成分之定性及定量試驗結果。

三、檢驗方法應具有公認之科學可靠性及正確性。

四、在現有技術下無法確定有效保健功效成分者，應列舉具該保健功效之各項原料或佐證文獻。

產品之成分規格檢驗報告審核重點爲：檢驗結果及方法應符合中央主管機關所訂之規格標準。

第 13 條　產品及其保健功效成分安定性試驗報告之審核重點爲：

一、安定性試驗報告爲審核產品保健功效有效期限之依據。

二、安定性試驗報告應包括試驗方式、數據及結果，並至少應檢測三批樣品。

三、依本法第三條第一項第一款申請查驗登記者，安定性試驗應選擇具代表意義之功效成分為檢測指標；在現有技術下無法確定有效保健功效成分者，應以「健康食品保健功效評估方法」所訂之項目為檢測指標。

四、依本法第三條第一項第二款申請查驗登記者，安定性試驗應以申請之規格標準所載之成分為檢測指標。

第 14 條　產品製程概要之審核重點為：

一、產品製程概要應包括原料調理、加工流程及加工條件。

二、經萃取者，應說明萃取方法及其溶劑；經濃縮者，應說明濃縮之倍數。

第 15 條　良好作業規範證明資料之審核重點為：

一、國產產品應檢附符合中央衛生主管機關所訂良好作業規範之相關製程管制資料，必要時中央衛生主管機關得進行現場查核。

二、輸入產品應檢附原產國良好作業規範之法規全文、品管計畫書及符合原產國良好作業規範之官方證明文件。

第 16 條　產品衛生檢驗規格及其檢驗報告之審核重點為：

一、衛生檢驗規格應符合本法第十一條及第十二條規定。

二、衛生檢驗至少應檢驗三批樣品。

第 17 條　一般營養成分分析報告之審核重點如下：

一、營養成分分析至少應包括健康食品及相關產品營養標示規定所要求之項目。

二、營養成分分析至少應分析三批樣品。

第 18 條　相關研究報告文獻資料之審核重點為：

所提國內外同類產品之研究應用狀況及相關文獻資料，應具有公認之科學可靠性及正確性。

第 19 條　產品包裝標籤及說明書之審核重點為：

一、產品容器、包裝或說明書之標示應符合本法第十三條及第十四條規定。

二、送審之保健功效敘述應與評估報告結果相符，其內容應眞實且無引人錯誤之情事。

第 20 條　本辦法自本法施行之日施行。

本辦法修正條文，自發布日施行。

第五章　中藥製造時易誤用、混用之中藥材

第一節　臺灣市售中藥材易誤用、混用中藥品項

處方名	藥材名稱	正確藥材
紫菀湯	貝母	川貝母
七釐散類（衛署成製第010614號等）	貝母	川貝母
三痹湯	牛膝	川牛膝
小兒萬病回春丹	製白附子	禹白附
小兒驚風散	製白附子	禹白附
小續命湯	防己	粉防己
五加皮湯加減味	金不換	石松科千層塔
天王補心丹	菖蒲	石菖蒲
天麻鉤藤飲	牛膝	川牛膝
止痛散加減味	金不換	石松科千層塔
加味麻仁丸	南木香	廣木香
瓜蔞枳實湯	貝母	川貝母
瓜蔞枳實湯	瓜蔞	瓜蔞實
安中散	茴香	小茴香
百合固金湯	貝母	川貝母
折衝飲	牛膝	川牛膝
身痛逐瘀湯	牛膝	川牛膝
兒科杏蘇飲	貝母	浙貝母
延齡固本丹	菖蒲	石菖蒲
虎潛丸	牛膝	懷牛膝

處方名	藥材名稱	正確藥材
洗肝明目散	白蒺藜	刺蒺藜
桔梗湯（濟生方）	貝母	浙貝母
消風散	胡麻	黑芝麻
白鳳丸	牛膝	懷牛膝
真人活命飲（仙方活命飲）	貝母	浙貝母
敗醬草	敗醬	黃花敗醬、白花敗醬
清肺飲	貝母	川貝母
疏經活血湯	牛膝	川牛膝
疏經活血湯	防己	粉防己
當歸飲子	白蒺藜	刺蒺藜
養血壯筋健步丸	牛膝	懷牛膝
獨活寄生湯	牛膝	川牛膝
獨活寄生湯	寄生	桑寄生
濟生腎氣丸	牛膝	懷牛膝
還少丹	牛膝	懷牛膝
還睛丸	白蒺藜	刺蒺藜
玉女煎	牛膝	懷牛膝
孔聖枕中丹	九節菖蒲	石菖蒲
寶眼明丸（去羚羊角）（衛署成製第015050號）	蒺藜	刺蒺藜
柴胡清肝湯	甘草節	甘草節、甘草
血府逐瘀湯	牛膝	川牛膝
保骨痠痛寧丸（衛署成製第015134號）	楓樹葉	金鏤梅科植物楓香
川貝枇杷膏（衛署成製第015251號）	沙參	北沙參
左歸丸	牛膝	懷牛膝
調經種子丸	蘄艾	菊科植物艾之乾燥葉
女科柏子仁丸	牛膝	川牛膝
明目地黃丸	白蒺藜	沙苑蒺藜

第二節　中藥處方中應使用正確中藥材名稱

處方名	藥材名稱	正確藥材
紫菀湯	貝母	川貝母
七釐散類（衛署成製第010614號等）	貝母	川貝母
三痹湯	牛膝	川牛膝
小兒萬病回春丹	製白附子	禹白附
小兒驚風散	製白附子	禹白附
小續命湯	防己	粉防己
五加皮湯加減味	金不換	石松科千層塔
天王補心丹	菖蒲	石菖蒲
天麻鉤藤飲	牛膝	川牛膝
止痛散加減味	金不換	石松科千層塔
加味麻仁丸	南木香	廣木香
瓜蔞枳實湯	貝母	川貝母
安中散	茴香	小茴香
百合固金湯	貝母	川貝母
折衝飲	牛膝	川牛膝
身痛逐瘀湯	牛膝	川牛膝
兒科杏蘇飲	貝母	浙貝母
延齡固本丹	菖蒲	石菖蒲
明目地黃丸	刺蒺藜	沙苑蒺藜
明目地黃丸加味	刺蒺藜	沙苑蒺藜
虎潛丸	牛膝	懷牛膝
洗肝明目散	白蒺藜	刺蒺藜
桔梗湯（濟生方）	貝母	浙貝母
消風散	胡麻	黑芝麻
烏雞白鳳丸	牛膝	懷牛膝

處方名	藥材名稱	正確藥材
真人活命飲（仙方活命飲）	貝母	浙貝母
敗醬草	敗醬	黃花敗醬、白花敗醬
清肺飲	貝母	川貝母
疏經活血湯	牛膝	川牛膝
疏經活血湯	防己	粉防己
當歸飲子	白蒺藜	刺蒺藜
養血壯筋健步丸	牛膝	懷牛膝
獨活寄生湯	牛膝	川牛膝
獨活寄生湯	寄生	桑寄生

第六章　中藥材、製劑、碎片劑污穢物質限量標準

民國一百零五年八月十日衛部中字第1051861110號

第一節　中藥材含有害污穢物質限量標準（中藥材含二氧化硫、黃麴毒素限量基準）

一、爲確保民衆用中藥用藥安全，特訂定本基準。

二、中藥材含二氧化硫與黃麴毒素等異常物質依本基準辦理。但礦物類中藥材除外，菊花、蓮子、白木耳、龍眼肉、烏梅乾、百合、枸杞、山藥、薄荷、芡實、山楂、肉豆蔻、草豆蔻、砂仁、黃精、絞股藍（七葉膽）、小茴香及八角茴香等十八項市售中藥材，依衛生福利部一百零五年一月十四日衛部中字第一○五一八六○○二八號令辦理。

三、中藥材含二氧化硫限量如下：

(一)　牛膝、葛根、天麻、天門冬、栝樓根（天花粉）、白及、白芍、赤芍、白朮、山藥、百合、白果、龍眼肉、烏梅、枸杞、山楂、大棗、黨參、當歸、芎藭（川芎）、知母、山柰、蓮子、白木耳及芡實：400 ppm。

(二)　除前款以外之中藥材：150 ppm。

四、中藥材含黃麴毒素限量如下：

(一)　適用品項：大腹皮、女貞子、山茱萸、胡椒、麴類、延胡索、橘皮、黃耆、紅耆、柏子仁、使君子、檳榔、麥芽、決明子、遠志、薏苡仁、地龍、蜈蚣、水蛭、全蠍、白殭蠶、酸棗仁、桃仁、胖大海、陳皮、苦杏仁、香附、甘草、玄參、射干、大棗、八角茴香、小茴香、山楂、枸杞、蓮子及防風。

(二)　總黃麴毒素：10 ppb（黃麴毒素B_1、B_2、G_1及G_2之總量）。

(三)　黃麴毒素B_1：5 ppb。

五、行政院衛生署一百零一年十二月二十二日署授藥字第一○一○○○五八六三

號公告、一百零一年五月三十日署授藥字第一〇一〇〇〇二三七一號令及九十五年十一月十日署授藥字第〇九五〇〇〇三三四六號令等規定與本基準有牴觸部分，自實施日起停止適用。

應施輸入查驗中藥材品目明細表

品分類號列	品名	檢驗項目及標準	查驗方式	輸入規定代號
0804.10.10.00-4	紅棗乾（包括中藥用者）（限檢驗中藥用紅棗乾）	總BHC 0.2ppm以下 總DDT 0.2ppm以下 黃麴毒素15 ppb以下	抽批檢驗	H02
1211.90.13.00-9	杜仲	鉛30 ppm以下** 鎘2.0 ppm以下* 汞2.0 ppm以下**	抽批檢驗	H01
1211.90.20.00-0	茯苓、平片	總重金屬10 ppm以下 砷5.0 ppm以下**	抽批檢驗	H01
1211.90.21.00-9	茯苓、切片絲	總重金屬10 ppm以下 砷5.0 ppm以下**	抽批檢驗	H01
1211.90.22.00-8	方茯苓、茯神、皮茯苓	總重金屬10 ppm以下 砷5.0 ppm以下**	抽批檢驗	H01
1211.90.25.00-5	川芎	總重金屬10 ppm以下 砷5.0 ppm以下**	抽批檢驗	H01
1211.90.30.00-8	白朮	砷5.0 ppm以下**	抽批檢驗	H01
1211.90.44.00-2	白芍	鉛5.0 ppm以下** 鎘0.3 ppm以下** 汞0.2 ppm以下** 銅20 ppm以下** 砷2.0 ppm以下**	抽批檢驗	H01
1211.90.49.00-7	地黃	總重金屬10 ppm以下 砷5.0 ppm以下**	抽批檢驗	H01
1211.90.50.00-3	黃耆	鉛5.0 ppm以下** 鎘0.3ppm以下** 汞0.2ppm以下** 銅20 ppm以下** 砷2.0 ppm以下** 總BHC 0.9 ppm以下	抽批檢驗	H01

品分類號列	品名	檢驗項目及標準	查驗方式	輸入規定代號
		總DDT 1.0 ppm以下* 總PCNB 1.0ppm以下* 黃麴毒素15 ppb以下		
1211.90.54.00-9	當歸	總重金屬10 ppm以下 砷5.0 ppm以下	抽批檢驗	H01
1211.90.55.00-8	西歸腳、小歸尾	總重金屬10 ppm以下 砷5.0 ppm以下	抽批檢驗	H01
1211.90.56.00-7	駁尾歸片	總重金屬10 ppm以下 砷5.0 ppm以下	抽批檢驗	H01

中藥材含異常物質限量基準彙整表
（更新日期：106年6月30日）

序號	分類[註1]	品名	檢驗項目及基準										
			重金屬（ppm）				總重金屬（ppm）	二氧化硫（ppm）	黃麴毒素（ppb）		農藥（ppm）		
			砷	鉛	鎘	汞			總黃麴毒素[註2]	黃麴毒素B_1	總DDT	總BHC	總PCNB
1	A	龜板膠	—	—	—	—	20.0	150	—	—	—	—	—
2	A	鹿角膠	—	—	—	—	20.0	150	—	—	—	—	—
3	A	阿膠	—	—	—	—	20.0	150	—	—	—	—	—
4	A	水蛭	—	—	—	—	20.0	150	10	5	—	—	—
5	P	沒藥	—	—	—	—	20.0	150	—	—	—	—	—
6	P	乳香	—	—	—	—	20.0	150	—	—	—	—	—
7	P	血竭	—	—	—	—	20.0	150	—	—	—	—	—
8	A	虻蟲	—	—	—	—	20.0	150	—	—	—	—	—
9	P	馬勃	—	—	—	—	20.0	150	—	—	—	—	—
10	M	石燕	—	—	—	—	20.0	—	—	—	—	—	—
11	M	鐘乳石	—	—	—	—	20.0	—	—	—	—	—	—
12	A	地龍	—	—	—	—	30.0	—	—	—	—	—	—

序號	分類[註1]	品名	檢驗項目及基準										
			重金屬（ppm）				總重金屬（ppm）	二氧化硫（ppm）	黃麴毒素（ppb）		農藥（ppm）		
			砷	鉛	鎘	汞			總黃麴毒素[註2]	黃麴毒素B_1	總DDT	總BHC	總PCNB
13	M	龍骨	—	—	—	—	30.0	—	10	5	—	—	—
14	M	龍齒	—	—	—	—	30.0	—	—	—	—	—	—
15	M	白（明）礬	—	—	—	—	30.0	—	—	—	—	—	—
16	M	皂礬	—	—	—	—	30.0	—	—	—	—	—	—
17	M	玄明粉	—	—	—	—	30.0	—	—	—	—	—	—
18	M	芒硝	—	—	—	—	30.0	—	—	—	—	—	—
19	M	代赭石	—	—	—	—	30.0	—	—	—	—	—	—
20	M	赤石脂	—	—	—	—	30.0	—	—	—	—	—	—
21	M	自然銅	—	—	—	—	30.0	—	—	—	—	—	—
22	M	膽礬	—	—	—	—	30.0	—	—	—	—	—	—
23	M	礞石	—	—	—	—	30.0	—	—	—	—	—	—
24	M	爐甘石	—	—	—	—	30.0	—	—	—	—	—	—
25	A	五靈脂	—	—	—	—	30.0	150	—	—	—	—	—
26	P	澤瀉	5.0	5.0	1.0	0.2	—	150	—	—	—	—	—
27	P	牡丹皮	5.0	5.0	1.0	0.2	—	150	—	—	0.2	0.2	—
28	P	龍膽	5.0	5.0	1.0	0.2	—	150	—	—	—	—	—
29	P	貝母	5.0	5.0	1.0	0.2	—	150	—	—	—	—	—
30	P	地骨皮	5.0	5.0	1.0	0.2	—	150	—	—	—	—	—
31	P	黃芩	5.0	5.0	1.0	0.2	—	150	—	—	—	—	—
32	P	葛根	5.0	5.0	1.0	0.2	—	400	—	—	—	—	—
33	P	栝樓根（天花粉）	5.0	5.0	1.0	0.2	—	400	—	—	—	—	—
34	P	牛膝（懷牛膝）	5.0	5.0	1.0	0.2	—	400	—	—	—	—	—
35	P	柴胡	5.0	5.0	1.0	0.2	—	150	—	—	—	—	—

序號	分類[註1]	品名	檢驗項目及基準										
			重金屬（ppm）				總重金屬（ppm）	二氧化硫（ppm）	黃麴毒素（ppb）		農藥（ppm）		
			砷	鉛	鎘	汞			總黃麴毒素[註2]	黃麴毒素B_1	總DDT	總BHC	總PCNB
36	P	桔梗	5.0	5.0	1.0	0.2	—	150	—	—	—	—	—
37	P	黃連	5.0	5.0	1.0	0.2	—	150	—	—	—	—	—
38	P	遠志	5.0	5.0	1.0	0.2	—	150	10	5	0.2	0.2	—
39	P	鬱金	5.0	5.0	1.0	0.5	—	150	—	—	—	—	—
40	P	延胡索	5.0	5.0	1.0	0.2	—	150	10	5	—	—	—
41	P	何首烏	5.0	5.0	1.0	0.2	—	150	—	—	—	—	—
42	P	莪朮	5.0	5.0	1.0	0.2	—	150	—	—	—	—	—
43	P	羌活	5.0	5.0	1.0	0.2	—	150	—	—	—	—	—
44	P	苦參	5.0	5.0	1.0	0.2	—	150	—	—	—	—	—
45	P	紫草	5.0	5.0	1.0	0.2	—	150	—	—	—	—	—
46	P	乾薑	5.0	5.0	1.0	0.2	—	150	—	—	—	—	—
47	P	升麻	5.0	5.0	1.0	0.2	—	150	—	—	—	—	—
48	P	芎藭（川芎）	5.0	5.0	1.0	0.2	—	400	—	—	—	—	—
49	P	桑白皮	5.0	5.0	1.0	0.2	—	150	—	—	—	—	—
50	P	知母	5.0	5.0	1.0	0.2	—	400	—	—	—	—	—
51	P	豬苓	5.0	5.0	1.0	0.2	—	150	—	—	—	—	—
52	P	天麻	5.0	5.0	1.0	0.2	—	400	—	—	—	—	—
53	P	天門冬	5.0	5.0	1.0	0.2	—	400	—	—	—	—	—
54	P	吐根	5.0	5.0	1.0	0.2	—	150	—	—	—	—	—
55	P	防風	5.0	5.0	1.0	0.2	—	150	10	5	—	—	—
56	P	半夏	5.0	5.0	1.0	0.2	—	150	—	—	—	—	—
57	P	白芷	5.0	5.0	1.0	0.2	—	150	—	—	—	—	—
58	P	白朮	5.0	5.0	1.0	0.2	—	400	—	—	—	—	—

序號	分類[註1]	品名	檢驗項目及基準										
			重金屬（ppm）				總重金屬（ppm）	二氧化硫（ppm）	黃麴毒素（ppb）		農藥（ppm）		
			砷	鉛	鎘	汞			總黃麴毒素[註2]	黃麴毒素B_1	總DDT	總BHC	總PCNB
59	P	附子	5.0	5.0	1.0	0.2	—	150	—	—	—	—	—
60	P	白茅根	5.0	5.0	1.0	0.2	—	150	—	—	—	—	—
61	P	木香	5.0	5.0	1.0	0.2	—	150	—	—	—	—	—
62	P	高良薑	5.0	5.0	1.0	0.2	—	150	—	—	—	—	—
63	P	茛菪根	5.0	5.0	1.0	0.2	—	150	—	—	—	—	—
64	P	細辛	5.0	10.0	1.5	0.2	—	150	—	—	0.2	0.2	—
65	P	地黃	5.0	5.0	1.0	0.2	—	150	—	—	—	—	—
66	P	白芍	5.0	5.0	0.3	0.2	—	400	—	—	—	—	—
67	P	赤芍	5.0	5.0	0.3	0.2	—	400	—	—	—	—	—
68	P	蒼朮	5.0	5.0	1.0	0.2	—	150	—	—	—	—	—
69	P	大黃	5.0	5.0	1.0	0.2	—	150	—	—	—	—	—
70	P	當歸	5.0	5.0	1.0	0.2	—	400	—	—	—	—	—
71	P	麥門冬	5.0	5.0	1.0	0.2	—	150	—	—	—	—	—
72	P	茯苓	5.0	5.0	1.0	0.2	—	150	—	—	—	—	—
73	P	海螵蛸	5.0	5.0	—	0.2	—	150	—	—	—	—	—
74	P	石菖蒲	5.0	5.0	1.0	0.2	—	150	—	—	—	—	—
75	P	三七	5.0	5.0	1.0	0.2	—	150	—	—	—	—	—
76	P	昆布	—	5.0	—	0.2	—	150	—	—	—	—	—
77	P	海帶	—	5.0	—	0.2	—	150	—	—	—	—	—
78	P	海藻	—	5.0	—	0.2	—	150	—	—	—	—	—
79	P/A	冬蟲夏草	—	5.0	1.0	0.2	—	150	—	—	—	—	—
80	M	雄黃	—	5.0	1.0	0.2	—	—	—	—	—	—	—
81	M	砒石	—	5.0	1.0	0.2	—	—	—	—	—	—	—

序號	分類[註1]	品名	檢驗項目及基準										
			重金屬（ppm）				總重金屬（ppm）	二氧化硫（ppm）	黃麴毒素（ppb）		農藥（ppm）		
			砷	鉛	鎘	汞			總黃麴毒素[註2]	黃麴毒素B_1	總DDT	總BHC	總PCNB
82	P	連翹	3.0	10.0	1.0	0.2	—	150	—	—	—	—	—
83	P	廣藿香	3.0	10.0	1.0	0.2	—	150	—	—	—	—	—
84	P	菟絲子	3.0	10.0	1.0	0.2	—	150	—	—	—	—	—
85	P	魚腥草	3.0	10.0	1.0	0.2	—	150	—	—	—	—	—
86	P	杜仲葉	3.0	10.0	1.0	0.2	—	150	—	—	—	—	—
87	P	丁豎杇	3.0	10.0	—	0.2	—	150	—	—	—	—	—
88	P	巴戟天	3.0	10.0	1.0	0.2	—	150	—	—	—	—	—
89	P	伸筋草	3.0	10.0	1.0	0.2	—	150	—	—	—	—	—
90	P	側柏葉	3.0	10.0	1.0	0.2	—	150	—	—	—	—	—
91	P	骨碎補	3.0	10.0	—	0.2	—	150	—	—	—	—	—
92	P	黃蘗（黃柏）	3.0	10.0	1.0	0.2	—	150	—	—	—	—	—
93	A	蟬蛻	3.0	10.0	1.5	0.2	—	150	—	—	—	—	—
94	P	鵝不食草	3.0	10.0	—	0.2	—	150	—	—	—	—	—
95	P	紅花	3.0	10.0	1.0	0.2	—	150	—	—	—	—	—
96	P	川牛膝	3.0	10.0	—	0.2	—	150	—	—	—	—	—
97	P	淫羊藿	3.0	10.0	1.0	0.2	—	150	—	—	—	—	—
98	P	淡竹葉	3.0	10.0	1.0	0.2	—	150	—	—	—	—	—
99	P	白花蛇舌草	3.0	10.0	1.0	0.2	—	150	—	—	—	—	—
100	P	枇杷葉	3.0	15.0	1.0	0.2	—	150	—	—	0.2	0.2	—
101	P	桂皮（肉桂）	3.0	15.0	1.0	0.2	—	150	—	—	0.2	0.2	—
102	P	桂枝	3.0	15.0	1.0	0.2	—	150	—	—	0.2	0.2	—
103	P	杜仲	3.0	15.0	1.0	0.2	—	150	—	—	—	—	—

序號	分類[註1]	品名	檢驗項目及基準										
			重金屬（ppm）				總重金屬（ppm）	二氧化硫（ppm）	黃麴毒素（ppb）		農藥（ppm）		
			砷	鉛	鎘	汞			總黃麴毒素[註2]	黃麴毒素B_1	總DDT	總BHC	總PCNB
104	P	白及	3.0	15.0	1.0	0.2	—	400	—	—	—	—	—
105	P	五加皮	3.0	15.0	1.0	0.2	—	150	—	—	—	—	—
106	M	滑石	3.0	15.0	1.0	0.2	—	—	—	—	—	—	—
107	P	薄荷（註3）	3.0	15.0	1.0	0.2	—	150	—	—	—	—	—
108	P	乾漆	3.0	—	1.0	—	—	150	—	—	—	—	—
109	P	卷柏	3.0	—	1.0	0.2	—	150	—	—	—	—	—
110	P	萬點金（岡梅；燈稱草）	3.0	—	—	0.2	—	150	—	—	—	—	—
111	M	鉛丹	3.0	—	1.0	0.2	—	—	—	—	—	—	—
112	M	密陀僧	3.0	—	1.0	0.2	—	—	—	—	—	—	—
113	P	丹參	3.0	5.0	0.3	0.2	—	150	—	—	—	—	—
114	P	甘草	3.0	5.0	0.3	0.2	—	150	10	5	1.0	0.9	1.0
115	P	黃耆	3.0	5.0	0.3	0.2	—	150	10	5	1.0	0.9	1.0
116	P	紅耆	3.0	5.0	0.3	0.2	—	150	10	5	1.0	0.9	1.0
117	P	旋覆花	3.0	5.0	1.5	0.2	—	150	—	—	—	—	—
118	P	瞿麥	3.0	5.0	1.5	0.2	—	150	—	—	—	—	—
119	P	百合[註3]	3.0	5.0	1.5	0.2	—	400	—	—	—	—	—
120	P	茵陳	3.0	5.0	1.5	0.2	—	150	—	—	—	—	—
121	P	蛇床子	3.0	5.0	—	0.2	—	150	—	—	—	—	—
122	P	墨旱蓮（旱蓮草）	3.0	5.0	—	0.2	—	150	—	—	—	—	—
123	P	烏藥	3.0	5.0	—	0.2	—	150	—	—	—	—	—
124	P	蚶殼草（老公根;積雪草;雷公根）	3.0	5.0	—	0.2	—	150	—	—	—	—	—

序號	分類[註1]	品名	檢驗項目及基準										
			重金屬（ppm）				總重金屬（ppm）	二氧化硫（ppm）	黃麴毒素（ppb）		農藥（ppm）		
			砷	鉛	鎘	汞			總黃麴毒素[註2]	黃麴毒素B_1	總DDT	總BHC	總PCNB
125	P	枸骨葉	3.0	5.0	—	0.2	—	150	—	—	—	—	—
126	P	薑黃	3.0	5.0	—	0.2	—	150	—	—	—	—	—
127	M	白石英	—	—	—	—	—	—	—	—	—	—	—
128	M	禹餘糧	—	—	—	—	—	—	—	—	—	—	—
129	M	浮石（海浮石）	—	—	—	—	—	—	—	—	—	—	—
130	M	無名異	—	—	—	—	—	—	—	—	—	—	—
131	M	陽起石	—	—	—	—	—	—	—	—	—	—	—
132	M	磁石	—	—	—	—	—	—	—	—	—	—	—
133	M	瑪瑙	—	—	—	—	—	—	—	—	—	—	—
134	M	銅綠	—	—	—	—	—	—	—	—	—	—	—
135	P	山藥[註3]	3.0	5.0	1.0	0.2	—	400	—	—	—	—	—
136	P	白果	3.0	5.0	1.0	0.2	—	400	—	—	—	—	—
137	P	龍眼肉[註3]	3.0	5.0	1.0	0.2	—	400	—	—	—	—	—
138	P	烏梅[註3]	3.0	5.0	1.0	0.2	—	400	—	—	—	—	—
139	P	枸杞[註3]	3.0	5.0	1.0	0.2	—	400	10	5	—	—	—
140	P	山楂[註3]	3.0	5.0	1.0	0.2	—	400	10	5	—	—	—
141	P	大棗	3.0	5.0	1.0	0.2	—	400	10	5	0.2	0.2	—
142	P	黨參	3.0	5.0	1.0	0.2	—	400	—	—	—	—	—
143	P	山柰	3.0	5.0	1.0	0.2	—	400	—	—	—	—	—
144	P	蓮子[註3]	3.0	5.0	1.0	0.2	—	400	10	5	—	—	—
145	P	白木耳[註3]	3.0	5.0	1.0	0.2	—	400	—	—	—	—	—
146	P	芡實[註3]	3.0	5.0	1.0	0.2	—	400	—	—	—	—	—
147	P	大腹皮	3.0	5.0	1.0	0.2	—	150	10	5	—	—	—

序號	分類[註1]	品名	檢驗項目及基準										
			重金屬（ppm）				總重金屬（ppm）	二氧化硫（ppm）	黃麴毒素（ppb）		農藥（ppm）		
			砷	鉛	鎘	汞			總黃麴毒素[註2]	黃麴毒素B_1	總DDT	總BHC	總PCNB
148	P	女貞子	3.0	5.0	1.0	0.2	—	150	10	5	—	—	—
149	P	山茱萸	3.0	5.0	1.0	0.2	—	150	10	5	0.2	0.2	—
150	P	胡椒	3.0	5.0	1.0	0.2	—	150	10	5	—	—	—
151	P	麴類	3.0	5.0	1.0	0.2	—	150	10	5	—	—	—
152	P	橘皮	3.0	5.0	1.0	0.2	—	150	10	5	—	—	—
153	P	柏子仁	3.0	5.0	1.0	0.2	—	150	10	5	—	—	—
154	P	使君子	3.0	5.0	1.0	0.2	—	150	10	5	—	—	—
155	P	檳榔	3.0	5.0	1.0	0.2	—	150	10	5	—	—	—
156	P	麥芽	3.0	5.0	1.0	0.2	—	150	10	5	—	—	—
157	P	決明子	3.0	5.0	1.0	0.2	—	150	10	5	—	—	—
158	P	薏苡仁	3.0	5.0	1.0	0.2	—	150	10	5	—	—	—
159	A	蜈蚣	3.0	5.0	1.0	0.2	—	150	10	5	—	—	—
160	A	全蠍	3.0	5.0	1.0	0.2	—	150	10	5	—	—	—
161	A	白殭蠶	3.0	5.0	1.0	0.2	—	150	10	5	—	—	—
162	P	酸棗仁	3.0	5.0	1.0	0.2	—	150	10	5	—	—	—
163	P	桃仁	3.0	5.0	1.0	0.2	—	150	10	5	—	—	—
164	P	胖大海	3.0	5.0	1.0	0.2	—	150	10	5	—	—	—
165	P	陳皮	3.0	5.0	1.0	0.2	—	150	10	5	0.2	0.2	—
166	P	苦杏仁	3.0	5.0	1.0	0.2	—	150	10	5	—	—	—
167	P	香附	3.0	5.0	1.0	0.2	—	150	10	5	—	—	—
168	P	玄參	3.0	5.0	1.0	0.2	—	150	10	5	—	—	—
169	P	射干	3.0	5.0	1.0	0.2	—	150	10	5	—	—	—
170	P	八角茴香（大茴香）[註3]	3.0	5.0	1.0	0.2	—	150	10	5	—	—	—

序號	分類[註1]	品名	檢驗項目及基準										
			重金屬（ppm）				總重金屬（ppm）	二氧化硫（ppm）	黃麴毒素（ppb）		農藥（ppm）		
			砷	鉛	鎘	汞			總黃麴毒素[註2]	黃麴毒素B_1	總DDT	總BHC	總PCNB
171	P	小茴香[註3]	3.0	5.0	1.0	0.2	—	150	10	5	—	—	—
172	P	人參	3.0	5.0	1.0	0.2	—	150	—	—	1.0	0.9	1.0
173	P	番瀉葉	3.0	5.0	1.0	0.2	—	150	—	—	0.2	0.9	1.0
174	P	紫蘇葉	3.0	5.0	1.0	0.2	—	150	—	—	0.2	0.2	—
175	P	西洋參	3.0	5.0	1.0	0.2	—	150	—	—	1.0	0.9	1.0
176	P	菊花[註3]	3.0	5.0	1.0	0.2	—	150	—	—	—	—	—
177	P	肉豆蔻（註3）	3.0	5.0	1.0	0.2	—	150	—	—	—	—	—
178	P	草荳蔻[註3]	3.0	5.0	1.0	0.2	—	150	—	—	—	—	—
179	P	砂仁[註3]	3.0	5.0	1.0	0.2	—	150	—	—	—	—	—
180	P	黃精[註3]	3.0	5.0	1.0	0.2	—	150	—	—	—	—	—
181	P	絞股藍（七葉膽）[註3]	3.0	5.0	1.0	0.2	—	150	—	—	—	—	—
其餘中藥材-植物類			3.0	5.0	1.0	0.2	—	150	—	—	—	—	—
其餘中藥材-動物類			3.0	5.0	1.0	0.2	—	150	—	—	—	—	—
其餘中藥材-礦物類			3.0	5.0	1.0	0.2	—	—	—	—	—	—	—

註：

1.P：植物類中藥材，A：動物類中藥材，M：礦物類中藥材

2.總黃麴毒素係B_1、B_2、G_1及G_2之總量。

3.菊花等18項中藥材，如屬(1)經中藥廠炮製或加工處理後，供應中醫醫療機構或中藥販賣業之中藥材或(2)市售中藥材，其異常物質限量及檢驗方法比照食品安全衛生管理等相關標準及規定。

4.「—」免驗。

第二節　中藥濃縮製劑含異常物質之限量

附表

異常物質	限量	適用範圍	檢驗方法	備考
總重金屬	30以下（ppm）	複方製劑，2年內完成單味製劑	臺灣傳統藥典、中華藥典、日本藥局方、歐洲藥典、美國藥典、中華人民共和國藥典或藥廠自行開發檢驗方法（需提依據）等，藥典以最新版本或前一版本為限。	一、特殊情形者，另行公告。 二、本限量將於實施六個月後檢討修正。
砷	3以下（ppm）	33方（註）製劑，3年內完成公告200基準方其餘製劑		
鎘	0.5以下（ppm）			
汞	0.5以下（ppm）			
鉛	10以下（ppm）			
微生物總生菌數	10^5以下（cfu/g）	複方製劑，2年內完成單味製劑		
大腸桿菌	不得檢出			
沙門氏菌				

註：33方中藥濃縮製劑包括：葛根湯、小青龍湯、加味逍遙散、桂枝湯、甘露飲、麻杏甘石湯、補中益氣湯、六味地黃丸、黃連解毒湯、獨活寄生湯、四逆散、血府逐瘀湯、杞菊地黃丸、辛夷清肺湯、定喘湯、知柏地黃丸、柴葛解肌湯、消風散、清心蓮子飲、龍膽瀉肝湯、炙甘草湯、八味地黃丸、川芎茶調散、逍遙散、藿香正氣散、香砂六君子湯、荊防敗毒散、疏經活血湯、止嗽散、濟生腎氣丸、防風通聖散、二陳湯、六君子湯。

第肆篇　中藥、食品、化粧品具有潛力產品之開發

第一章　中藥可開發之方劑

由於大部分化學合成藥品多少有些副作用，以公司長遠發展性而言，「中藥」開發成新藥或許是短期最具成效的，無論是單味藥材或是新複方，按照前篇所述「中藥臨床試驗基準」去執行，在短期內可看到成效，因中藥經過我們祖先五千年的淬鍊都證明有效，尤其是已用人體試驗證明後才收錄於各典籍中，只是當時未有現代臨床試驗基準可資遵循記錄，故如有意願從事臨床試驗，選擇對幾種慢性病（老化、癌症、肝炎、高血壓及糖尿病等無法根治之疾病）具有前瞻性的藥材或新複方，試驗其新療效、新使用途徑、新驗方等，證明其有效性及差異性，經審查通過即有可能成爲新藥，將對中藥市場深具影響力，帶來的商機將無限，所以值得對中藥有興趣之製藥、生技企業界投入研發。

值得開發的中藥品類如下：

一、**補腎氣類**：主要中藥係以滋補養氣爲主，如果能集合眾家補益類品項，就能發揮極至，腎氣旺鬚髮不白，常用成方有二至丸、扶桑丸、桑椹膏、七寶美髯丹等，藥材以何首烏及桑椹爲代表。

二、**聰耳明目固齒**：中醫學認爲「耳爲腎竅」，「目爲肝竅」，「腎主骨」，「齒爲骨之餘」。常用成方菊杞地黃丸、六味地黃丸、玉女煎、藥材以枸杞子、補骨脂、牛膝爲代表。

三、**安神益智**：老年人大多健忘或倦睡早醒，此乃腦力衰退所致。常用成方定志丸、酸棗仁湯，藥材以龍眼肉、茯苓、何首烏、遠志、人參。

四、**保養心肺**：老年人多心肺不足，每見咳喘短氣，胸心痛等症狀。常用成方生脈飲、丹參飲、三才丸、八仙長壽丸等，藥材以五味子、丹參、人參、麥冬、玉竹。

五、**健脾合胃**：脾胃爲後天之本、氣血生化之源。老年人多脾胃薄弱，常用成方四君子湯、六君子湯、附子理中湯、不老丹、長壽丸等。

六、**調補氣血**：老年人多氣血衰少，常用成方四物湯、八珍湯、十全大補湯、龜鹿二仙膠等，藥材以五味子、地黃、仙鶴草、紅棗等。

七、**調和陰陽**：老年人舌苔紅、口乾等症，陰虛體質用地黃、龜版。老年人舌苔白、形寒肢冷等症，爲陽虛體質用桂枝、附子、鹿茸。

八、**塡精補髓**：老年人大都精髓不足，體力衰退，黃精、肉從蓉、菟絲子、鹿茸。

九、**強筋骨，祛風濕**：老年人肝腎不足，腰膝疼痛，筋骨無力，用金剛丸，藥材以杜仲、續斷、桑寄生、木瓜。

十、**潤二便**：民以食爲天，以食五穀爲最基本，常因個人體質之故，消化程度不一樣，又因節氣寒暑造成消化障礙，平時胃腸保健即相形重要許多。又成長高度與飲食息息相關，飲食更應多加注意，範圍之廣泛值得開發。

十一、**龜鹿二仙膠**：其方劑在中藥屬於高單價藥品，同時亦是食品的用途，藥品宣稱的醫療效能爲「大補精髓、益氣養神、治視物不清」的渲染下，自有一定的效果，在現階段市面上平均售價600公克／新臺幣14,000元不等的高價銷售，藥廠還供不應求，使得製成食品的膠塊也有了市場，不過在藥品主管機關加強稽查取締下藥廠的空間更大了，所以選對產品生產是非常重要的，不過隨時跟著消費者走向立即開發亦不遠矣。

多數民衆在感覺身體不適時多會上醫療院所求診，然往往透過醫學檢測卻未發現器質性病變，此種狀態便稱爲「亞健康狀態」。「亞健康」迄今並未有明確的醫學指標診斷，因此常易爲醫界所忽略；而在社會進化發展高的國家，民衆長期處於高壓狀態，容易產生自律神經失調的問題，失眠、乏力、煩躁易怒、胸悶心悸、注意力不集中、記憶力下降、無食慾、易疲勞、抵抗力差、經常性感冒或口腔潰瘍、便秘等；現代醫學研究顯示，除了長期壓力導致過度疲勞、精力、體力透支之外，人體自然衰老、心腦血管及其他慢性病前期、恢復期和手術後康復期出現的種種不適，也是造成亞健康的原因。針對未能明確診斷病因與病理的疾患，中醫「辨證論治」展現了特色和優勢。中醫理論認爲，健康人應是平衡協調的有機體，正常人體可透過自我調節，維持人體生物質能（陰陽氣血）調控的相對平衡，若出現一定限度內的偏失，未成顯著疾病的狀態，即稱爲亞健康。運用中醫辨證論治能超越現代醫學診斷，在人體失衡、但未被診斷出器質性變化前，可依體質失衡情形，將亞健康進行分型與介入。亞健康狀態常見的中醫辨證分型（Phenotypes），包括肝鬱氣滯型、肝鬱脾虛型、心脾兩虛型、脾腎陽虛型、肝腎陰虛型等，可藉由雲端資訊系統來監測亞健康者之生理、生化資訊與中醫體質分析訊息，進行健康管理，並探討中醫體質與生理訊號的相關性。雲端健康管理系統將有助於監控國人亞健康的生理變化，藉以適時介入中西醫療手段，進行健康照護。

透過健康管理與照護使身體機能失衡的亞健康狀態恢復爲健康，可茲應用的中醫措施包括修正生活習慣、傳統導引運動、藥膳食療與穴位按摩（民俗調理）等；尤其傳統導引運動，如太極拳、靜坐、吐納、導引等，是傳統醫學重要的一環，其對健康促進與預防醫學有相當大的助益。《新英格蘭醫學期刊》曾刊載兩篇論文，分別是研究太極運動對巴金森症運動障礙及慢性纖維肌痛症的療效，兩篇論文都指出，太極運動有驚人療效，可見中醫臨床方法已受西方主流醫學重視，惟需更多臨床實證。此外，華人運用中醫「藥膳食療」改善體質，消除亞健康、防止慢性疾病發生，也是一種個人化健康管理措施。藥膳是介於藥與食之間的特殊膳食，因人而異，因人施膳，故處於亞健康狀態者平時可透過調節日常飲食，達到養生防病目的。

第二章　食品有哪些最具開發潛力的產品

人口老化、飲食習慣改變及生活壓力，往往導致人體健康失衡，雖未立即產生疾病，但長期處於健康失衡的「亞健康」狀態下，所引發的慢性疾病已成爲二十一世紀主要醫療問題。事實上，許多慢性病可藉事前預防或事後控制而大大降低發病機率，推動預防醫學正是促使現代人免於疾病威脅的最佳途徑，因而預防醫學已被視爲是二十一世紀的主流醫學。

預防醫學的意義可分兩個層面來看，一是使亞健康恢復爲健康，另一是延緩病程、預防復發或改善治療副作用。以亞健康爲例，近八成民眾有亞健康症狀，雖然亞健康是否發展爲嚴重器質性病變仍有不確定性，但如此龐大的亞健康族群，過往以疾病醫學研究爲重心的醫療資源，顯已無法滿足保健需求；亞健康狀態是一種動態，它既可能發展爲疾病，也可經適當的介入而恢復健康。

國人在養生保健方面向來習慣運用中醫藥調整體質，中醫藥的精髓也在於調整人體氣血平衡，此即「治未病」的保健及預防觀念。日本於2007年設有未病醫師審查委員會，建立未病醫師專科，幫助病人在疾病症狀初期即診斷出病名，並提供因應措施。中國大陸於2009年開始積極發展中醫預防保健服務，足見中醫預防醫學觀念在國際上已普遍被接受。世界衛生組織（World Health Organization, WHO）也訂定了推廣傳統醫學2014～2023年10年目標，提及傳統醫學相關療效等，應透過適當、清楚的公開資訊，提供民眾照護方式選擇。我國如何利用既有中醫藥資源優勢，強化國人自我健康照顧能力，發展健康、樂活的生活觀念，促成活躍及健康老化的幸福社會環境，這是衛生福利部列爲重要施政計畫的目標。

中藥材能透過藥膳食療，改善體質，預防疾病，促進民眾健康，是中醫治未病（未發生的疾病）的最高眞諦。現代人由於生活壓力大，引起憂鬱、焦慮、睡眠障礙及身體其他功能性失調，如抵抗力低落、腸胃功能失調之便秘、腹瀉等，已成爲多數人的文明病。若以憂鬱症與失眠爲例，臨床治療憂鬱症及失眠藥物常會引起胃腸、血壓、免疫等功能失調，因而降低病患服藥的順從性，如可找到具抗憂鬱效果之食療配方，將可延緩或預防憂鬱症的發生。其他如改善睡眠品質、腸胃功能、免疫機能（預防上呼吸道感染、過敏）等食療配方與體質調理之飲食原則，進而避免許多醫療、經濟與社會損失；而此一飲食療法概念，亦符合早期預防及減少晚期治療的棘手，更符合中醫治未病的眞諦。

在可同時提供食品使用之中藥材品項，衛生福利部已正式公告215項，又食品藥物管理署發布六百多項中草藥萃取物得添加於食品中，而其副作用較少的天然中草藥，如應用於原料在使用製造前其檢驗結果都符合限量規定，中草藥所開發之產品才是目前受消費者青睞的主要產品；像天天有人喝的茶就被開發成多樣的型態，本應是液態，現開發成隨時可喝的定量紅茶包、綠茶包、抹茶等，堅守傳統意向只是製造業者創意不足受不受教於專業人士建言之故，致產業頓足不前發展緩慢原因。

開發食品最具力道的應是帶給消費者方便性，包括使用方便、攜帶方便，安全性高，接受度高，始能朝下列品項開發：

一、抗衰老的方劑及膳食飲品。

二、常用可控制體型之藥材與可控制肥胖源之中藥方劑。

三、漢方藥燉與其他減肥藥膳。

四、體內環保食療方。

五、美容飲茶。

六、大蒜、山藥、明日葉、金線連、魚腥草。

七、牛蒡、薑黃、雞精、蛤蠣、青蔥萃取液添加輔型劑製造成顆粒沖泡包。

八、靈芝茶、桑黃丹丸。

第三章 化粧品千變萬化開發要求新求變

產品是美容產業的基本要素，因此產品研發更要精益求精，目前在美容消費市場主力的保養化粧品領域中，如何善用科技以求新求變地開發新的技術及配方，早已是產業研發的一大課題。

什麼是「中草藥化粧品」？不同學術背景的專家或學者有不同解釋，但可歸納爲兩種：

一、中草藥化粧品是由純中藥製成，或在基質中添加中藥有效成分的化粧品，即只要在產品配方體系或基質中加入含有中草藥或從中草藥中提取的成分，就是中草藥化粧品。

二、在傳統中醫藥理論裡，對中草藥進行組合用藥，即強調中草藥的使用必須體現傳統中醫藥的理論，依照中草藥的特性配置人用產品，此解釋更能凸顯傳統中草藥化粧品的本質。

第一節　中草藥化粧品的歷史與發展

- 《太平御覽》載：「墨子曰：禹造粉」，可將化粧品推至夏禹時代。
- 隨著中醫藥理論和實踐的發展，春秋戰國時期的《山海經》，是我國歷史上第一部對中草藥化粧品有所記載的著作，其中有荀草等幾種美容中藥的記載。
- 秦漢時期，我國第一部藥學專著《神農本草經》收藏了大量的中藥美容方劑，記載了20多種具有美容功效的藥物，並均列爲上、中品。其中還提到了美容藥品的獨特劑型──面脂，這一劑型的出現說明了當時中草藥的發展已達到一定的水準。
- 魏晉時期，中草藥化粧品已形成一基本理論體系；到了經濟發達的唐代，如孫思邈在《千金要方》卷九〈面藥〉向下收方81首，分爲面脂、面油、面膏、澡豆、面丸、面粉等劑型，顯示此時已開始將化粧品從醫藥各項分類中單獨列出，並出現各種配方和劑型，成爲古代中草藥發展的巔峰時期。
- 隋朝時期，《粧台方》爲第一部中藥化粧品的專著。
- 唐朝時期，中藥化粧品的應用得到了極大的推廣。由漢代華佗撰、唐代孫思邈編集的《華佗神醫秘傳》將中藥化粧品的研究與記載帶入了高潮。同是孫思邈編著的《備急千金要方》中僅是潤澤、白嫩皮膚和去皺紋的處方就有近20個，藥用品種有120多種。王燾著的《外台秘要》中有關中藥化粧品的內容更加豐富，其中還有中醫美容方面的論述。

- 宋元時期藥物美容方劑持續不斷發展，本草等醫藥典籍記載浩瀚，《太平聖惠方》、《聖濟總錄》、《禦藥院方》等醫學著作中也都有中藥化粧品的記錄。
- 明代李時珍在《本草綱目》中歸納了歷代本草中用於美容的中藥共168味，並在每味藥下說明了詳細的主治和炮製、使用方法。《本草綱目》可以說是歷代本草中蒐載中藥化粧品最多最詳細的一部典藉。
- 在歷代書籍中，中草藥化粧品常單列章節，據統計，歷代的美容配方達3,000多種。

第二節　中國在中草藥化粧品的研究發現

一、簡單添加

將某些具有營養性的中草藥如枸杞、銀杏葉、當歸和銀耳等，經由水煮、酒精萃取等簡單製程得到粗略萃取物，然後按一定比率添加於膏霜、乳液等化粧品產品中。

二、添加活性成分濃縮物

經由比較複雜的方法萃取並濃縮中草藥中某種具有營養或對肌膚有活性或有效作用的成分，複配入化粧品產品的配方體系。這種活性物質可以是一單體，但更可能是化學結構接近、純度相對高的一組化合物，如人參的人參皂苷、甘草的甘草酸等。

三、添加多種有效成分的複配物

按照產品設計的功能訴求，將多種中草藥或具有不同功能的天然活性成分萃取物按一定比例組成複方，添加於產品配方體系中。例如在抗皺產品中同時添加積雪草苷（促進膠原合成）、丹參酮（活血）和靈芝多醣（抗皮膚衰老）等。

四、添加改質的中草藥有效成分

對一些確實有效、但在實際使用上存在溶解性不佳、氣味強烈等的中草藥活性成分，進行化學結構改質或載體處理，使其達到或符合化粧品原料要求，能更有效地應用到產品配方中。也有利用脂質體包埋技術處理中草藥活性成分，脂質體作爲中草藥活性成分的載體，具有促進皮膚滲透和有效控制活性成分釋放等優點。

五、添加非純植物來源的中草藥有效成分

由於天然來源有限，某些中草藥成分可經由人工合成，或植物細胞培養與植物生物基因工程方法大量獲得，如目前產品中應用較多的熊果普、丹皮酚可以是人工合成，紫草素通過紫草植物細胞培養獲得。

第三節 中草藥與植物萃取物（浸膏及流浸膏）市場

目前世界上中草藥年銷售額已超過160億美元，且還在以每年10~20%的速度遞增，其中很大一部分的中草藥萃取物用於日化產品中。1990年代，日本對中草藥的開發研究是以20%的年增長率快速發展的。在日本已收入JCID（《日本泛用化粧品原料集》）的中草藥有114種，各公司用於化粧品的中草藥已逾200種。目前日本天然中草藥化粧品已占整個化粧品市場的50%以上。由於日本擁有天然中草藥的優勢，故近年來日本向美國、法國、義大利等先進國家出口中草藥化粧品逐年增加。這些資訊顯示，不僅亞洲人民對傳統中草藥的接受度較高，且歐美發達國家的健康觀念也在改變，開始重視傳統中草藥在化粧品中的應用。

國際各大品牌十分熱衷添加使用中草藥的萃取物：

資生堂（日）、歐萊雅（法）和雅詩蘭黛（美）等國際大公司旗下的各大品牌，都加大了在中草藥領域的研究與開發力度。

歐洲增速最快的天然化粧品市場是法國和德國，而歐洲最大的天然化粧品市場是義大利和德國。據統計，義大利和德國的年銷售總額占歐洲年銷售總額的70%。在德國，市場已較成熟，持續地鞏固其在歐洲第一的位置。從發展趨勢來看，在德國，甚至是折扣店也開始進入天然化粧品市場。

二十世紀1990年代，日本對中草藥的開發研究是以20%的年增長率快速地發展，目前，日本天然中草藥化粧品已占整個化粧品市場的50%以上，日本各公司用於化粧品的中草藥原料也已超過200種。日本一些知名化粧品公司在中國的研發中心亦將中草藥化粧品開發列爲重點研究方向，如資生堂在北京成立了中國資生堂研究所，研究方向是萃取草本植物精華。

雅詩蘭黛於中國大陸的創新研發中心也將研究重點置於中草藥化粧品添加成分上。一些國際化粧品品牌都準備收購或開發中草藥產品專案，投入鉅資研究東方中草藥的精髓。

不過，筆者認爲產品原料如能全面控管來自GMP廠所生產者才能取用，對原料生產者即有保障及價値存在，而中藥材本身就是原料，有其販售的價値，如再精緻化後其價値更是非凡，市場所需原料型態種類可歸納爲以下幾種供參考使用：

一、中藥材：輸入中藥材需依主管機關規定異常物質（重金屬、二氧化硫、黃麴毒素、農藥）含量之限制，如此，才能有競爭力及市場，資金充裕者可選擇高檔高價藥材一次進足全年份所需，隨著時節就會自然漲價，有時氣候亦會影響藥材價格，這都是需要注意的敏感問題，藥材儲存是一門高深的學問，除了春夏秋冬注意調節溫度外，藥材分類儲存亦同，不過短時間存放，為保有藥材新鮮度冷藏是唯一的選擇，然賣相絕對是反映成本的因素之一。

二、中藥材萃取物：萃取物是藥材經煎煮依時間調節濃度所洩下之萃取溶液，不過大部分的需求都是客製化產品，可作為飲品的基質、食品添加物等用途，儲存注意調節溫度以免萃取溶液自然發酵而影響品質。

三、中藥材浸膏：浸膏可分濕浸膏、乾浸膏兩種，濕浸膏即是藥材經過煎煮依時間調節其濃度，含水率有其限制（%以內），比藥材萃取溶液濃稠，亦是客製化產品，儲存時需注意調節溫度以免萃取溶液自然發酵而影響品質。乾浸膏是藥材經過煎煮後再濃縮製成百分百粉末狀或餅乾狀提供使用，不過依銷售產品的屬性可用澱粉或其他賦形劑分為80%、50%、30%或10%等級的產品。筆者極力推薦此種製法，其優點為：藥材大量進貨時可一直加工製造、易於保存、藥材因時、地、物變動及氣候變遷而不受影響，可儲存多年供應不時之需，是一種有價值的產品。如全程於GMP規範下操作，可提供中藥業、西藥業、食品業、化粧品業等使用。

四、流浸膏：即是藥材經過煎煮，依時間調節煎煮液濃度，其含水率沒有限制，最後產品需添加酒精即為流浸膏，是客製化產品，目前以西藥製造需求者多。

第四節　中藥與植物萃取物在化粧保養品上的應用

中藥為中華民族瑰寶、且有五千年以上的使用經驗，除了在疾病的治療上有良好的療效外，在化粧保養品亦有相當多的應用，前衛生署中醫藥委員會曾委託弘光科技大學研究「可添加於化粧品內中藥材品項（正面表列與負面表列）之研究」（CCMP94-RD-040），當時化粧品業界相當希求主管單位能藉由研究來了解藥材使用安全性，最後能形成政策，惟至今尚未正式公布可使用中藥材添加於化粧品內，實屬可惜，還望業界與相關協會再與主管單位達成共識，促請開放具安全性之中藥材品項，可添加於化粧品內以活絡產業。筆者僅將一些曾應用於化粧品中之中藥材列述如下：

1. 人參（panax ginseng）
   功用：大補元氣、益陰血、生津、補肺、安神。
   化粧品用途：預防、延緩皮膚衰老、去皺紋、護髮。
2. 何首烏（polygonum multifllrum）
   功用：補肝腎、斂精氣、養血祛風。
   成分：Chrysophanic acid, chrysophanol, emodin, rhein。
   藥物作用：降血脂、治療動脈粥狀硬化、抗菌、促進神經興奮。
   化粧品用途：烏髮。
3. 玄參（scrophularia ningpoensis）
   功用：滋陰降火、除煩止渴、解毒、潤燥滑腸。
   化粧品用途：植物性潤膚劑、防凍霜、防裂霜、防皺。
4. 半夏（poinellia ternata）
   功用：燥濕化痰、和胃止嘔、消痞散結。
   化粧品用途：氨基酸可用為頭髮及面部用營養性化粧品。
5. 天門冬（asparagus cochinchinensis）
   功用：滋陰潤燥、清熱化痰、潤肺降火。
   化粧品用途：和人參並用作為營養性化粧品、對感染性和大疙瘩粉刺有顯著療效。
6. 三七（panax pseudoginseng）
   功用：行瘀止血、消腫定痛、跌撲損傷。

化粧品用途：滋潤清潔皮膚、淡化面部黃褐斑、減少斷髮脫髮。

7. 黃耆（astragalus membranaceus）

功用：補脾益氣、生用固表止汗、生肌、排膿內托、炙用補中益元氣、陽生血。

化粧品用途：防治脫髮、促進毛髮生長、防止皮膚老化、減少皺紋、嬰兒濕疹。

8. 天花粉（trichosanthes kirilowii）

功用：酸能生津、甘不傷胃、止渴、降火、潤燥、生肌排膿、潤肺燥、消腫行水。

化粧品用途：營養頭髮、頭髮光澤、營養皮膚、舒肌展皺。

9. 地骨皮（lycium chinensis）

功用：清虛熱、涼血。

化粧品用途：防腐劑、和人參共用作爲營養性化粧品。

10. 連翹（forsythia suspensa）

功用：清熱解毒、散結消腫，爲熱病及瘡瘍重要藥物。

化粧品用途：髮用止癢去屑、治療頭癬、毛囊炎、面部痤瘡、生髮。

11. 川芎（ligusticum chuanxiong）

功用：行氣開鬱、祛風、燥經、活血止痛。

化粧品用途：護髮、增白、抑制粉刺。

12. 仙鶴草（agrimonia pillsa）

功用：收歛止血、補虛健胃。

化粧品用途：脂溢性皮炎、毛囊炎、防腐。

13. 澤瀉（alisma plantagoaquatica）

功用：滲濕熱、行痰飲、利膀胱濕熱、宣通水道、功專利濕行水、瀉腎經之火邪。

化粧品用途：皮膚保護、滋潤皮膚。

14. 升麻（cimicifuga foetida）

功用：升陽、透斑疹、散風解毒。

化粧品用途：促進血液循環改善、皮膚微血管機能、使皮膚潤澤。

15. 白芷（angelica dahurica）

功用：頭面諸痛疾、祛風、消腫、排膿、止痛。

化粧品用途：白斑病（和補骨脂並用）、美白、防晒、抗紫外線。

16.當歸（angelica sinensis）

功用：補血和血、能促進血液循環、調經止痛、潤燥滑腸。

化粧品用途：護髮、烏髮、美白、除斑。

17.地黃（rehmannia glutinosa）

功用：補精髓、養肝、明耳目、烏鬚髮、用作滋養強壯藥。

化粧品用途：兒童沐浴液、止頭癢。

18.桔梗（platycodon grandiflorum）

功用：利胸膈、溫中。

化粧品用途：皮膚增白、防晒。

19.蓖麻（ricinus communis）

功用：通便、逐水氣、消腫、拔毒、提膿。

化粧品用途：健髮、生髮、防晒、去皺、尿布疹、唇膏用油脂 。

20.薏仁（coix lacryma）

功用：利濕健脾、舒筋除痺、清熱排膿。

化粧品用途：防晒、美白、薏仁油主要爲髮用化粧品。

21.雞腳蒴（Cirsium albescens Kitam）

功用：具有治療白帶，骨刺，腸癰疔瘡，肺熱咳嗽，肺癰，火燙傷之功效。

化粧品用途：面膜、退斑原料。

22.薑黃（Curcuma longa）

功用：破血兼理血中氣滯，入肝脾二經，善破肝脾二經的血瘀氣結功能活血化瘀、行氣止痛。

化粧品用途：面膜、活血、天然色素。

第五節　歐美暢銷植物萃取物

歐美最暢銷的植物萃取物產品爲：

紫錐花（Echinacea）、銀杏（Ginkgo biloba）、人參（Ginseng）、綠茶（Green tea）、卡法椒（Kava kava）、鋸棕櫚（Saw plametto）、聖約翰草（St. John's wort）、纈草（Valerian）等8種，該8種植物約占市場的40~45%。

銀杏、人參和綠茶在歐、美市場都是名列前三名產品，市場銷售額約2,300~3,100萬美元。以市場成長率而言，歐洲有較高的成長率，約爲10~14%，美國成長率爲1.8~10.6%（各項產品間的差異頗大）。

第四章　潛力健康食品

所稱健康食品是具有一定療效的產品，能讓消費者多一層保障和信賴的產品，當然在食品品項衆多的環境下，能開發出與衆不同又具療效的產品，是一個成長公司所應具備的開發能力，筆者在此推薦值得開發的品項如下：

一、能增強免疫力類：如靈芝、牛樟芝、銀耳、杞子、蛹蟲草、柴胡、防風。

二、滋陰補腎抗衰老：新鮮何首烏精萃產品、桑椹汁、熟地黃、龜鹿膠、枸杞子（葉）、芝麻山藥、五味子、黃精、黑豆。

三、控制體重：山楂、萊菔子、牽牛子、薏苡仁、綠豆。

四、活血通經絡：丹參、人參、刺五加、蘆薈、巴西蘑菇、黃耆。

五、控制血糖：山苦瓜、斑鳩菊、金線連、南瓜、薏苡仁、黃耆（雙向調整）、靈芝、山藥。

六、抗高膽固醇：紅麴、金線連、南瓜、決明子。

七、平血壓：柴胡、丹參、紅景天、明日葉、金線連、黃耆。

八、保眼福：石斛、甘菊花。

九、增強記憶力：山藥、天麻、粉光參。

十、養顏美容：山藥、薏苡仁。

十一、有一些天然的食材對身體是有功用的，要能善加利用開發：

對腎有幫助：山藥。

幫助入睡：香蕉。

改善皮膚症狀：甘菊。

可改善感冒：檸檬。

改善胃機能：高麗菜。

有止痛效果：生薑。

可平降血壓：芹菜。

可改善血脂：山楂。

可改善血糖：肉桂。

消炎：蜂蜜。

瀉藥：梅乾。

天然維生素：草梅。

抗衰老：葡萄。

天然重金屬解毒：火龍果。

天然抗癌：大蒜。

消水腫：薏苡仁。

天然美白：白蘿蔔。

助消化：鳳梨。

潤肺：銀耳。

提神抗疲勞：柳丁汁。

第五章 機能性食品

有中草藥及藥用植物之產製品，在歐美先進國家早已使用於保健品上多年，隨著科技、醫藥品與經濟的高度成長及人類的平均壽命逐年提升，為預防許多疾病的發生，不只環境衛生和飲食習慣的不斷改善，還要力求醫療技術與日常保健觀念的提升，方得以延年益壽。在飲食方面，無論是開發食品或保健品，不再單純只是開發普通商品，而是進一步具有營養價值又能調節和保健雙重效果之產品最得青睞，現今人們生活醫療觀念正由單純的疾病治療，轉向預防保健與治病相結合的模式，吾人可透過食品及保健食品來調整與維護身體的健康狀態，達到促進健康的目的。

開發中草藥靈芝、紫錐花、薑黃、桑黃、大蒜、薏苡芒、蘆薈、明日葉、紅刺蔥、枸杞葉、金線連等具有多方面的營養、調節和保健的功效。因此，在全球保健食品的銷售排行榜上，這些藥用保健植物始終極為暢銷，其銷售額至少占有藥用植物保健產品銷售總額之半數以上。

第六章　中草藥茶飲包

茶包形態是消費者方便取得及使用的產品選項，開發者可依季節時令、老中青族群或疾病類別特別調製產品，當然茶包製造形態多樣化，內容物依特殊需求更是多樣（碎片、碎片噴浸膏、顆粒、散＋碎片等），舉例說明如下：

一、壯壯兒童飲：蓮子芡實紅棗茶、麥茶、麥芽茶、甘蔗茶、蘆薈菊花茶、荸薺茶等。

二、婦女保養喝：薑艾紅棗茶、蓮花茶、益母草薑茶、藍梅玫瑰花茶、桑椹紅茶等。

三、益智明目：人參茶、洋參桂圓茶、枸杞決明子茶、枸杞菊花茶、蓮花茶、洋參天麻石斛茶等。

四、美容纖姿茶：何首烏茶、黑芝麻首烏茶、黃耆王不留行茶、山楂菊花茶、玉竹玫瑰花茶、紅棗蛋蜜茶等。

五、舒暢茶：大青葉茶、金銀花茶、桑菊杏仁茶、藕節茶、金桔檸檬茶、桑椹菊花茶、蘆根薄荷茶、菊薑茶、人參薄荷等。

六、春夏秋冬喝：春喝白芝靈芝茶；夏喝銀耳蓮棗茶；秋喝天麻川芎茶；冬喝桂圓紅棗茶、人參紅棗枸杞等。

七、薑汁蘋果增加免疫力：醋薑醃漬一匙、蘋果皮、紅茶。

八、薑汁檸檬解早期傷風：醋薑、醋薑醃漬一匙、檸檬一片、檸檬汁適量、蜂蜜。

九、醋薑黃：冬飲醋薑黃醃漬液熱飲深具養生效果。

十、薑黃梅子：薑黃、梅子驅風順氣。

十一、補氣：紅景天、黃耆。

十二、手腳冰冷：薑茶、桂圓、黑糖。

十三、預防高血壓：丹參、降眞香、冰片（飲、貼、複）。

十四、安神：酸棗仁、丹參、五味子（醋炙）、棗仁。

十五、纖姿茶：芡實、烏梅、茯苓、決名子、麥芽（黑糖）、桑椹、山楂。

十六、補腎元精華素：百合、桂圓、黃精、益智仁、蠶蛹。

十七、清血排毒滋補：靈芝、蘆薈、郁李仁、梔子、茯苓、桂圓、火麻仁。

十八、補充氣血、提升精力：雞胎、人參、肉桂、當歸、九節菖蒲、甘草、沉香、肉蓯蓉、牡丹皮。

第伍篇　中草藥、生技、食品多元化健康產業

中草藥在健康食品的發展

隨著愈來愈多的消費者期望透過健康食品的幫助，達到改善體質、預防疾病及增強抵抗力等功效，健康食品的市場不斷快速增長，使得保健相關產業得以蓬勃發展，也爲食品工業與食品相關產品市場注入一股新的活力。在前衛生署於1999年8月3日正式以《健康食品管理法》來規範和管理健康食品，並對健康食品提出清楚的定義，健康食品「係指提供特殊營養素或具有特定之保健功效，特別加以標示或廣告，而非以治療、矯正人類疾病爲目的之食品」，明確要求健康食品必須具有特定之保健功效，且不能以治療或矯正人類疾病爲目的。

在中華文化裡，健康食品並非是一個全新的概念，中國早在數千年前就有藥食同源的觀念，將飲食與疾病防治兩者扯上密切的關係，藥膳及食療等傳統養生觀念深植民心。就以蓮子、芡實、扁豆、赤小豆、山藥等食材爲例，除了常用做一般的傳統食材外，在傳統中醫觀念中，更具有保健養生的效果。而利用中草藥作爲保健產品的成分，早已成爲保健產品發展趨勢之一。由於國人在飲食文化和養生調理觀念的影響下，對中草藥的功效和應用範疇的接受程度頗高，所以在發展保健產品時，特別重視並選用天然的中草藥作爲原材料，正好配合現代保健產品的發展趨勢和特色，因此，可預期以中草藥研發健康食品或其他保健產品，將有很大的發展潛力。

雖然有些民眾會認爲中草藥是屬於天然物，沒有化學物質或化合物的毒性，也不會像西醫藥有隱藏副作用，但這種觀點絕非完全正確。其實很多中草藥的藥性明顯，具有療效的同時也可能有副作用，這些中草藥一般都以中醫藥的管理法規來加以規範，若用於健康食品的開發，我國的《健康食品管理法》制定了一套清楚的安全性評估辦法。我們清楚知道法律上規定食品不得加入藥物，目的在於界定食品和藥品的區別，以防止在食品中濫用藥物。當中草藥是作爲食品材料使用時，最重要的考量因素就是食材的安全問題，如要在「中草藥」與「食品」兩者之間定出一條明確的分界線，從我國的傳統飲食和藥膳文化而言，其實是相當困難的。所以，在利用中草藥來開發具有保健概念的食品時，這些食材必須具備明確的安全數據，以確保所用中草藥食材的安全性，如此才能讓民眾安心食用。

在國際間，有關中草藥作爲食品材料使用的問題，我國與其他國家地區（如中國大陸及日本）的衛生管理部門均有制定相關的管理規範，明確列出可作爲食品使用的中草藥種類，又或者是規定有哪些中草藥不能作爲食品使用，這些「可供食品使用之中草藥」的規範，各地區不盡相同。衛生署於2005年1月開始公告一系列「可供食品使用之原料名單」；在中國大陸方面，針對藥食兩用中草藥之管理，分別有「既是食品又是藥品的物品」、「可用於保健食品的物品」及「保健食品禁用物品」等三種分類和原料名單；而在日本方面，日本厚生勞動省在1971年就針對藥食兩用的植物藥作出規範，並有詳細的分類表格及植物清單，而此方法沿用至今。

傳統中草藥在養生保健方面，比較著重於透過全身各方面的調和或調節來達到養生保健及預防疾病的效果，其臨床功效早已受到重視與肯定。長久以來，有關中草藥的研究，經常是以單方作爲主題，展望我國中草藥類健康食品市場的長期發展，複方之採用實爲一個不錯的選擇，可集合多種有效的天然資源並充分利用各種材料的優點，組合成不同的配方，大大提高保健產品的多樣性和商機，並增加研發上的創造空間，如此更可將我國的食療理論發揮得更爲澈底。至2005年6月底止，公告獲得健康食品認證的產品有68種，其中使用中草藥作原料的產品共有14種，以複方形式開發的產品有2種，功能訴求主要是以護肝爲重點。從研發空間和產品功能的觀點來看，相信未來將有更多複方中草藥型態的健康食品問世，而功能訴求將更爲多樣化。

在中草藥健康食品的開發過程中，所需的專門知識與技術往往橫跨了多個專業領域，也因此需要不同科學領域（如中醫藥業、食品科技、化學分析、生物學、營養學和行銷等）的專家學者共同參與研發。在研發複方中草藥的健康食品時，經過初步完整的文獻資料蒐集和整理之後，依筆者過去在相關領域的研究經驗所得，建議參考中醫師對相關中草藥的臨床使用經驗，在配方上做合理的建議與設計，並針對所選用的單方中草藥材料，藉助過去在化學成分及生理活性等方面已有的研究成果，並利用這些科學資料作爲基礎，對複方產品進行一系列的成分分析、安全性評估、生理活性評估和市場研究，探討末端產品的使用量、保健效果、劑型、口味、包裝、消費市場和行銷策略等。因消費者在心理上會受到中草藥治療效果的影響，往往會對中草藥保健產品的功能有較高的期待，同時對已深入民心的方劑、材料（如靈芝、冬蟲夏草等）及相關名詞（如四物、十全等）有較高的認同感，所以在中草藥健康食品的發展上，配方設計、產品功能和市場研究都同樣重要。研究人員需針對瞬息萬變的消費市場，研究如何將傳統飲食智慧、現代科學和消費市場緊密結合，不斷研發出受歡迎、有效和高品質的健康食品。（可查覽食品資訊網：「保健食品的十大趨勢」羅婉毓研究員）

可以看看中國大陸2017長程計畫在中醫藥發展戰略規劃（15年）綱要（見附錄七）。

第一章　種植高經濟價值的中草藥

金線蓮

金線蓮為蘭科（Orchidaceae）金線蓮屬（AneoctochiliusBlume）多年生枝草本藥用植物，亦稱東南亞寶石蘭（Jewilorchid），是蘭科植物多樣化葉子中最美麗的一類。葉面絨毛狀、葉片互生、葉色墨綠，其上鑲有金色或銀白色網狀脈紋，葉背深紫紅，在陽光照射下，可因此產生強烈對比，外觀十分美麗，養蘭人家咸譽之為觀葉蘭中的上品，因此另有金線蘭之名。金線蓮為臺灣極名貴之民間藥材，全草供為滋養強壯用，味甘性涼，據資料指稱有清涼退火、涼血固肺，祛傷、解鬱及開中氣之功效，為民間藥界之聖品，又稱藥虎，且對高血壓及糖尿病似有奇效。

金線蓮屬之植物分布於印度、印尼、喜馬拉雅山脈、臺灣、東南亞各國，由新喀里多尼亞（NewCaledoria）至夏威夷（Hawaii）一帶亦有生產。金線蓮屬原生種約有35物種，生長於海拔500～2000公尺陰濕森林之腐植土上。臺灣產之金線蓮分布甚廣，北自新北市起，沿中央山脈而下新竹縣竹東，經苗栗南庄、大湖，臺中市武陵農場、青山、谷關，南投縣仁愛鄉蘆山、溪頭，嘉義阿里山鄉，南至高雄市旗山、阿卑線，再延伸至屏東縣霧臺、來義、潮州萬金庄、南仁山、往冬至臺東縣中央山脈出水坡、金山、太麻里、關山，再往北花蓮縣玉里、鳳林、太魯閣；在環繞臺灣中央山脈整個廣大中高海拔之闊葉森林內，似皆可見其蹤跡。

柴胡

最近幾年來，由於發現大部分的合成藥劑都有或多或少的副作用，且對於幾種慢性疾病，如肝炎、癌症、高血壓及糖尿病等，仍無法達到根治可能，因此，天然藥用植物的開發與利用正日受重視，傳統醫藥與民間驗方的價值與重要性，再度引起世人的普遍注意與重視。柴胡係我國傳統醫藥中極為重要的肝膽保健及疾病治療之常用生藥，含柴胡之製劑在多種慢性疾病之治療方面常扮演耀眼的功效。柴胡為繖形科（Umbelliferae）柴胡屬（Bupleurum L.）植物，全屬植物約有

100種以上，分布於北半球，自古即列爲《神農本草經》上品藥用植物，爲肝膽疾病最受重用之生藥材料之一。柴胡種類繁多，品種複雜，來自不同基原柴胡之有效成分含量差異甚大，因此影響其功效及藥理作用亦大。因柴胡之生藥及其製劑屬於評價極高之體質改善及肝炎治療珍貴藥材，國內素來之需求量極大，每年約達300公噸左右，近年來由於慢性肝病猖獗，對柴胡之量與質雙方面之要求將更爲殷切。如何選取正確之柴胡品種，並進行適當繁殖、栽培、生產與利用，爲當今藥用植物開發與利用最重要的項目之一。

冬蟲夏草

冬蟲夏草簡稱蟲草，是一種昆蟲寄生性眞菌，其名稱首見於1757年《本草從新》，唯與冬蟲夏草同屬之蟬花及白蠶薑，自1249年起即有記載，根據醫藥資料可知，冬蟲夏草供作藥用的時間業已長達一千五百年。冬蟲夏草自古即爲滋肺補腎強壯的高貴藥材，傳聞曾刷新世界田徑紀錄的中國長跑「馬家軍」之女選手們，即曾取用冬蟲夏草以增強體能與耐力，矢蟲草的名稱更加遠近馳名。仔細觀察冬蟲夏草像蠶般的蟲體，與其頂端長出的小草，可知蟲體確是昆蟲本體，但頂端長出的不是草而是與香菇、靈芝同類的眞菌。廣義言之，凡是菌類寄生在昆蟲上所長出者，與其寄主昆蟲本體的複合物，都稱蟲草，狹義而言就只有麥角菌科植物冬蟲夏草菌（Cordycepssinensis(Berk) Sacc.）所長出的子座（即草的部分），及其寄主鱗翅目蝙蝠科昆蟲草蝙蝠蛾（Hepialusarmoricanus Oberthiir）等幼蟲（即蟲體的部分）的複合體，才是眞正的冬蟲夏草。一般眞菌類多寄生在植物體上，只有蟲草菌寄生在昆蟲上。冬蟲夏草甘溫、氣香、無毒，自古被列爲培元補藥，而無燥熱之慮。歷代醫藥典籍論述其能治諳虛百損、能補肺陰，又能補腎陽，可見其適用甚廣，評價極高。除了具有療效之外，由於蟲草屬多半爲昆蟲寄生菌，且其寄主或多或少爲農作物之重要害蟲，如蛾類、螻蛄、白蟻、螟蟲、毛蟲等，固蟲草屬眞菌除供藥用外，亦可被用於危害蟲生物防治之材料。

石斛

近年來由於發現大部分之合成藥劑都有或多或少的副作用，且工商業化及高齡化社會正深化幾種慢性疾病，如肝炎、癌症、高血壓及糖尿病等之嚴重程度，這些慢性疾病至今仍無法達到令人滿意之根治可能，因此天然藥用植物的開發與利用，正日受關注與重視，石斛即爲甚受重視之藥用植物之一。石斛於《神農本草經》列爲上品藥用植物，至今醫家常謂：「石斛甘可悅嗓，鹹能潤喉，以此代茶甚清膈上，石斛功能清胃生津，胃腎虛熱者最宜；欲清胃救陰，非石斛之甘滋輕靈不爲功；若胃肺火灼，津液已耗，舌質深赤軟燥或焦黑嗜飲者，必須鮮斛清熱生津，力量尤偉；若老人虛弱，胃液不足，而不宜太寒者，則霍山石斛爲佳」。

霍山石斛係出自中國大陸安徽省六安市及霍山縣，市場上所論述霍山石斛之來源植物有數種之多，亟待分辨，其相關物種如下：鐵皮石斛（Dendrobium condidum或Dendrobium officinale）、銅皮石斛（Dendrobium moniliforme）、米斛（Dendrobium huoshanense）及黃花石斛（Dendrobium tosaense）等。針對石斛基原植物進行鑑定與確認，以正品藥用物種進行繁衍、復育與栽培，以及針對石斛用藥之安全性與藥效成分進行評估，應爲石斛研究發展之必要步驟。

枸杞

枸杞爲深受人們喜愛之保健植物，最早見於醫藥典籍《神農本草經》，被列爲上品藥用植物，全株皆可利用，一般以其果實（枸杞子）和根皮（地骨皮）入藥，自古以來即爲名貴藥材之一，相關枸杞之滋補作用常爲許多草本專書所推薦，《名醫別錄》分別介紹枸杞子及枸杞葉之效用，《本草匯言》則對枸杞有更高評價，稱其能使人氣充、血補、陽生、陰長、火降及去風濕。

中國大陸栽培枸杞之歷史已有一千多年，主要產區爲寧夏、山西、山東、內蒙古、河北、陝西、甘肅、青海、新疆等省，以寧夏產者最爲有名，其枸杞子產品至今仍暢銷國內外；此外，歐洲和地中海沿岸國家也有生產枸杞。寧夏枸杞（Lyciumbarbarum L.）及枸杞（Lycium chinense Mill.）爲枸杞兩著名物種，兩者同爲茄科多年生灌木或小喬木。臺灣栽培枸杞之歷史亦久，唯各地均係零星種植，栽培之品種以枸杞（L. chinense）爲主。

薄荷

農業試驗所藥用植物種原之引入自1959年，曾由國內外引進藥用植物的種子及種苗，分別在不同海拔試種栽培，進行多項試驗，並建立低海拔藥用植物園一處，園內含多種常用及重要的藥用植物，其中即包括目前正廣泛種植於中國、印度、巴西、日本、法國及美國之薄荷。薄荷爲唇形科薄荷（Mentha arvensis L.）草本植物，以其地上全部全草或葉入藥，常爲藥用植物之一，有發汗、止癢、疏解風熱、清利頭目、理氣解鬱等作用，常與金銀花、桔梗、連翹、甘草、荊芥、或牛蒡子同用；適用於感冒發熱、頭痛、咽喉腫痛、無汗、赤眼、風疹及皮膚發癢等症，常用量爲3～6公克。薄荷又爲芳香油原料植物之一，薄荷油及薄荷腦廣泛用於醫藥、美容、日用品及食品工業。臺灣各地均有野生或栽培，唯分布零星、面積不大。

麥門冬

麥門冬屬於百合科多年生常綠草本，於《神農本草經》列爲上品，是重要保健藥用植物，自古供爲滋補袪痰之藥材，可服食斷穀，古代高僧或修道人士常以之爲療飢食物，藉以保養身體，促進活動力。麥門冬別名麥冬、前階草、家邊草或韭葉麥冬等。農業試驗所自1968年起由國內外引進麥門冬品系，曾先後在大雪山、清靜農場、梅峰農場及臺北市前本所農場等地，進行試種觀察，其中僅臺北市試種之麥門冬地上部生育，以及地下部塊根之生產尚稱良好，其他在大雪山、清靜農場及梅峰農場等因地處高海拔，氣溫較低，以致地上部發育不良，地下塊根收量甚差。

麥門冬爲常綠多年生草本，自生於山林樹下的半陰性地，發育良好的植株可高達40cm，具短形的根莖，並著生多數鬚根，根之不定位處生有肥厚肉質、長圓狀或卵狀塊根；葉細長叢生呈線形，寬約2～4mm，長約10～40cm，呈濃綠色，質硬。初春至夏初自葉間抽出花莖，總狀花序，開淡紫色至紫色小花，花被6片，雄蕊6枚，花絲不明顯，柱頭呈棒狀。花後結碧藍色球形漿果，果內大部分含一粒種子，極少數爲兩粒。

山藥

山藥爲薯蕷（Dioscoreaeae）薯蕷屬（Dioscorea）多年生蔓性根莖類植物，可供食用、藥用或保健利用，利用部位爲其塊莖（又稱擔根體），有滋養、強壯及止瀉功效，爲常用藥用與保健用生藥材料。薯蕷屬植物如山藥除了係吾人糧食中澱粉及蛋白質之重要供源外，在傳統醫藥利用方面，則係藥用植物相當集中、重要與被重視之一群植物。

山藥由於分布極廣，遍及熱帶、亞熱帶及其他地區，物種十分複雜，其栽培生產方式亦因地區或品種而異。山藥被栽培及利用之歷史極早，如《山海經》、《本草衍義》、《圖經本草》、《新修本草》、《本草綱目》及《齊民要術》等本草典籍均曾記載；最早之本草專著《神農本草經》且列山藥爲上品藥材。全球山藥之年產量在1998年約3千萬公噸，爲熱帶地區生產量僅次於樹薯及甘藷，而營養價值則超越前二者之重要塊莖作物，亦爲國際性重要糧食作物之一。由於世界人口仍持續增長，人口成長愈快，糧食愈形不足，對於根莖作物，尤其是具有高產量且極高營養價值之山藥需求量似將愈大，因爲在單位時間及單位面積內，根莖作物及甘蔗同爲熱量生產最有效率之作物種類。若能及早選育多種山藥優良新品種，建立兼顧質與量及方便採收之栽培技術，同時開發多元化粉狀、固狀或液狀新加工產品，應極符合目前正發展之農產品少量多樣化之農業政策，有助提高農民所得。

依據行政院衛生署85525衛署食字第85024204號函，以及前農林廳86320八六濃特字第30713號函特別指明，各單位於引進供人食用之植物新品種前，應先了解並進行安全性評估後，再予推廣。爲保障消費者之權益，針對重要保健植物之開發與利用，實應先行評估並進行安全性測試，再考慮後續之研究與推廣工作。此外，衛生署中醫藥委員會正初步研議45種可供善食用的藥材，若廠商在產製食品中僅摻加這類藥材，可視爲食品，或將不再以藥品管理，此45種中即包括山藥，可見山藥並無安全性疑慮。45種藥材爲：人參、枸杞子、當歸、川芎、白芍、熟地、生地、黃耆、黨參、天麻、淡菜、蓮子、芡實、山藥、茯苓、山楂、烏梅、胡桃、松子、胖大海、百合、銀耳、白果、薏苡仁、黑棗、丁香、山奈、花椒、大茴、小茴、桂枝、桂皮、橘皮、冬蟲夏草、甘草、豆蔻、砂仁、紅棗、菊花、黃精、白朮、荷葉、酸棗仁、雞內金等。

我國農業正處於一轉型期之關鍵階段，在經濟與貿易自由化趨勢之下，爲了順應潮流及加入世界貿易組織，國內現有栽培的作物種類，將受到國外相關產業不小的衝擊，其結果將造成農業經營上很大的困難。國內之農業結構必須加以調整，可朝向高價值、精緻化及多元化的方向發展，特用、藥用與保健植物之開發與利用，似極符合此種趨勢，臺灣藥用與保健植物總數達二千種以上，其中不乏可資利用之種類，如山藥、金線蓮、山葡萄及麥門冬等。

大黃

大黃爲《神農本草經》草本下品植物，別名川軍、將軍、錦黃、錦紋，屬蓼科（Polygonaceae）多年生草本植物，以根及根莖入藥，同時含有致瀉和收斂性兩種成分，前者爲anthraquinone類如sennoside A、emodin、aloe-emodin等，後者爲大黃鞣酸、沒食子酸及兒茶素等；具有瀉熱攻下、行瘀化積、抗菌消炎、分食熱、健胃及解毒等功用。

大黃性寒，味苦；主治實熱便秘、譫語發狂、食積痞滿、裡急後重、溼熱黃疸、血瘀經閉等症。大黃爲甚具藥用價值之傳統藥用植物，主產於中國青海、甘肅、四川、陝西、湖北、貴州、雲南等省，栽培歷史悠久，西元前2700年已有被利用爲藥材之記載。目前栽培面積較大的大黃物種有掌葉大黃（R.undulatum L.）、印度大黃（R.emodi Wallich）、韓國大黃（R.coreanum Nakai.）、圓葉大黃（R.rhapontium L.）及波葉大黃（R.compactum L.）等物種。

藍染植物木蘭、山藍

臺灣雖偏處一隅，但是自然條件十分優越，境內高山平原處處，氣候更兼具溫、副熱及熱帶三帶，植物資源相當豐富，因而素有天然大植物園之美譽。據資料指出，臺灣自生維管束植物多達4,477種，加上外來的2,500種，總數約近7,000種，其中不乏可資利用之珍貴資源，可供多元化開發及利用。藍染植物可供藥用或蔬菜食用，但主要被利用於製作藍靛染料，藍靛又稱靛青，是傳統印染工藝三原色染料之一，可精製成花青、藍膠等顏料，供繪畫或染紙用，或供作中藥材青黛的原料。明朝末年宋應星著《天工開物》一書，記載中國有茶藍（菘藍）、蓼藍、馬蘭、吳藍及莧藍等五種藍染植物。事實上藍染植物的名稱常因時代與產地而有所不同，且不論東西方在世界各地均有藍染植物分布，雖然科屬別名有異，或植物體內所含藍色素之含量與品質不一，但所含的水溶性藍色素轉化成非溶性藍靛的原理卻是相同。

薏苡仁

薏苡仁爲禾本科一年生或多年生草本植物，別名薏米、米仁、薏仁、薏黍、薏苡、薏珠子等，是一種藥食同源植物，以種仁和根入藥，《神農本草經》將其列爲上品藥用植物，歷代本草對薏苡仁之評價都很高。薏苡原產於中國及印度支那，現以廣泛栽培於各地，以泰國、中國及日本爲主要產地。薏苡仁含頗多碳水化合物（50～80%）、蛋白質（10～18%）、粗脂肪（4.5～11.5%）、粗纖維（17～19%）、灰分（6～8%）、可溶性糖（6.38～8.35%）、總氨基酸（12.6～12.8%），另含有不少無機鹽和纖維素，是營養豐富的保健植物；薏苡種仁具有健脾補肺、滲濕排膿、清熱利尿、消痔美容等功效，近年來薏苡仁常被利用爲重要抗癌生藥材料。此外，薏苡仁的莖稈可供爲優良的牲畜飼料，薏苡根的功用與種仁大致相同，並有驅蟲作用，葉含生物鹼，亦可入藥。

紫錐花

紫錐花爲菊科多年生草本植物，屬美國最重視之藥用植物之一，亦是世界上最重要的藥草之一，原生於北美洲，北美原住民常利用紫錐花植物及其產品，於預防與治療很多不同疾病，如毒蛇或蚊蟲咬傷、感冒、喉痛、腸胃不適、淋病等；而十九世紀美國人則用以對抗一般性感染症狀，紫錐花被認爲在抗微生物感染方面具有很大之開發潛力，因此，紫錐花被廣泛應用爲生理免疫調節劑、抗微生物治劑（尤其是細菌與病毒類）、抗感冒劑與體質改善劑等，在歐美保健食品市場已占有一席之地，爲國內值得引進開發之保健藥用植物。

依據McGregor 1968年之資料可知，紫錐花屬植物計有下列11個物種：

1. Echinaceaangustifolia DC.var.angustifolia
2. E.angustifolia DC.var.strigosa Mcgregor

3. E.atrorubens Nutt.
4. E.laveigata (Boynton & Beadoe)Blake
5. E.pallida (Nutt.)
6. E.prardoxa (Norton) Briitton var.neglecta McGregor
7. E.paradoxa (Norton) Britton var. paradoxa
8. E.purpurea(L.) Moench
9. E.sanguinea Nutt
10. E.simulata Mc Gregor
11. E.tennesseensis (Beadle) Small

其中E.angustifolia、E.pallida和E.purpurea三種有較強的藥理活性。

由於商業需求量日增，造成野生Echinacea spp.被過度採摘，另因其原棲地被開發而日受破壞，因此商業化人工栽培紫錐花爲必然之趨勢，目前全世界進行商業化栽培之國家包括有：美國、加拿大、紐西蘭、英屬哥倫比亞、德國及英國。

人參

五加科植物人參Panax ginseng C.A.Mey.，屬中國及美國最常用之藥用植物之一，在最近4年內全美藥用植物及保健產品銷售排行榜名列第二名。又名人銜、鬼蓋、神草、人微、土精、地精、血參、棒槌等，藥用部分爲其根。原產於中國東北、韓國等地。由於產地和加工方法的不同而有野山參、移山參、生曬參、白參、紅參、別直參、朝鮮參、高麗參、東洋參等名稱。人參味甘、微苦、性溫；入脾、肺二經。具有滋補強壯、補氣固脫、補肺益脾、生津止渴、安神益智之功效。

人參入藥可謂已源遠流長，《神農本草經》把人參列爲上品，謂其「補五臟、安精神、定魂魄、止驚悸、除邪氣，明目開心益智、久服輕身延年」。中國栽培人參始於西晉末年，是世界最早引種及栽培人參之國家。

銀杏

銀杏爲裸子植物，是Ginkgoales群中僅存之品種，屬美國最重要之藥用植物之一，最近4年內全美藥用植物及保健產品銷售排行榜名列第一名。銀杏至今已有2億年以上之歷史，爲最古老之落葉大喬木，故被稱爲活化石。銀杏樹具長柄之扇型葉片會依季節之不同，而呈現綠色及金黃色，故常被當成景觀植物，最著名的例子如中國四川都江郾市及日本東京都之銀杏行道樹，高大旺盛，樹景十分怡人。銀杏除具觀賞價値外，其果實及葉片因含特殊生理活性物質，亦常被當成藥用植物。銀杏之果實狀似小杏，故稱爲銀杏，又名白果，具有斂肺益氣、止咳平喘之功效，主治痰喘、咳喘、白帶、白濁、小便頻數等症狀。近年來銀杏葉萃出物更以健康食品型態，暢銷世界各國。自1965年德國舒培（Schwabe）公司將銀杏葉藥物投入市場，當年銷售額就達600多萬馬克，隨後逐年上升，1990年已達2.5億馬克。到了1995年，德國銷售的銀杏葉製劑已達10億美元；而後起之秀的美國，銀杏葉製劑年銷售量高達20億美元以上，躍居世界各國之首，日本、新加坡、馬來西亞、荷蘭、瑞士、法國、韓國、西班牙、加拿大、墨西哥、義大利等國，亦相繼致力於銀杏製劑的開發研究，於1997年一年內，全球即有約250億臺幣左右之市場規模，主要消費地——歐洲銷售額約達160億臺幣，多用於治療老年相關疾病。國際上已有二十多種製劑上市銷售，如糖衣片劑、膠囊劑、溶液劑、袋泡劑、口服液、針劑、長效緩釋劑等。

大蒜

大蒜（Allium sativum L.）屬百合科（Liliaceae）多年生草本植物，英名Garlic，屬美國最重要之藥用植物之一，在最近4年內全美藥用植物及保健產品銷售排行榜列爲第三名。原產於亞洲中西部，漢朝時由張騫自西域傳入中國，栽培歷史已超過二千年以上。大蒜是最重要的調味品之一，有去腥味、增香氣及殺菌防腐的功效，所以不論炒菜、蒸煮魚豬肉、醃漬蔬菜和肉類加工，都會用上大蒜來調味，歐美國家也常使用大蒜粉來調味。大蒜另有藥用用途，自古以來大蒜常被認爲具有靈丹般的效用而受到珍視。中國華北地區有些礦工常吃大蒜以防病，一般民間亦有吃大蒜以預防感冒及濾清血液的習慣。最近許多研究更證明，吃大蒜確實對人體健康有益，可預防心臟病、腦中風、癌病、糖尿病，以及抵抗微生物，所以又稱它爲天然抗生素。大蒜用途廣泛，所以銷路很大，除爲重要蔬菜外，亦可將蒜頭製成蒜片、蒜粉或油精，供內外銷之需。

貫葉連翹

貫葉連翹又稱金絲桃、小連翹、小對草等，爲藤黃科植物，可有效治療憂鬱症狀，屬美國最重要之藥用植物之一，在最近4年內全美藥用植物及保健產品銷售排行榜名列第五名。憂鬱症在美國是很普遍的疾病，根據相關資料可知，8～15%的美國人在一生中曾遭受憂鬱症之困擾；目前有約四百多萬美國人正罹患嚴重憂鬱症，而每年之醫療費用（包括工作損失、永久性的殘障等）高達160～450億美元。憂鬱症主要症狀如下：

1. 極端的悲傷憂鬱。
2. 對本來享受的活動失去樂趣。
3. 失眠或清早即醒來，或每日都睡覺過度。
4. 體力衰弱易疲倦。
5. 食慾及體重明顯增加或減少。
6. 不能集中精神思考，欠缺決斷力。
7. 心神不定。
8. 感到罪惡感、無助及無用。
9. 一再重複想死亡，並有自殺的意念。

憂鬱症現已有多種藥物可對症治療，其中帶有黃色花之藥草貫葉連翹，可作爲一種天然的抗憂鬱藥劑，已引起人們的廣泛興趣。根據不少研究報導指出，貫葉連翹之抽出液有助於治療憂鬱症。在德國貫葉連翹的使用已超過所有西藥抗憂鬱藥劑之總和，目前貫葉連翹也正急速盛行於美國。貫葉連翹之治療費用比一般西藥抗憂鬱劑便宜很多，且副作用似乎也很少。因此，貫葉連翹可能是取代西藥抗憂鬱劑的選擇之一，唯仍需進一步針對貫葉連翹進行深入成分與藥理研究，更需進行安全性評估。

大豆

大豆（Glycine max(L.) Merr.）最先在中國栽培，栽培面積甚廣，將它作爲植物蛋白質與油脂的主要來源。屬美國最重要的藥食兼用植物之一，在最近4年內全美藥用植物保健產品銷售排行榜一直名列前茅。中國古代藥草專家曾提及不少它的藥效，諸如可治療腎病、皮膚病、腳氣病、腹瀉、血毒病、便秘、貧血症等。其後大豆經由韓國傳到日本，使其盛行於東瀛。據云日人每年攝食豆腐達50磅以上，爲日本人至今必食植物之一，或因此使日本成爲世界上最長壽的國家。之後再傳到歐洲、美國及南美洲等，尤其在美國發揚光大，使美國成爲世界的大豆王國。據美國Central Soya公司的資料，每英畝土地供爲生產牛肉、牛奶，或栽培小麥及大豆時，所生產的蛋白質足以維持一個人的生活天數，依序爲牛肉77天、牛奶236天、小麥粉527天，而大豆爲2,224天，可見大豆有最大的生產效益。

食物三大營養素（蛋白質、油脂、碳水化合物）中，大豆占有兩項關鍵優勢，其蛋白質含量高達35%以上，營養價值很高；此外，大豆的脂肪多屬不飽和油脂，且含量高達20%以上，尤其適用於高脂血症病人，有降低膽固醇的作用。大豆在飲食及健康上具有極爲重要之功效與價值。

紫蘇

紫蘇又名赤蘇、紅蘇、香蘇，以全草莖、葉、果實入藥。全草具有散寒解表、理氣寬胸的功能。用於治療風寒感冒、咳嗽、頭痛、胸腹脹滿等症；莖稱蘇梗，藥效與全草同，用於治療氣滯胸脹、妊娠嘔吐、胎動不安；葉名蘇葉，藥效同全草；果實稱蘇子，有降氣平喘、化痰的功能，用於治療氣喘、咳嗽痰多、胸悶呃逆。紫蘇還是人們喜歡使用的蔬菜和調味料，主產於中國河北、河南、山東、山西、江蘇、浙江、湖北、四川、廣東、廣西各省。紫蘇除根部外，全株均可入藥，但藥用有一定的限制，應根據供需情形種植發展。

白朮

白朮（Atractylodes macrocephala Koidz）爲菊科蒼朮屬多年生草本植物，別名貢朮、冬白朮、於朮、浙朮、山精、山薑等，以根莖入藥，是浙八味之一。野生於山坡村邊及灌木叢中，栽培歷史悠久，主要分布於中國浙江、安徽、湖南與湖北及長江流域以南地區。白朮味甘、苦、性溫，入脾、胃經；有補脾、健胃、和中、化濕、止瀉、安胎等功效。

桔梗

桔梗爲桔梗科桔梗屬之多年生草本植物，別名白袱花、白藥、梗草、利如、防圖、土人參、和尚頭等，以根入藥，爲常用藥材之一。野生於山坡、草叢中，分布於日本、韓國、中國大陸南北各地，中國大陸除西北地區外，大部分省（自治區）都有栽培。桔梗與人參之外型頗爲類似，但桔梗之根幾不含澱粉粒，因此可利用碘試液作澱粉反應試驗加以區分。

桔梗有宣肺、散寒、祛痰、排膿等功效，用於治療外感咳嗽、咳痰不爽、胸悶腹脹等症。次外，桔梗的花朵大、花期長，也可作爲觀賞花卉，東北也有鹽漬成鹹菜用。

板藍根

板藍根又名靛葉，爲十字花科菘藍屬二年生草本植物松藍（Isatis indigotica Fort.），以根（板藍根）和葉（大青葉）入藥，爲常用藥材之一。目前多進行人工栽培，主產於中國大陸河北、江蘇、安徽、浙江、陝西等地。板藍根性寒、味苦、入肝、胃經。具有清熱解毒、涼血等功能，主治流行性感冒、流行性腮腺炎、乙型腦炎、傳染性肝炎等症。

紅花

紅花（Carthamus tinctorius L.）爲菊科一年生草本植物。別名草紅花、南紅花、刺紅花，以花入藥。紅花性溫、味辛。入心、肝經。有活血通經、祛瘀止痛等功效；用於治療痛經、閉經、冠心病、心絞痛、跌打損傷、瘀血作痛等症。原產埃及，臺灣各地有栽培。

何首烏

何首烏（Polygonum multiflorum Thunb.）又名首烏、赤首烏、鐵秤陀。以塊根入藥，爲常用藥材之一。具有補肝腎、益精血、烏鬚髮的功能。用於治療氣血虧損、遺經帶下、腰膝酸痛、鬚髮早白等症。主產於中國西南各省區，廣西是主產區之一，均爲野生也有人工栽培。因目前尚有一定野生資源，故人工栽培未能得到發展。隨著用藥量的增加和野生資源減少，何首烏已成爲近年來市場的熱門藥材，發展種植有著廣闊前景。

遠志

遠志爲遠志科植物遠志（Polygala tenuifolia Willd.），又名大元志、棘菀、小草、細草、赤棍茶、小雞腿。以根及根皮入藥；具有安神益智、祛痰消腫功能，用於治療心腎不交、失眠多夢、健忘驚悸、神智恍惚、咳痰不爽、瘡瘍腫毒、乳房腫痛等症。主產於中國、韓國及西伯利亞，中國之河北、河南、山西、內蒙古、陝西、山東、遼寧、吉林、寧夏、江蘇、青海、青海、四川、雲南、湖北、湖南等省區也有生產。中國年銷量爲150萬公斤，目前部分藥材仍以挖採野生供藥用，隨著中醫藥事業的發展，藥用量不斷增加，而野生資源不斷減少，必須發展大規模人工栽培，才能滿足日益增長的需求。

當歸

當歸爲繖型科多年生草本植物當歸（Angelica sinensis Diels），別名乾歸、西歸、于歸、秦歸、雲歸、窯歸等。以根入藥，爲常用藥材之一。當歸主要分布於中國、日本。目前因野生當歸漸少，多爲人工栽培，主要產區分部於中國甘肅、四川、陝西、湖北、雲南、貴州等地。當歸味甘、辛，性溫，入心、肝、脾經。有補血活血、調經止痛、潤造滑腸等功能。

明日葉

明日葉（Angelica keiskei Koidzmi）與當歸、白芷同爲繖型科（Umbelliferae）當歸屬（Angelica）植物，日本人稱之爲「珍立草」及強精之草，又名海峰人參，另有俗名返陽草、長壽草、八丈草等，在中國傳統漢方藥典中幾乎找不到它的蹤影。今日摘取其葉片，明日幼芽便再生出來，由於這種旺盛的生命力，故被稱爲「明日葉」。日本廣島、長崎經原子彈洗禮後，明日葉也是最先發芽的植物，因而受到日本農政單位的重視。

明日葉生長於日本火山地區，尤其是日本伊豆七島與距東京南方290公里素有長壽島之稱的八丈島產量最豐富，當地居民少有罹患癌症和高血壓者，且長壽者多，故稱長壽島，可能與長年食用明日葉有關，依據日本食品中心調查報告，其成分含有膳食纖維、蛋白質、有機質、各種維生素和礦物質等，嫩莖葉可供食用，全草可供藥用，現明日葉產品風行日本。在日本栽培有數十餘年歷史，臺灣於十餘年前引進，主要種植於南投縣、嘉義縣、桃園市及苗栗縣等山區。

薑黃

薑黃味辛、苦，性溫。主要功用是破血、行氣。薑黃破血兼理血中氣滯，入肝脾二經，善破肝脾二經的血瘀氣結功能活血化瘀、行氣止痛。

第二章　中草藥與生技產業值得開發哪些項目

長久以來，由於工業發展造成環境污染，加上受到人類濫用農藥等因素之影響，源自於動、植物及礦物等天然物之中藥材，極可能被汙染。因此，前衛生署中醫藥委員會積極推動3階段中藥材品質提升機制，加強中藥材之品質管理措施，以保障民眾用藥安全：

一、中藥材品質提升機制第一階段：推動中藥材之包裝標示。衛生署爲解決民眾若買到不良的中藥材，無法追溯產品責任歸屬之問題，自88年起以分批公告方式，共指定324種（如附表所示）進口及市售中藥材飲片，其標籤或包裝應標示「品名、重量、製造日期、有效期限、廠商名稱及地址」等事項，強化廠商對產品把關的責任，並使民眾對於所購買之中藥材，可藉由包裝標示，認明產品的質量與廠商的責任歸屬。另，各縣市衛生局亦不定期進行中藥材包裝標示之查核，以確保民眾購買的中藥材均符合規範。101年共抽查507件檢體，合格率99.8%。

二、中藥材品質提升機制第二階段：訂定中藥材的管制規範。爲強化中藥材品質管制標準，衛生署自93年起陸續訂定中藥材含異常物質之限量標準，目前已訂定含異常物質限量標準之中藥材品項合計達91種。該品項不僅涵括常用之中藥材品項，就中藥材使用量而言，該品項中藥材之總量亦占所有國人使用藥材總重量半數以上。101年辦理市售中藥材含異常物質之抽驗，共抽驗337件檢體，合格率97.9%。

三、中藥材品質提升機制第三階段：中藥材邊境管理機制。由於我國中藥材主要由國外輸入，建立中藥材邊境管理機制，方能確保市售中藥材品質。因此，臺灣自101年8月1日起開始實施中藥材邊境管理制度，將紅棗、黃耆、當歸、甘草、地黃、川芎、茯苓、白芍、白朮及杜仲等10項進口量大之中藥材，列屬商品檢驗法之應施進口檢驗項目，其管制措施包括要求輸入時須檢附檢驗合格之證明文件，即在中藥材輸入臺灣前需按照我國提供的檢驗標準先進行檢驗，以確保中藥材符合我國檢驗標準；當中藥材進口到臺灣海關後，進行邊境抽批查驗，將不合格之中藥材阻絕於境外。自101年8月1日起至102年5月31日止，共受理查驗完成1,952批中藥材報驗通關案，總計

10,224公噸，其檢附之檢驗證明文件，經審查亦符合我國限量標準。此外，紅棗、黃耆、當歸及甘草等指定應實施抽批查驗的品項，也檢驗44批，其中2批自中國大陸進口之黃耆（5,290公斤）因總重金屬含量超出限量，判定不合格，並予退運之處分，不合格率4.5%。其餘實施檢驗之42批，檢驗結果均合格。經由上述管制措施推動，將更能確保市售之中藥材符合我國規範，使民衆用藥更安全，更有保障。衛生署中醫藥委員會也呼籲民衆，不購買來路不明之中藥材，使用中藥材之前，應經適當清洗程序，以減少栽種過程所遺留的重金屬或農藥殘留。同時，政府也將持續監控進口與市面販售之中藥材，具有風險管控精神，阻絕不良品於市面流通。

攸關民衆健康及安全之中藥材管理，行政院衛生署極爲重視，爲落實此項工作，已責付其所屬中醫藥委員會分三階段實施：

第一階段爲推動中藥材之包裝標示，以確認產品責任歸屬。

第二階段爲針對重金屬、汙穢物質及黃麴毒素等，陸續訂定各項限量標準，以確保中藥材之安全衛生。

第三階段則致力完備中藥材之源頭管理機制，包括進口產品文書認證及落地追蹤等工作。

有關推動中藥安全管理之措施及成果如下：

1. 自88年起，陸續公告指定中藥材應符合「進口及市售中藥材飲片之標籤或包裝應標示事項處理原則」，截至目前爲止，已公告指定324項中藥材應符合上開處理原則之規範。同時併以輔導業者實施正確包裝標示及執行普查抽驗工作，以促建立產品至市場販售的第一道安全防火牆。
2. 有關中藥安全推動之第二、三階段工作重點，包括：(1)公告訂定中藥材品項含重金屬、黃麴毒素限量；(2)強化飲片之製造品質等管理措施，逐步提升中藥材自源頭到製造之過程的品質穩定性。

   相關措施如下：

   (1) 93年1月13日公告，自93年2月1日起，杜仲、枇杷葉、肉桂、桂枝、桂皮、白及、五加皮等七種中藥材，必須實施重金屬鎘、鉛、汞之檢測，其限量爲：鎘（Cd）2 ppm以下、鉛（Pb）30 ppm以下、汞（Hg）2 ppm以下。95年11月10日令發布中藥材汙穢物質限量品項，其中總重金屬限量值分別訂甘草30 ppm，石膏、龍骨、人參20 ppm；人參、甘草、黃耆、番瀉葉DDT之總量限量爲1.0 ppm；BHC總量限量爲0.9 ppm、PCNB（Quintozene）之總限量爲1.0 ppm；八角茴香、紅棗、大腹皮、女貞子、小茴香、山楂、山茱萸、枸杞子、胡椒、麴類、延胡索、橘皮、黃耆、蓮子之黃麴毒素限量不得超過15 ppb。98年7月22日令發布「地龍等中藥藥材含汙穢物質之限量」。

(2) 關於中藥製劑部分，亦於95年10月26日公告「中藥製劑汙穢物質限量標準、碎片劑微生物限量標準」。97年9月12日令發布修正「藥品查驗登記審查準則」第86條，訂定萃取濃縮製劑之審查基準，97年9月15日公告「中藥濃縮製劑含重金屬之限量」、「中藥濃縮製劑加味逍遙散等10個處方含總重金屬及砷含量之限量」及「中藥濃縮製劑加味逍遙散等10個處方含微生物限量」。98年7月14日公告「補中益氣湯等濃縮製劑含重金屬及砷含量之限量」，藉由上開相關標準之訂定，逐步加強中藥之品質控管。

3. 強化中藥用藥安全管理機制

(1) 輔導中藥廠全面實施GMP制度，自94年3月1日起全面實施GMP制度，截至98年10月14日止，共有116家GMP中藥廠。

(2) 每年實地訪查輔導藥廠，改善及提升製藥品質。

(3) 93年3月9日出版第一部法定《中華中藥典》（94年8月31日署授藥字第0940004263號函公告更名爲《臺灣傳統藥典》），目前已著手進行第二版編修作業，於102年完成出版，可供產學界參考，並利製藥業者參考，維持一定品質管制。

(4) 彙整國內、輸入及新藥藥品查驗、檢驗分析、製造管理、用藥安全、廣告管理、管制藥、毒劇藥及藥事法等相關管理規定，於95年度出版《中藥藥品管理相關法規彙編》。

4. 藉由專業訓練及相關研討活動，強化中藥法規宣導教育，促進提升人才素質與中藥品質：

(1) 舉辦中藥材含污穢物質檢驗研討會及中藥材污穢物質檢驗暨實務研習會。

(2) 舉辦中藥易混淆中藥材研習會及中藥材易誤混淆觀摩研習會。

(3) 舉辦中藥產品儲存包裝標示與中藥技術及經驗傳承研討會。

(4) 積極推動中藥產業現代化觀念，研議相關作業制度與課程。

(5) 開設中藥專業培訓課程。

(6) 開設中藥廠GMP科技人才（確效課程）培訓課程。

(7) 舉辦推動中藥GMP飲片炮製工廠研討會。

這是辦理過程至97年底爲止，總計舉辦33場中藥繼續教育課程（受訓人數2,534人），105場宣導會、說明會及研討會（參加人數29,929人），總計已有超過32,500位中藥相關產業人員因該計畫而受惠。爲提供民眾中藥用藥安全環境，衛生署中醫藥委員會前於92年向行政院提出「建構中藥用藥安全環境計畫」實施架構，於95年5月26日奉行政院院臺衛字第0950022766號函核定原則同意。該計畫係從人力面、物質面及法規面著手，統合運用現代化之中草藥研究及管理機制，將中藥品質及人力專業素質予以提升。93迄98年止實施重點成果包含：出版《中華中藥典》、推動全面實施GMP中藥廠、制定中藥原料法源管理、加強中藥製劑品管機制、降低藥材誤混用比例、辦理法規及用藥安全人才培訓、執行中藥不良反應通報機制、建置中草藥安全資訊網站、研究並建立品質管制規格及研議不合時宜法規與提出草案建議等，各項研究面與政策面之評估報告，以作爲我國建立中藥用藥安全環境暨政策研擬之重要背景依據。該項計畫業經實施近六年，於2009年底屆滿，爲延伸計畫目標，銜接前六年計畫成果，當時中醫藥委員會業已向行政院研提第二期「建構中藥用藥安全環境計畫」（2010年至2014年）實施架構。未來將繼續以科學實證爲基礎，融入現代化之製藥技術，健全產業發展，帶動產業升級；在國際合作與區域法規協合化部分，包括建立中藥材源頭認證、驗證標準與機制，人才與資源互相支援等，以進一步發展中草藥於生醫科技的利基，並建構人、事、物皆健全之中藥產業制度，提升具有全球競爭力的活力環境，達成促進經濟成長及產業升級、創造就業環境及提升中藥用藥安全之願景。

附表　324種進口及市售中藥材飲片，其標籤或包裝應標示「品名、重量、製造日期、有效期限、廠商名稱及地址」等事項

編號	品名	編號	品名	編號	品名	編號	品名	編號	品名
1	九節菖蒲	27	巴豆	53	地榆	79	附子	105	珠兒參
2	九香蟲	28	木瓜	54	地龍	80	芫花	106	益智仁
3	三稜	29	火麻仁	55	地鱉蟲	81	前胡	107	秦艽
4	土茯苓	30	王不留行	56	百合	82	厚朴	108	粉防己
5	大風子	31	仙茅	57	百部	83	威靈仙	109	草烏
6	大戟	32	冬葵子	58	肉桂	84	故紙花	110	茵陳蒿
7	大黃	33	半夏	59	肉蓯蓉	85	砂仁	111	骨碎補
8	小茴香	34	玄參	60	何首烏	86	紅花	112	鬼箭羽
9	山豆根	35	玄精石	61	旱蓮草	87	紅娘子	113	栝樓根
10	山慈姑	36	玉竹	62	杏仁	88	紅棗	114	茜草
11	山楂	37	甘草	63	杜仲	89	胡蘆巴	115	茯苓
12	山藥	38	甘遂	64	沙苑蒺藜	90	虻蟲	116	乾薑
13	川木香	39	白朮	65	沒藥	91	郁李	117	密蒙花
14	川木通	40	白芍	66	牡丹皮	92	香附	118	敗醬草
15	川牛膝	41	白果	67	赤芍	93	枳殼	119	旋覆花
16	川芎	42	白附子	68	辛夷	94	枳椇	120	梧桐
17	川烏	43	白前	69	防風	95	枳實	121	梔子
18	川楝子	44	白英（草）	70	乳香	96	凌霄花	122	淡竹葉
19	丹參	45	白頭翁	71	刺五加	97	夏枯草	123	淫羊藿
20	五加皮	46	白薇	72	刺蒺藜	98	射干	124	牽牛子
21	五味子	47	白鮮皮	73	延胡索	99	桔梗	125	畢澄茄
22	升麻	48	石決明	74	明牙黨	100	桑白皮	126	細辛
23	天門冬	49	石菖蒲	75	板藍根	101	桑枝	127	連翹
24	天南星	50	石蓮子	76	知母	102	柴胡	128	陳皮
25	天麻	51	光慈姑	77	羌活	103	桃仁	129	鹿銜草
26	天葵子	52	地骨皮	78	金不換	104	烏梅	130	麥門冬

編號	品名	編號	品名	編號	品名	編號	品名	編號	品名
131	麻黃	159	蓮蕊鬚	187	大棗	215	白芷	243	枇杷葉
132	斑蝥	160	豬苓	188	大腹皮	216	白扁豆	244	花椒
133	款冬花	161	澤漆	189	大薊	217	白殭蠶	245	虎杖
134	番瀉葉	162	澤瀉	190	女貞子	218	白蘞	246	金銀花
135	紫荊皮	163	獨活	191	小金櫻	219	石南葉	247	金錢草
136	紫菀	164	蕪荑	192	小薊	220	石韋	248	青皮
137	絡石藤	165	龍膽草	193	山柰	221	石斛	249	青葙子
138	黃芩	166	薤仁	194	山茱萸	222	石榴皮	250	青蒿
139	黃柏	167	檀香	195	川貝母	223	石榴根皮	251	芡實
140	黃耆	168	薑黃	196	五倍子	224	合歡皮	252	南沙參
141	黃連	169	薤白	197	五靈脂	225	地黃	253	枸杞子
142	萆薢	170	蟅蟲	198	化橘紅	226	竹茹	254	柏子仁
143	滑石	171	蟬花	199	天竺黃	227	肉豆蔻	255	柳枝
144	當歸	172	蟬蛻	200	巴戟天	228	艾葉	256	苦參
145	葛花	173	鎖陽	201	木通	229	西洋參	257	苦蘵
146	葛根	174	雞血藤	202	木賊	230	佛手柑	258	茺蔚子
147	葶藶子	175	懷牛膝	203	毛冬青	231	伸筋草	259	桂皮
148	萹蓄	176	藜蘆	204	水蛭	232	吳茱萸	260	桑寄生
149	槐實	177	黨參	205	牛黃	233	沙參	261	海人草
150	蒲公英	178	續隨子	206	仙鶴草	234	牡蠣	262	海螵蛸
151	蒼朮	179	續斷	207	冬瓜子	235	皂角刺	263	浙貝母
152	遠志	180	鶴蝨	208	冬葵果	236	皂莢	264	浮小麥
153	酸棗仁	181	藁本	209	冬蟲夏草	237	豆蔻	265	烏藥
154	穀精草	182	丁香	210	半支蓮	238	赤小豆	266	益母草
155	榧實	183	人參	211	玉米鬚	239	車前子	267	臭椿皮
156	蛲螂	184	三七	212	白及	240	使君子	268	荊芥
157	劉寄奴草	185	大金櫻	213	白花蛇舌草	241	佩蘭	269	草豆蔻
158	熟地黃	186	大青葉	214	白芥子	242	昆布	270	草果

編號	品名	編號	品名	編號	品名	編號	品名	編號	品名
271	馬齒莧	282	麥門冬	293	菟絲子	304	穀芽	315	雞冠花
272	馬蹄金	283	牻牛兒	294	蛤殼	305	蔓荊子	316	雞骨草
273	馬鞭草	284	莪朮	295	訶子	306	豬牙皂	317	藕節
274	高良薑	285	楮實子	296	黃精	307	槲寄生	318	蘆根
275	栝樓仁	286	紫花地丁	297	補骨脂	308	橘紅	319	蘇木
276	側柏葉	287	紫背天葵	298	路路通	309	澤蘭	320	藿香
277	常山	288	紫蘇子	299	槐米	310	薄荷	321	蠶砂
278	淡豆豉	289	紫蘇梗	300	漏蘆	311	薏苡仁	322	鬱金
279	蛇床子	290	紫蘇葉	301	蒼耳子	312	檳榔	323	茼麻子
280	貫衆	291	萊菔子	302	廣金錢草	313	覆盆子	324	鉤藤
281	魚腥草	292	菊花	303	廣藿香	314	雞內金		

第一節　中草藥原料規格化具潛力

在GMP優勢的利導下，凡所有食用、藥用原料、產品都被要求要來自GMP廠產製出品，政府要求的規範是要給消費者多一層信任及保障，由於這樣的要求對西藥、中藥或食品GMP廠是一項新興商業契機的市場，原料代分包裝的設備及技術還要配合分包裝材質，才能一起提升產品品質的價值。筆者認爲只要專業的注入，這是一項新興的產業契機，無論轉口貿易或是免稅區分包裝Made in Taiwan都是很有機會的商機。除了中藥材進出口商，藥廠本身就是可以辦理藥材進出口的資格，且可檢附經藥廠把關檢驗合格之成績書於產品包裝上，可提升消費者認知，增加購買力。

當然所稱原料係指可作爲藥物用亦可爲食品用，指稱原樣藥材、飲片、單味粉（散）、單味濃縮、浸膏、流浸膏等各種形態提供所需要者，尤其藥材浸膏（提取物）提供之對象廣泛，不管是製藥廠（中西藥）、食品廠、生技廠、化粧品廠都有需求，而製造的品質更是廣泛從提取物的含水率20~90%都可客製化：

不過筆者認爲，製成液態雖說是客製化，一來運輸笨重且易腐 ，二來要求即訂即作，藥廠製程配合不容易；爲防範藥材價格波動，藥廠可大量持續製成100%（99%+澱粉乾燥而成）乾式浸膏（如果包裝材質經得起考驗，可製成100%浸膏不加賦形劑），可大量製造不隨訂單而趕工，且儲存方便持久，在運輸更是省下成本，這樣的浸膏提供所需者任意調配開發各種產品濃度的自由，是筆者獨家的推薦產項。

如果不在臺灣製造提取，能在原產地就地取材，做一家移動的工廠就地加工是最好不過，因藥材有季節性、不同月分及不同時間點的採收，能採用此方式提取是最理想的作法，保鮮所需成分亦減少損失，可就地銷售亦可供應回臺灣各產業界使用。

第二節　中草藥原料分裝結合倉儲與物流

在臺灣中藥典規範的基礎下，原料規格化後運銷應運而生，藥品運銷在衛生福利部施行藥品優良運銷規範（Good Distribution Practice, GDP），食品藥物管理署於102年1月1日起，已正式成爲PIC/S組織會員，爲了使業者於執行運銷作業時有其規範依據，食藥署參考PIC/S GDP規範制訂我國GDP法規，於104年7月16日正式公告，並以階段性逐步推動與落實藥品GDP管理，預計於107年12月31日前國產藥品製造業者及藥品輸入業者須全面完成實施藥品GDP，提升國內藥品運銷品質，以完善藥品管理制度，讓民眾用藥更放心、更安心。

隨著全球化趨勢，藥品透過空運、海運及陸運所形成的供應鏈更加複雜，且近年來，因藥品於儲存與運送過程管理不當，導致藥品品質不良以致回收事件層出不窮，亦有出現僞藥進入藥品合法供應鏈內之案例，使得國際間如歐盟各國、美國、加拿大、澳洲、新加坡及馬來西亞等衛生主管機關逐漸重視藥品運銷管理。

有鑑於藥品運銷乃藥品供應鏈中重要之一環，食品藥物管理署於100年度起即逐步推動我國藥品運銷管理制度，期間廣泛蒐集國際間GDP相關管理趨勢與資訊，擬訂GDP相關政策與推動計畫，辦理一系列業者說明會、教育訓練課程及實地輔導性訪查等活動，並積極參與國際組織相關活動，辦理國際GDP專家討論會議，掌握國際GDP發展趨勢，使我國藥品管理制度與國際接軌。

係延續藥品GMP嚴謹的品質管理精神，涵蓋整個藥品供應鏈，從藥品製造端延續到銷售端，確保藥品在儲存、運輸與配送的過程中，品質及包裝完整性得以維持。推動藥品實施GDP之目的，分別爲藥品品質之維持、有效處理緊急藥品回收事件、在合理時間內正確運送給顧客及防止僞藥進入藥品供應鏈等，其最終目標即爲確保民眾用藥品質及安全。

故筆者認爲只要從事原料的生產（代理）提供者都是一種很好的商機，加上政府極力推動原料來源的管控；尤其藥品原料必須來自GMP廠生產製造，且所生產的產品亦需符合GDP的要求，所以藥品物流倉庫應運而生，並結合運輸產業一條龍的供應鏈，這是一項新興產業，有興趣者除臺灣分北中南東區的藥品倉儲，建議更普設倉庫或結合當地已符合GDP倉庫條件者設立藥品級規範，才能隨時就周邊需求者即時供應，搶得先機。

第二章　產品推廣結合休閒成觀光產業

中藥製藥界從事休閒成觀光產業者有：天良生物科技股份有限公司、科達製藥股份有限公司、勝昌製藥股份有限公司、順天製藥廠股份有限公司、港香蘭藥廠股份有限公司、萬國製藥股份有限公司、優之堡生技製藥股份有限公司、立安生物科技製藥股份有限公司、天一製藥股份有限公司、立康生物科技股份有限公司、天明製藥股份有限公司、喬本生醫股份有限公司等，唯經營較出色者以立康生物科技股份有限公司為首，喬本生醫股份有限公司、天明製藥股份有限公司等也都相當不錯。臺灣因週休二日假期又多，尤其每到選舉，各候選人更為達共識，多次舉辦所謂自強活動，更讓休閒觀光產業活絡，也更增加消費者民眾的認知，了解所食用的產品是如何生產出來的知識，是屬正面的衛生教育，如政府能酌以輔導，不但是在地產業，亦是推展臺灣製造業之觀光產業。

當然政府要做的事不只這類，除了製藥化粧品業之觀光，農漁業、機械設計、環保、食品廠為目前最多之產業，都值得政府主管單位積極規劃相關政策，當標舉觀光農園名稱的農園開始出現，具有特殊而重大的歷史標竿意義，自此之後，臺灣邁入推展觀光農業時代。緊接著於70年3月出現的臺北市北投觀光柑園，則是臺灣最早創辦的觀光果園，因為遊客可以親身進入農園，現場瀏覽、即採即買的即時品嚐特色，此經營方式令人感到新鮮，當時吸引大量遊客前往消費，引起媒體注意並廣為報導，造成風潮、非常轟動。由於觀光果園乃觀光農園的分類，因之，此處農園也就是臺灣最早開辦觀光農園。接著，政府於71年起，開始推動各縣市陸續發展觀光農業，並設定為重要的農業政策與施政。

設立賣場或觀光工廠現在不能只賣單一產品了，消費者現在是難得與一群人出門，一種產品已不符需求，讓他們有選項選樣的機會，提高購買商品的機會，才不至於被同團比下去的窘境，要屏除自己設置賣點一定要賣自己所開發產品的心態，如能網羅知名品牌產品到站，消費者也一定能買，這不是商家衝高營業額的目的嗎？賣場就是要多樣化，將進來的消費者一網打盡，此理論應用於各大賣場，如全聯社、大潤發、Costco等，從新鮮蔬菜到魚貝類一應俱全，就是不讓你進來有空手而回的失落感，故需好好請專業人員規劃各項人、事、物的成本，各行業首重管理，公司再大產品再多，只要規劃出操作標準模式，最後就是管理了不是嗎？

第四章 臺灣中草藥專利分析

中草藥能申請專利項目有：

一、既存中草藥之新用途。

二、中草藥製備之新製程。

三、中草藥新組合而有特殊用途。

四、新有效成分分離。

臺灣對於中草藥並無類似之特殊行政保護措施，只在新藥查驗登記時，可享有5年的排他權且可無限次展延，但此並非單獨針對中藥者，而係適用於一般的中西藥。因此，相關申請人或業者對於中草藥僅能尋求專利保護。

臺灣中草藥專利保護

中草藥屬於醫藥品之一部分，其本質爲化學品，於專利之申請及審查上，亦依循化學品及醫藥品之方式與基準，回顧臺灣數十年之專利保護史，中草藥專利之申請案數量極低，亦未受重視，分述如下：

一、中草藥專利之申請標的

中草藥產品在開發之專利需考量發明專利、新型專利、新式樣專利，分析中草藥之各種不同類型產品，依上述三種申請專利流程作以下之歸納：

(一) 發明專利

可分爲產品專利、方法專利、用途專利，其中：

1. 產品專利包括中成藥、中藥製劑、有藥效之中藥萃取物、有藥效之中藥部分純化萃取物、有藥效之中藥化合物、診斷試劑、消毒試劑、含有中藥之保健營養品、保健用品、醫療器材、醫用材料、牙科材料、美容護膚用品、化粧品等。
2. 方法專利包括中藥之製備方法、藥材炮製方法、藥材萃取方法、中藥新劑型之製備方法、中藥質量監控方法、醫療器材之製備方法、保健用品之製備方法、包含中藥產品之製備方法等。
3. 用途專利包括中藥之新適應症、舊藥新用途等。

(1)新型專利

包括製藥設備、醫療器材、醫用設備、保健設備等。

(2)新式樣專利

包括藥品及保健用品之物理形狀、藥品及保健用品之外包裝、保健品之外形圖案等。

(二) 中草藥申請標的之專利分類

以中草藥爲申請標的之專利案，其對應於國際專利分類可分爲下列：

1. 藥物

(1)含有原材料或其不明結構之反應物之醫藥品，如中成藥爲A61K 35/00。

(2)含有無機有效成分（如礦物藥石膏）之醫藥品爲A61K 33/00。

(3)具特殊物理形狀特徵（如膏劑）之藥物，爲A61K 9/00。

(4)將藥品製成特殊物理或服用形狀裝置或方法，爲A61J 3/00（如製成粉劑形式之方法爲A61J 3/02）。

2. 含中草藥之保健食品，如藥膳、飲料爲A23L。

3. 含中草藥之化粧品或類似梳粧用製品，爲A61K 7/00（如生髮精爲A61K 7/06）。

4. 含中草藥之保健用品，依用品分類（如藥物鞋墊依鞋墊爲A61F 5/14）。

5. 中醫藥理療裝置，爲A61H（按摩用具爲A61H 7/00 9/00，如用於按摩用之條帶或梳子爲A61H 7/00；理療用定位或刺激人體特定反射點之儀器，如針灸用具爲A61H 39/00）。

(三) 中草藥專利已核准件數分析

臺灣於75年12月24日起開放醫藥品本身的專利保護，在此之前僅准許醫藥品製法之專利，自68年核准首件「馬兜鈴草酸脂抽取方法」至90年9月底止，狹義（指歐美所稱之草藥）的中草藥專利（A61K 35/78類）已核准件數爲30件，以發明類別而言，僅一件爲新型專利「中藥材揮發性精油提存設備」，其餘均爲發明專利。以發明標的而言，製法專利占18件，物質專利較不易獲准，占11件。以申請國別而言，日本位居首位占12件，臺灣6件，德國3件，美國、英國各2件，韓國、法國、瑞士、以色列、匈牙利各1件。各年度核准案件數詳如表4-1所示。

表4-1　臺灣中草藥專利統計分析

	總件數	藥物件數		總件數	藥物件數
1979	1	0	1992	6	2
1981	1	0	1993	3	1
1983	1	0	1996	2	1
1984	2	0	1997	1	0
1985	1	0	2000	3	2
1986	1	0	2001	4	4
1988	1	0			
1990	3	1	總計	30	11

資料來源：全國工業總會http：www.patent.org.tw

分析臺灣中草藥專利核准件數偏低之原因，一方面是因該類中草藥案件於醫藥品相關類別申請案中所占比例甚低，另一方面是該類別案件多屬國際申請人提出，其中又以個人申請人居多，研究單位者較少，技術水準相對不高。申請案中對於所含成分組成之分析，一般多未盡明確；對於功效部分，又無法提出具科學性之數據資料，依據歷年來之醫藥品相關專利審查基準及現行專利審查基準之規定，中草藥申請案多無法符合專利要件。

二、國際中草藥專利統計與分析

國際間已核准相當數量的中草藥（植物藥）專利（IPC之A61K35/78類），1991至2000年底止之10年間，就申請公開案而言，日本爲4,312件，歐洲（EPO）爲699件，中國大陸爲11,173件。就核准公告案而言，日本爲3,014件、美國爲857件、臺灣僅15件。

保護中草藥不遺餘力的中國大陸，自1985年4月1日實施專利制度，發明案總申請件數至2000年底止已達245,164件，其中中草藥類占9,871件，高居第一位，中國大陸內案高達98%，顯見已達充分保護國內傳統產業之目的。1993年1月1日起修正專利法開放醫藥品專利後，中草藥每年平均申請案約1,400件，且陸續成長中。

分析各國中草藥（植物藥）之專利申請與核准狀況，大致情形如下：

以製法爲標的之案件較多，其記載要項及審查標準與一般醫藥品之製法無異。以物質爲標的者之案件相對較少，其類型可區分如下：

(一) 以單一生藥材（單方）爲申請標的

此類案件比例甚低（如經特殊處理之人參），且多爲公開案，核准公告案極少。

(二) 以生藥材之混合物（複方）爲申請標的

此類案經核准者多爲食品（如健康食品）、飼料等。藥品方面則少有核准者。

(三) 以萃取物或其組合爲申請標的

此類案件之數量僅次於製法爲標的之案件數。其申請標的多以藥材之萃取液（如銀杏葉翠取物）或濃縮液（如植物樹皮濃縮液）之形式表現，亦有以製法限定萃取液之形式表現者。

有關說明書之記載，在成分方面，不論是藥品案或食品、飼料案，除非其技術特徵在於某特定成分之變化，否則一般對於有效成分之要求不高，多數案件不需揭示有效成分或指標成分（marker），少數案件附有指紋圖譜。在功效方面，若申請者爲藥物案，說明書中多數需有說明或證明（試管試驗、動物試驗或臨床試驗數據）。若申請者爲食品、飼料案，則功效證明之要求相對較低，或有僅以文字敘述其用途者。

但無論何類案件，說明書中均有詳細記載其起始原料與製造方法。至於申請專利範圍之記載，多以製法限定產物之方式表現。值得注意的是，申請專利範圍中，對於起始原料多未以種源或產地等條件予以限制。

三、中草藥取得專利之限制

中草藥取得專利之障礙，亦是中草藥國際化之限制。相較於西藥專利申請案，中草藥申請案件較不易獲准專利，其主要原因爲中草藥與西藥之基本性質迥然不同，分析如下：

(一) 中草藥之名稱不統一，難以對照

相對於化學品與醫藥品（西藥）之申請與審查，國際上有IUPAC之統一命名方式可供依循及參照比對。臺灣專利法施行細則第十四條第一項規定，科學名詞之譯名經國立編譯館編譯者，應以該譯名爲準。中國大陸審查指南中亦有類似規定。

然而，中草藥歷經數千年的流傳與發展，散見於廣大民間與浩瀚古籍之中藥材（或植物）未有一套完整統一之名稱，同一種中草藥可能有數種不同的名稱（同物異名），反之，同一種名稱可能對應數種不同的中草藥（同名異物），例如，何首烏的別名有赤首烏、地精、紅內消、小獨根數種之多；大黃的別名爲川軍、白屈菜的別名爲山黃連，但與黃連爲不同的藥物。其中有些名稱甚至是某地方之俗名或土名，未記載於公開之刊物中，僅當地少部分人知悉該名稱代表之藥物爲何。

中草藥名稱不一致的問題不但出現於華人地區，其與歐美植物藥名稱之間的對應上亦有相當問題。

上述情況造成專利說明書及申請專利範圍之揭示缺充分明確的說明，使審查委員於先前技術的檢索時造成困擾，亦使熟悉該項技術者無法了解其內容並據以實施，違反臺灣現行專利法第二十二條第三、四項之規定。即使申請人因審查委員之通知而將該名稱修正爲通用學名時，亦因無公開刊物可證明二名稱係指同一物，該修正已超出原說明書及申請專利範圍記載之範圍，造成技術內容之實質變更而不准予修正。

(二) 中草藥方劑含多種植物，成分複雜

西藥之成分多爲單一或數個有效成分（或稱活性成分，active constituent或active compound），且其中之有效成分明確，而成分係以化學名稱表示。反之，中草藥方面，即使以較單純之單方方劑而論，其中所含成分可能數十或上百種，以先進之分析技術（如HPLC等）或可分析出其中數種主要成分，卻難以找出其中眞正之藥理有效成分，因爲有效成分未必屬於該等主要成分之中，可能僅是微量成分。

何況中草藥多爲複方方劑，其中含有多種植物藥材，再以不同比例混合後，所含之成分更形錯綜複雜，要找出其中藥理有效成分，實屬大海撈針。

(三) 中草藥之成分變異性大，再現性不佳

中草藥之成分不但複雜，即使是同一類藥材，其中之化學成分可能因基原（品種）、產地（土壤品質、生長氣候）、培養方法、採收季節、採收部位、處理條件（如乾燥、炮製、萃取方法）、儲存條件等複雜因素而有差異，如同爲川芎，四川、福建、廣東等省分生產的成分品質可能不同；即使是同一產地，春夏秋冬生產者亦可能不盡相同。

中醫、生藥之哲學強調「遵古炮製」與「道地藥材」，前者表示炮製方

法或處方劑量不同時，同一種藥材的表現常會不同，甚至產生相反的藥效；後者則表示藥材之品系、產地（氣候風土）、採收季節等因素均可能直接影響藥材內部化學成分的變化，因而產生藥效之差異。

一項研究表示，由過山香（C.excavata）植物之莖皮分離出mexotcin生物鹼、香豆素中有多種化合物會抑制arachidonic、collagen、PAF等所引發之血小板凝集作用，即表示有抑制血管內血塊生成所導致血管栓塞的現象；但同時分離出之O-meyhylclausenoluide成分，卻顯示有促進血小板凝集之相反作用。此外，同一植物分離出之clausine-D及-F於高劑量時會產生溶血現象，但於低劑量時則有抑制血小板凝集的作用。上述結果顯示，生藥材中常含有作用相反的化學成分，或是同一成分可能因劑量大小而產生不同作用，而這些作用可用炮製手續或處方之劑量大小來調控而產生不同作用。此結果亦說明中醫與生藥雖然是經驗相傳，但其學理仍是科學的。

另一研究顯示，由山黃皮之葉部分離出exoticin生物鹼成分中，發現僅有girinimbine成分是四季均含有的，其他成分則隨著季節變化而異，此結果證明生藥材採集季節的重要性，季節不同將影響其藥效。

(四) 中草藥成分中不純物多

中草藥所含複雜成分中多爲沒有藥效的副產物。另外，所含之重金屬及殘留農藥或微生物，卻可能對人體造成危害，因而不符合產業利用性之專利要件。

然而，經長期臨床試驗證實，某些中草藥含有一定比例的重金屬反而有利於疾病的治療，如何確定不同存在狀態下的各種重金屬之藥理作用與毒理作用，於嚴格之條件下獲得有利的證據，支持中藥用毒之科學性與有效性，亦影響中草藥之可專利性。

(五) 中醫病證名與西醫疾病名不易對照

中醫治病之病證名與西醫治病之疾病名有相當之差異，如中醫之解表、清熱、化痰、止咳平喘、化濕消導、瀉下、利水、祛風、溫里祛寒、理氣、止血、活血化瘀、開竅、安神、平肝息風、澀腸止瀉、固腎、補益、驅蟲等，其與西醫之疾病名未必可直接且完全對應。即使可對應，亦鮮爲一對一之對應關係（如活血化瘀可對應至改善血液循環），經常是中醫一個病證包涵西醫多個病（如活血化瘀可對應至解熱、鎮痛、消炎、抗菌、抗病毒、抗過敏等）。

在專利之申請與審查時，對於先前相關技術之檢索，如何在中西醫藥之證名與病名上判斷其同一性，無對應之依據與標準，將引起諸多困擾。

(六) 中醫之治病機制異於西藥，且未建立標準藥理模式

中醫係以辨證論治法治病，首先以「望聞問切」四診診療，然後以「陰陽五行說」、「腑臟經絡說」等理論進行病理辨證作爲處方。中醫以「人」爲對象，以人之整體爲基礎，對「證」下藥，進行治療。中醫用藥視體質而定，因人而異；西醫則頭痛醫頭、腳痛醫腳。中醫以扶助身體而達到自動調節及消除疾病之目的；西醫則直接對抗病原（細菌、病毒）或細胞病變。二者之致病原理與機制迥然不同。

中藥藥效之評估，主要是依靠整體實驗，但評價指標隨意性大，缺乏定量標準數據，方法之規範亦欠詳盡。與西醫相較，中醫對於症狀之量測、症狀之改善（如滋腎陰、補氣虛、化瘀血）等，仍欠缺一套完整之標準與適當之藥理模式可供依循與參照。

欲以中醫辨證論制取代西方藥理或試管、動物、臨床試驗數據作爲中草藥療效專利審查之參考依據，實務上仍有其困難性。

(七) 藥理功效數據不具科學性，藥效之再現性不佳

中草藥經歷數千年之發展與應用，雖有其獨特與深厚之醫學理論，但有關藥效部分多僅限於少數特定對象，藥理數據難具統計意義，其治療結果亦常因人而異，療效之再現性不佳，缺乏具科學性之統計資料支持其藥效結果，於相關專利之申請中，常因此而無法符合專利之要件。

此外，中草藥所含化學成分不但錯綜複雜，且受到諸多不可控制因素之影響而有相當變異，間接影響其藥理功效，同一藥材之來源或處理方式不同時即可能導致其藥理作用強度與安定性之差異。如何控制其品質之均一，維持與確保其藥效之安定性，亦爲專利之申請與審查時之考量要點之一。

(八) 相關審查基準尚未制定

臺灣歷年來制定之審查基準中並無特別有關中草藥之審查部分，即使是中草藥申請量居世界之冠的中國大陸，亦係依據現有一般專利審查基準中有關化學品或醫藥品部分之規範進行審查，並未另外制定一套不同基準。

臺灣以往之中草藥專利申請案不易獲准專利，究其原因，係相關審查基準之規定較為嚴格，或審查尺度較為嚴謹，或申請案之水準不足。事實上，以往制定之相關審查基準多係參酌國外先進國家之基準制定，審查方面亦係依基準之規定執行，較諸國外，並無特別差異。國內業者對於專利之認識不足，申請意願不高，而大多數申請案係個人提出，一方面不熟諳專利之申請方式，另方面申請內容之技術層次或嫌不足，致核准率偏低。臺灣欲加強對中草藥之專利保護，若未對現行基準參酌國外相關審查案例重新詮釋，調整審查方式，即需另行制定一套新的中草藥專利審查基準。

(九) 欠缺相關審查經驗與人才

相對於西藥以單一或數個有效成分治療特定疾病而言，中藥在名稱、成分、藥性、藥理等方面均迥異於西藥，且更艱深複雜。國外有關草藥之專利申請多以（單一）植物藥或其萃取物為申請標的，所提藥理功效資料多採西藥模式，故醫藥類審查委員依原有之一般專利審查基準審查該類案件並無特殊困難性。反觀臺灣，若欲加強對中草藥專利案件之保護，則對於中草藥上述複雜之特性，如何進行確認及比對藥材名稱、病證名稱以檢索相關前案，判斷其新穎性與進步性；如何判斷中醫辨證論治方法是否可支持其產業利用性，相關經驗與人才方面，均將面臨新的問題與挑戰。

(十) 生醫產業能否茁壯繫於法規鬆綁

生技醫療產業是下一世代最重要的產業成長動能之一，尤其結合大數據資料庫，遠距雲端互聯網，超高速電腦與人工智慧，能讓臺灣經濟順著既有資訊產業及健康照護等基礎開創新局面；然而，生技醫療產業能否發展茁壯，則與法規制度的引導或限制息息相關。

於行政院生技產業策略諮議會議中，即有委員建議應提供生醫法規的推動平臺。有學者指出，對於精準醫療、長期照顧與遠距醫療在大中華區產業競爭下的憂心，以及對醫療服務應在法規適度鬆綁上的愷切建議。政府確已積極朝向將醫療服務與生技產業整合以產生綜效，例如，積極推動新竹生醫園區的特色醫療聚落計畫。衛福部也已研擬適度放寬醫師法第11條有關「通訊看診」的規定。行政院會日前通過的「長期照顧服務機構法人條例」草案，有限度開放公司可以社團法人的社員形式，參與投資及經營住宿型長照機構。一方面立法保障公司的投資權益；另一方面則以建立完善會計制度、提高保留盈餘及限制董監比例，加強長照住民的權益保護，以及長照機構的法人治理。

金融保險業擁有低成本的長期資金，長照服務機構將是合適的財務投資標的之一。此外，如依據金管會增訂的「實物給付型保險商品」專章，結合健康管理、醫療、護理、長期照顧、老年安養及殯葬等實物給付保單，亦能將既有的長照保險保戶轉為潛在的長照機構住戶；中國大陸的泰康保險集團已成功利用保單連結高端養老服務來篩選高資產客戶，同時提供保險、財管、醫養、殯葬等全方位服務。

因此，適度開放保險法及保險業資金辦理專案，運用社福事業投資管理辦法，將能整合政府與民間能量，共同投入銀髮照護，提供高品質銀髮照護服務，並促進長照機構永續發展。（106/9/20財經報導蘇嘉瑞觀點）

參考文獻

1. 藥品優良臨床試驗規範，衛生福利部。
2. 藥品臨床試驗申請須知，衛生福利部。
3. 藥品非臨床試驗優良操作規範，衛生福利部。
4. 藥品非臨床試驗安全性規範，衛生福利部。
5. 藥品臨床試驗一般基準，衛生福利部。
6. 心血管治療藥品臨床試驗基準，衛生福利部。
7. 感染症治療藥品臨床試驗基準，衛生福利部。
8. 內分泌及新陳代謝治療藥品臨床試驗基準，衛生福利部。
9. 癌症治療藥品臨床試驗基準，衛生福利部。
10. 中成藥質量標準與標準物質研究，王寶琹。
11. 原色中國本草藥圖譜（1、2冊），吳進錩。
12. 食品新知，臺灣大學食品與生物分子研究中心。
13. 中國大陸保健食品註冊管理現況，金宗濂。
14. 食品衛生處，羅婉毓研究員。
15. 臺灣市售易誤用、混用中藥品種之現況，食品藥物管理署。
16. 市售藥材眞僞鑑別與成分探討，衛生福利部。
17. 臺灣中藥藥品管理相關法規，衛生福利部。
18. 臺灣傳統中藥典，衛生福利部。
19. 行政院衛生署中醫藥委員會網站：http://www.ccmp.gov.tw/。
20. 行政院衛生署食品衛生處網站：http://food.doh.gov.tw/。
21. 行政院農業委員會會農業試驗所特刊98號。
22. 行政院農業委員會會農業試驗所特刊112號。
23. 行政院衛生署藥事法判釋彙編，衛生福利部。
24. 中醫養生保健指南，呂愛平、楊金生。
25. 臺灣藥用植物資源名錄，黃文彬等。
26. 臺灣原住民藥用植物彙編，衛生福利部。
27. 藥用植物資源之開發與利用，衛生福利部。
28. 生技產業白皮書，經濟部工業局。

29. 中西藥交互作用參考手冊，衛生福利部。
30. 中醫師教你吃蔬果，鄧家剛、黃克南。
31. 圖解中藥的秘密，程偉等。
32. 植物的食力，尤志勉等。
33. 中國保健茶飲，黨毅。
34. 中醫藥生物多樣性研討會，衛生福利部。
35. 人參・性・記憶力，陳介甫。
36. 藥用植物圖錄，楊來發。
37. 亞洲藥用植物資源國際學術研討會，國立中興大學生命科學系。
38. 衛生福利部國家藥園植物圖鑑，國家中藥研究所。
39. 奇妙的藥用植物，衛生福利部。
40. 中草藥產業年鑑，衛生福利部。
41. 中藥化粧品學，劉華鋼。
42. 2017我該參加臨床試驗嗎？蔡甫昌。
43. 2017氣候變遷與健康，國家衛生研究院。
44. 2017中醫醫療管理法規彙編，衛生福利部。
45. 中國生物技術產業發展報告，中國生物工程學會。
46. 中國食用本草，鄭漢臣。
47. 功能性食品，鄭健仙。
48. 臺灣水生藥用植物圖鑑，衛生福利部。
49. 常用中藥材鑑別圖鑑，食品藥物管理署。
50. 易混淆及誤用中藥材鑑別圖鑑，食品藥物管理署。
51. 常用中藥材品種整理和質量研究，徐國鈞等。
52. 彩色中藥大典，劉接寶。
53. 本草綱目彩色藥圖（上中下卷），邱德文等。
54. 彩色生草藥圖譜（1-6輯），戴新民等。

附　錄

附錄一　臺灣中藥製造業者所在地

縣市	藥廠名稱	廠址	聯絡電話	藥廠劑型分類	劑型	藥廠中西分類
桃園市	三才堂製藥廠有限公司楊梅廠	桃園市楊梅區梅溪里中山北路2段256巷163弄5號	03-4315769		傳統：丸劑、散劑、碎片劑	中
高雄市	三泰製藥廠有限公司	高雄市前鎮區新生路228號	07-3123578	傳統	傳統：丸、散、碎片	中
桃園市	腦得生製藥廠有限公司	桃園市龍潭區八德村八張犁55之15號	03-4701272	傳統	傳統：散劑、丸劑、膠囊劑、軟膏藥劑、外用粉劑、碎片劑	中
臺南市	大昌製藥廠	臺南市佳里區佳里興305號	06-7261588	傳統	散劑、丸劑、碎片劑	中
屏東縣	大茂製藥科技有限公司	屏東市和生路3段678號	08-7323119	傳統	丸劑、碎片劑、散劑、膠囊劑、油膏劑、顆粒劑、膏藥劑、藥膠布劑、外用粉劑、外用液劑	中
臺南市	大維生化製藥國際有限公司	臺南市永康區	06-2538940，2538006	傳統	傳統：散劑、錠劑、顆粒劑、膠囊劑、丸劑、膏藥劑、油膏劑、藥膠布劑、外用液劑	
新竹市	工業技術研究院生物醫學工程中心（GMP試驗工廠）	新竹市光復路2段321號27館103室	03-5743970（廠長）；03-5732557（吳信頡）	濃縮18	濃縮散劑、濃縮顆粒劑、濃縮錠劑、濃縮膠囊劑	中藥新藥試驗工廠

縣市	藥廠名稱	廠址	聯絡電話	藥廠劑型分類	劑型	藥廠中西分類
桃園市	中天生物科技股份有限公司	桃園市龍潭區高平村高楊北路81號	03-4710888	傳統	傳統：內服液	中
彰化市	中美兄弟製藥股份有限公司	彰化市東芳里彰鹿路106號	047-524161	傳統	傳統：丸、【粉】散、碎片、膠囊、藥酒、內服液93.07.09校	中西
臺南市	雲南藥廠股份有限公司臺南廠（93新增）	臺南市永安路68號	06-3551011	傳統	碎片劑、丸、散、膠囊劑	
臺中市	井田製藥工業股份有限公司	臺中市大甲區幼獅工業區工九路9號	04-26814585 04-06818788	傳統	傳統：散、膠囊、內服液、外用液	中西
臺南市	天一藥廠股份有限公司	臺南市官田區二鎮村工業路31號	06-6985978	濃縮（含傳統）37	傳統：丸、散、碎片、錠劑、膠囊、酒劑縮：丸、散、顆粒、錠劑、膠囊、液劑	中
桃園市	天良生物科技企業股份有限公司平鎮廠	桃園市平鎮區工業十路15之2號	03-4696792	濃縮（含傳統）17	傳統：丸、散。膠囊劑、碎片劑、中藥酒劑、顆粒劑、膏滋劑、內服液劑、外用液劑、外用粉劑 濃縮：丸、顆粒、膠囊	中
高雄市	北京同仁堂藥廠股份有限公司	高雄市彌陀區鹽埕村產業路156號	07-6196685 07-6197426	濃縮（含傳統）48	傳統：丸、散、膠囊劑、碎片劑、外用粉劑、內服液劑、膏滋劑 濃縮劑型：顆粒、錠劑	中

縣市	藥廠名稱	廠址	聯絡電話	藥廠劑型分類	劑型	藥廠中西分類
臺南市	天乾製藥有限公司	臺南市將軍區忠興村132之35號	06-7943502, 7941788	傳統	膠囊、外用液、油膏、藥膠布（92年）	中西
臺南市	太和堂製藥股份有限公司	臺南市安平工業區新忠路16號	06-2633911-3	濃縮（含傳統）32	傳統：丸劑、散劑、外用液劑、顆粒劑、膠囊劑、碎片劑、油膏劑、中藥酒劑、氣化噴霧劑、外用粉劑 濃縮：散劑、顆粒劑、丸劑、膠囊劑	中
臺南市	仙鹿製藥股份有限公司	臺南市官田區官田工業區成功街47號	06-6935188	濃縮（含傳統）36	傳統：丸、散、酒劑、膏滋、內服液碎片、外用液、軟膏、中藥膠布 濃縮：散、顆粒、錠劑、膠囊、膜衣錠	中
臺南市	仙臺藥品工業股份有限公司	臺南市新營區新工路35號	06-6529887	傳統	傳統：內服液、酒劑93.07.09校	中西
宜蘭縣	仙豐股份有限公司蘇澳製藥廠	宜蘭縣蘇澳鎮大圳路63巷25號	03-9905900 02-27460718	濃縮（含傳統）2	傳統：飲片、丸、散、膏、膠囊、外用粉 濃縮：顆粒、散、內服液、錠劑、膠囊	中
新北市	台安製藥股份有限公司94新增	新北市新店區安和路三段6號	02-29421916	傳統	傳統：丸、散	

縣市	藥廠名稱	廠址	聯絡電話	藥廠劑型分類	劑型	藥廠中西分類
臺南市	台灣三帆製藥科技股份有限公司	臺南市永康區永康工業區經中路3號	06-2042345 06-2657755（蔡小姐）	濃縮（含傳統）42	傳統：丸、散、外用粉、內服液、外用液、錠劑、膠囊、碎片、油膏、滋膏、藥膠布 G57濃縮：丸、散、顆粒、錠劑、膠囊	中
高雄市	台灣順安生物科技製藥有限公司	高雄市大寮區鳳林二路876號	07-7870228	傳統	丸劑、散劑、錠劑、顆粒劑、膠囊劑、滋膏劑、碎片劑、內服液劑、油膏劑、硬膏劑、藥膠布劑、中藥酒劑、膠塊劑、外用粉劑、外用液劑	
彰化縣	正光製藥有限公司（94.12新增）	彰化縣北斗鎮新生里興農路2段258號	04-8870235	傳統	丸劑、散劑、外用液劑、藥膠布劑、油膏劑、中藥酒劑	中
臺南市	正和製藥股份有限公司	臺南市新營區新營工業區新工路23號	06-6529311轉303鄭小姐	濃縮（含傳統）33	傳統：碎片、丸、散、內服液 濃縮：丸、散、顆粒、錠劑、膠囊	中
彰化縣	正長生化學製藥股份有限公司	彰化縣和美鎮彰美路2段6號	047-354142	傳統	傳統：丸、散、液劑、藥酒、藥膠布、外用粉、糖衣錠	中西

縣市	藥廠名稱	廠址	聯絡電話	藥廠劑型分類	劑型	藥廠中西分類
桃園市	國科製藥股份有限公司	桃園市龍潭區三水村大北坑路50號	03-4793146	濃縮（含傳統）9	傳統：丸、散、碎片、膏藥、酒劑、油膏、膏滋、外用散、內服液、外用液、錠劑、膠囊 濃縮：錠劑、顆粒、膠囊	中
臺南市	生春堂製藥工業股份有限公司	臺南市永康區王行里興工路6號	06-2325155	濃縮（含傳統）41	傳統：丸、散、酒劑、內服液、外用液、碎片、軟膏、硬膏、藥膠布、膜衣錠、栓劑 濃縮：丸、散、顆粒、錠劑、膠囊、膜衣錠、糖衣錠、栓劑	中西
臺南市	三友生技醫藥股份有限公司	臺南市複壁區下寮路207之3號	06-6353338	濃縮（含傳統）39	傳統：丸、散、膠囊、膏滋、外用粉、外用散 濃縮：顆粒、膠囊	中
臺南市	立安製藥股份有限公司	臺南市官田工業區工業路3號	06-6981929	傳統	傳統：外用粉、錠、丸、散、膠囊、顆粒劑、碎片劑、油膏劑、膠劑、外用液	
臺南市	全生製藥股份有限公司	臺南市柳營區士林村93之22號	06-6221257	傳統	傳統：丸劑、散劑、碎片劑、外用液劑、中藥酒劑	中
彰化縣	吉立製藥股份有限公司（94.3新增）	彰化縣永靖鄉永興村九分路307巷1號	04-8223141	傳統	丸劑、散劑、藥膠布劑、中藥酒劑	中西

縣市	藥廠名稱	廠址	聯絡電話	藥廠劑型分類	劑型	藥廠中西分類
高雄市	白花油製藥有限公司	高雄市三民區吉林街9號	07-292639	傳統	油膏劑	中
桃園市	宏星製藥廠股份有限公司	桃園市中壢區中壢工業區南園路1-1號	03-4521818	濃縮（含傳統）15	傳統：丸、散、酒劑、膏滋、錠劑、膠囊、碎片、內服液、94.04.04新增膜衣錠 濃縮：丸、散、顆粒、錠劑、膠囊、膜衣錠	中
臺北市	肝王製藥股份有限公司	臺北市北投區公館路93號	02-28916135 02-28952213	傳統	丸劑、散劑、中藥酒劑	中
宜蘭縣	良濟堂生技製藥有限公司宜蘭廠	宜蘭縣冬山鄉德興六路26號		傳統	傳統：丸劑、散劑、碎片劑	中
桃園市	京都念慈菴藥廠股份有限公司	桃園市龜山區文明二街2號	03-3282931	濃縮（含傳統）12	傳統：膏滋、內服液劑 濃縮：散、顆粒、錠劑、膜衣錠、膠囊	中
高雄市	旺霖製藥工業有限公司	高雄市大寮區中庄村鳳屏一路104號	07-7038748 07-7462468	濃縮（含傳統）49	傳統：丸、散、膠囊、軟膠囊、膜衣錠油膏、藥膠布、膏滋、碎片、酒劑、栓劑、外用液、糖衣錠 濃縮：丸、散、膜衣、膠囊、軟膠囊、油膏、糖衣錠、栓劑、顆粒、內服液	中西

縣市	藥廠名稱	廠址	聯絡電話	藥廠劑型分類	劑型	藥廠中西分類
臺中市	明通化學製藥廠股份有限公司第二廠	臺中市工業區21路15號	04-23590107	濃縮（含傳統）21	傳統：丸、散、顆粒、內服、外用液碎片、外用粉 濃縮：丸、散、顆粒、錠劑、膠囊	中西
桃園市	昕泰製藥工業股份有限公司（94新增）	桃園市大溪區仁善里8鄰松樹37-1號	03-3805109 0921164921（負責人：郭永豐）	濃縮（含傳統）16	傳統：丸、散、外用粉劑 濃縮：散劑、丸劑	中
屏東市	東發生物科技製藥股份有限公司	屏東市工業區工業六路5號	08-7530177	傳統	傳統：內服液、外用液、酒劑、藥膏、藥膠布	中
屏東縣	東發生物科技製藥股份有限公司二廠（93新增）	屏東市工業四路26號	08-7530177	傳統	中藥酒劑93.07.09校	中
臺南市	東陽製藥股份有限公司	臺南市官田區二鎮村建業路45號	06-6987661	濃縮（含傳統）35	傳統：丸、散 G72濃縮：散、錠劑、顆粒、糖衣錠	中
臺南市	領先製藥廠股份有限公司	臺南市官田區二鎮村工業西路73號	06-6935169 02-27599966	濃縮（含傳統）44	傳統：丸、散、錠、膠囊、碎片劑、外用粉、外用液 濃縮：丸劑、顆粒、錠劑、膠囊 95.05.05新增劑型：顆粒劑、軟膏劑、膜衣錠劑、內服液劑、膏滋劑、中藥酒劑、濃縮膜衣錠劑	中

縣市	藥廠名稱	廠址	聯絡電話	藥廠劑型分類	劑型	藥廠中西分類
臺南市	信宏科技製藥股份有限公司（93新增）	臺南市南區新信路5號	06-2919723	濃縮（含傳統）31	傳統：膠囊、錠劑、內服液、油膏、藥膠布 濃縮：散、顆粒	中
高雄市	南美製藥股份有限公司大發廠（94新增）	高雄市大發工業區大有二街8號	07-7878933	傳統	丸劑、散劑、膠囊劑、外用液劑、油膏劑、膏滋劑、藥膠布劑、碎片劑	中
臺南市	南都化學製藥股份有限公司（94.03新增）	臺南市佳里區加化里39號	06-7260339	傳統	傳統：丸、散、碎片劑、中藥酒劑、膏滋劑	中西
臺南市	炳翰製藥廠股份有限公司	臺南市官田區二鎮村成功街81號	06-6989995	傳統	傳統：丸、散、酒劑、外用粉	中
桃園市	科達製藥股份有限公司	桃園市平鎮區湧豐里工業三路20-1號	03-4696105（徐秋桃小姐）141	濃縮（含傳統）11	傳統：丸、散 濃縮：錠劑、顆粒、膠囊、糖衣錠、膜衣錠 95.06.28新增：濃縮丸劑、傳統膠囊劑、碎片劑、外用軟膏劑、外用液劑、外用粉劑	中
宜蘭縣	英橋企業股份有限公司	宜蘭縣蘇澳鎮龍德工業區德興二路13號	03-9902492	傳統	膏劑、碎片劑	中
高雄市	迪弘生物科技股份有限公司（94新增）	高雄市大發工業區華東路44號	07-7872968	傳統	膠囊、錠劑、散劑、外用粉劑、碎片劑、內服液、中藥酒劑、丸劑、顆粒劑、膏滋劑	中

縣市	藥廠名稱	廠址	聯絡電話	藥廠劑型分類	劑型	藥廠中西分類
嘉義縣	晉安製藥股份有限公司	嘉義縣民雄鄉建國路三段260巷9號	05-2216025	濃縮（含傳統）28	傳統：丸、散、糖衣錠、碎片、內服液、油膏、膏滋劑 濃縮：散、錠劑、顆粒、膠囊劑	中西
高雄市	滙浤藥品有限公司	高雄市岡山鎮本洲工業區本工南一路18號	07-6226656	傳統	傳統：碎片、散、外用粉、外用液、丸、膠囊、油膏及膏藥劑	中
彰化縣	康百氏製藥有限公司94新增	彰化縣鹿港鎮鹿工北二路8-1號	04-7811228	傳統	中藥酒劑、內服液劑	中
臺中市	得力興業化學股份有限公司	臺中市豐原區三和路402號	04-25322867	傳統	傳統：丸、散、顆粒、膠囊、酒劑、內服液	中西
臺南市	得生製藥股份有限公司	臺南市永康區王行里環工路42號	06-2311636	傳統	傳統：丸、散、外用液、藥膠布	中西
桃園市	深浦藥品股份有限公司龍潭廠	桃園市龍潭區三水村大北坑路50-1號	03-4705346	濃縮（含傳統）10	傳統：丸、散 濃縮：丸、散、錠劑、顆粒	中
高雄市	莊松榮製藥廠有限公司	高雄市燕巢區深水村臥牛巷29之1號	07-6152914 07-6151009	濃縮（含傳統）47	傳統：丸、散、錠劑、酒劑、碎片 濃縮：丸、散、錠劑、顆粒、膠囊	中

縣市	藥廠名稱	廠址	聯絡電話	藥廠劑型分類	劑型	藥廠中西分類
屏東縣	莊松榮製藥廠有限公司里港分廠	屏東縣里港鄉三%村三和路一一九之九五號	08-7734343-166	濃縮（含傳統）50	傳統：碎片劑、散劑、膠囊劑、顆粒劑、錠劑、丸劑、膠劑、膏滋劑、中藥酒劑、內服液劑、外用液劑、外用粉劑、油膏劑、藥膠布劑。 濃縮：顆粒劑、散劑、錠劑、膠囊劑、膜衣錠劑。	中
桃園市	勝昌製藥廠股份有限公司中壢廠（93新增）	桃園市中壢區市民族路六段436號		濃縮（含傳統）14	生藥磨粉、碎片劑、傳統：丸、散、外用粉、顆粒、膠囊、錠、內服液、外用液、中藥酒劑、軟膏 濃縮：散（粉）、顆粒、錠劑、膠囊、膜衣錠、丸劑 93.08.11校正	中
彰化縣	富田製藥廠股份有限公司	彰化縣伸港鄉全興工業區興工路43號	04-7989696 04-7989797林小姐	濃縮（含傳統）24	濃縮：散、顆粒、錠劑、膠囊	中
彰化縣	復旦製藥股份有限公司	彰化縣北斗鎮復興路406號	04-8884138	濃縮（含傳統）26	傳統：丸、散 濃縮：丸、散、錠劑、顆粒、膠囊	中
臺南市	港香蘭藥廠股份有限公司	臺南市永康區永康工業區環工路9號	06-2336681	濃縮（含傳統）40	傳統：丸、散、錠劑、膠囊、碎片 濃縮：丸、散、顆粒、錠劑、膠囊、細粒	中

縣市	藥廠名稱	廠址	聯絡電話	藥廠劑型分類	劑型	藥廠中西分類
臺南市	華昌製藥生化科技股份有限公司	臺南市官田區二鎮村成功村43號	06-6988852	濃縮（含傳統）34	傳統：丸、散、錠劑、膠囊、碎片、內服液、外用液、外用粉、油膏、膏滋 濃縮：錠劑、膠囊、顆粒	中
新北市	華僑製藥有限公司	新北市三重區三和路4段189號	02-22879966	傳統	傳統：丸劑、散劑、內服液劑、膏滋劑、油膏劑、外用液劑	
臺中市	順天堂藥廠股份有限公司臺中廠	臺中市工業區42路16號	04-23594848	濃縮（含傳統）19	傳統：（散、丸） 濃縮：（散、錠劑、顆粒、膠囊、膜衣錠劑）、油膏93.07.09校	中
新北市	順天堂藥廠股份有限公司新店廠	新北市新店區安泰路82號	02-22152060	濃縮（含傳統）6	濃縮：粉、散、錠劑、顆粒、油膏95.05.01新增劑型：傳統丸劑、錠劑、外用粉劑、碎片劑	中
南投縣	順然製藥股份有限公司	南投市南崗工業區工業路11號	04-92251668-9、04-92251279	濃縮（含傳統）23	濃縮：散、顆粒、錠、膠囊 傳統：丸劑	中
臺南市	愛生製藥廠有限公司	臺南市永康區王行里經華路2-1號	06-2031880	傳統	傳統：丸、散、膠囊、油膏、外用藥膠布	中
彰化縣	愛康製藥股份有限公司（94.10新增）	彰化縣田中鎮新工一路16號	048-740000	傳統	丸劑、散劑、外用液劑、藥膠布劑、油膏劑	中

縣市	藥廠名稱	廠址	聯絡電話	藥廠劑型分類	劑型	藥廠中西分類
臺南市	新功藥品工業有限公司	臺南市新營區同濟街87號	06-6322718	傳統	傳統：丸、散、膠囊、酒劑 94.02.22新增：油膏劑、硬膏劑、外用液劑	中西
臺南市	新喜國際企業股份有限公司（93新增）	臺南市鹽水區孫厝里孫厝寮四之六號	06-6550550	傳統	傳統：碎片劑、散、丸、錠、顆粒、膠囊、內服液、膏滋劑、中藥酒劑、外用液、外用粉、油膏劑	中、西
彰化縣	壽山生物科技製藥廠	彰化縣鹿港鎮工業西一路26號	04-7811708	傳統	丸劑、散劑、油膏劑、硬膏劑	中
屏東縣	漢聖製藥科技股份有限公司（93新增）	屏東市工業環路20號	08-8000381～2	濃縮（含傳統）51	軟膏劑、外用液劑、碎片劑、膏滋劑、中藥酒劑、顆粒劑。 傳統：錠劑、膜衣錠、糖衣錠、膠囊劑、散劑、內服液劑、丸劑。 濃縮：錠劑、膠囊劑、散劑、顆粒劑、丸劑、膜衣錠劑、糖衣錠劑。	中
高雄市	漁人製藥股份有限公司	高雄市左營區民族一路707號	07-3417718 07-3416396	傳統	傳統：丸、散、膏滋、酒劑、露劑、外用粉劑、藥膠布	中西
彰化縣	福安科技製藥股份有限公司（95.03.20新增）	彰化縣福星鄉外中村外中街382號		傳統	丸劑、散劑、油膏劑、硬膏劑	中

縣市	藥廠名稱	廠址	聯絡電話	藥廠劑型分類	劑型	藥廠中西分類
高雄市	福隆興製藥有限公司	高雄市三民區熱河二街249號	07-3123138	濃縮（含傳統）45	傳統：丸、散、碎片、膏劑 濃縮：散、膠囊、顆粒	中
桃園市	廣東製藥股份有限公司	桃園市楊梅區高獅路813巷16號	03-4964588 03-4964577	濃縮（含傳統）7	傳統：散、錠劑、膠囊、顆粒 濃縮：散、顆粒、錠劑、膠囊	中
嘉義縣	德山製藥股份有限公司	嘉義縣民雄鄉民雄工業區中山路38號	05-2218203（黃小姐）	濃縮（含傳統）29	傳統：丸、散、酒劑、內服液、外用液、膏滋、碎片、外用粉、錠劑、膠囊、顆粒劑、膜衣錠劑、糖衣錠劑、油膏、藥膠布劑、軟膏劑 濃縮：丸劑、散劑、錠劑、膠囊劑、顆粒、膜衣錠劑、糖衣錠劑	中西
臺南市	德和製藥廠	臺南市柳營區柳營路2段201號		傳統	散劑、碎片劑	中
臺中市	鄭杏泰醫藥業股份有限公司	臺中市工業區18路18號	04-23597969	傳統	傳統：丸、散、錠劑	中西
臺南市	臺灣漢藥生技股份有限公司	臺南市佳里區嘉福里115之1號	06-7220646	傳統	傳統：膜衣錠劑、膠囊劑、散劑、錠劑、碎片劑、油膏劑、內服液劑、中藥酒劑、外用粉劑、滋膏劑、丸劑	中

縣市	藥廠名稱	廠址	聯絡電話	藥廠劑型分類	劑型	藥廠中西分類
臺南市	優之堡生技製藥股份有限公司新營廠	臺南市新營區忠孝路3號	06-6525757	濃縮（含傳統）38	傳統：丸、散、錠劑、膠囊、顆粒劑 濃縮：丸、散、顆粒、錠劑、膠囊	中
臺南市	豐生製藥生物科技股份有限公司（93新增）	臺南市官田區成功街60號	06-6987396	濃縮（含傳統）43	傳統：碎片劑、散、丸、錠、顆粒、膠囊、內服液、膏滋劑、中藥酒劑、外用液、外用粉、油膏劑 濃縮：顆粒、散、膠囊、錠劑、丸劑 93.10.01校正	中
桃園市	勸奉堂製藥股份有限公司桃園廠（91）	桃園市觀音區廣興村1鄰溝尾32-1號	03-4737996-8	濃縮（含傳統）13	濃縮劑型（散劑、膠囊劑、丸劑、顆粒劑、錠劑、膜衣錠） 傳統：（散劑、丸劑）、碎片劑、外用粉劑、膠囊劑、顆粒劑、錠劑、膜衣錠劑、內服液劑、外用液劑、膏藥劑	中
臺南市	金牌一條根生物科技有限公司	臺南市新營區南紙里嘉芳街235號			丸劑、中藥酒劑、油膏劑、外用液、藥膠布	

縣市	藥廠名稱	廠址	聯絡電話	藥廠劑型分類	劑型	藥廠中西分類
屏東縣	天明製藥股份有限公司	屏東縣長治鄉德和村神農路3號	08-7629900 08-7620707		傳統：丸劑、散劑、錠劑、膠囊劑、內服液劑、外用液劑、中藥酒劑、外用粉劑、藥膠布劑、膏滋劑 濃縮：顆粒劑、錠劑、膠囊劑、散劑、丸劑	
屏東縣	喬本生醫股份有限公司	屏東縣長治鄉德和村6鄰神農東路9號	08-7620033 08-7628018		傳統：散劑、碎片劑、膠囊劑、顆粒劑、錠劑、丸劑	
臺南市	立康生物技股份有限科公司工廠	臺南市永康區王行里環工路29、31、31之1、31之2、31之3、31之5號	06-2337068 06-2325155		傳統：膠劑、顆粒劑、丸劑、膠囊劑、散劑、碎片劑、內服液劑、中藥酒劑、錠劑、糖衣錠劑、外用粉劑、外用液劑、膜衣錠劑、軟膏劑、藥膠布劑、顆粒劑、硬膏劑 濃縮：顆粒劑、丸劑、膠囊劑、錠劑、糖衣錠劑、膜衣錠劑	

附錄二　中藥製造業者實施GMP問答錄

1. 製藥廠地址變更後（例：門牌整編），其仿單標籤上之舊地址，是否可劃掉再加蓋新地址或以自黏標貼將新址蓋在舊址上？

   答：(1) 藥廠地址變更，應依規定辦理變更登記，在六個月內收回舊包裝，逾期不得買賣。

   (2) 原則上可加蓋或標貼新址，但將影響藥品之商品價值，廠商宜自行衡量，仍以儘速更換新標籤、仿單爲宜。

2. 製劑原料是否不必規定有效期限及再驗次數，凡經再檢驗合格者即可使用？

   答：應依原料之安定性訂定有效期限，並依各原料之性質、儲存條件、使用狀況等訂定再驗次數。

3. 液劑用瓶，洗淨後是否需再乾燥？

   答：原則上，口服液用瓶最後以調製用水洗淨後可不需再乾燥，但廠方應自行評估殘留之水分是否影響成品品質及其影響之程度，作適當之選擇。

4. 是否可用自購大小標準砝碼校正磅秤，而不需經由度量衡檢定所檢定？

   答：可。但標準砝碼亦應定期送度量衡檢定所校正。

5. 感冒中藥內服液是否可附吸管？

   答：不可。應依標示之用法用量服用。

6. 製藥廠工作場所內，若因地震而出現裂痕時如何處理？

   答：應修補完成，達到原先設定之安全及清淨度。

7. 消費者自中國大陸帶回成藥數種，請協助辨識或檢驗。

   答：(1) 民衆攜回不明之成藥若係屬中藥，行政院衛生署目前已編印《透視大陸藥品》手冊1~8集供參考（由行政院衛生署藥檢局出版）。

   (2) 針對來源不明之藥物，建議民衆勿使用爲宜；現全民健康保險業已實施，仍請民衆找合格可信任之醫療院所就醫。

   (3) 針對合格藥品之檢驗，請洽各地衛生局消費者服務中心。

8. 品質管制部門負責人應具備何種學識與經驗方爲適當？

   答：由品質管制部門的職責特性而言，其負責人不但需具備檢驗技術，並應有充分的製造藥劑及廣泛的藥品知識與經驗。如非由藥師擔任品質管制部門負責人時，則其部門成員中應有藥師。

9. 廠長可以兼任製造部門負責人或品質管制部門負責人之一嗎？

答：不得已時可以兼任，但不可影響到此二部門權責之獨立。就GMP之精神而言，則應儘速設置專任負責人。

10. 製造部門的作業人員可以兼任品質管制部門的工作嗎？

答：爲達到製造部門與品質管制部門分別獨立之要求，作業人員應不得兼任。

11. 可不可以將健康檢查紀錄保存於總公司，而不存放在製造廠？

答：不可。爲能確實掌握員工之健康狀況，避免影響到藥品之品質，紀錄應保存於製造廠內。

12. 請問盛裝抽樣樣品之容器，以何種材質較爲適宜？

答：因原料之種類、性質各異，不能一概而定，而以該盛裝容器能夠防止品質劣化爲原則。如塑膠袋即不宜作爲樣品容器。

13. 請問原料重行檢驗之期限，是否有一定標準？其檢驗項目是否需要規格全部相同？

答：各種原料之安定性各異，不宜統一規定。應視其安定性，訂定重行檢驗之必要頻度及其檢驗項目。

14. 原料已過有效期限，如經再驗合格，是否仍可繼續使用？

答：原料已過有效期限者，不可繼續使用。

15. 原料仍在有效期限內，但經驗不合格，是否可予增量使用？

答：不可繼續使用。

16. 部分原料實際庫存數量與該原料之庫存紀錄所載量不符之評級。

答：查廠人員應追查其數量不符之緣由，若廠方人員無法合理說明者，列屬嚴重違反GMP規定。

17. 成品標籤應客戶要求浮貼。

答：不可，將列爲主要缺失。

18. 成品標籤應客戶要求不貼？

答：成品未依藥品查驗登記核定標仿單標示，或擅自不貼標者，除應評C級外，並依法處理。

19. 可否將待包裝的成品暫時儲存於包裝室內？

答：如有明確之標識，避免交叉汙染及混淆且不會影響其品質之條件下則可。

20. 取樣之工作是否可由製造部門爲之？

答：製造管制之取樣可由製造部門負責，但品質管制部門亦應於適當間隔取樣，以盡其監視之責任。取樣檢驗如作爲判定之依據，應由品質管制部門負責取樣。

21. 如原料、半製品之檢驗尚未獲致檢驗結果時，可否先進行下一步驟之製造過程？

答：原則上必須等待檢驗結果出來才可進行下一步驟之製造過程。但若製造之要求無法中止製造過程時，可不待檢驗結果而進行下一步驟。唯應明述於製造管制標準書中。但成品之發放與否，必須等獲致檢驗結果後再行決定。

22. 原料每次稱量需搬入稱量室，事後又需搬回倉庫，手續繁瑣。如保持外包裝清潔且避免交叉汙染，是否可儲存於稱量室？

答：原則上不可以。如在稱量室附近設小倉庫，儲存於此，也是可行辦法之一。

23. 可否將製造過中產生的不良品加以再製？

答：製造過程中所產生之不良品，因劑型、過程、不良情況之不同而異，其處理亦視情況而定，無法舉例。如再製對藥品之品質不產生影響，且其合理的依據及再製之事實均明載於此次製造品管紀錄者，則可。

24. 請問「優良藥品製造標準」第三十五條所述「原料之稱量、細分等操作……並予適當之監督管制」是否指原料稱量時至少應有兩人參與，一名負責稱量，一名負責監督？

答：是的。

25. 用餘之未印批號之標示材料，可否保管於包裝室？

答：若能分類儲存、標示，有適當之管制及明確之紀錄則可以認可。但原則上，仍以退回標示材料儲存場所較理想。

26. 標示材料之銷毀可否蒐集至相當數量後銷毀或定期銷毀之？其銷毀是否需有紀錄？

答：原則上宜立即銷毀，若有適當管制方法可定期銷毀之，但期間不宜太長，銷毀亦應有紀錄。

27. 成品在准用前可否暫存於包裝作業場所？

答：如有明確之標識，避免交叉汙染及混淆，則可。

28. 因成品數量很大，空間不足，准用前先行入庫，但以標識與其他成品區別，可否？

答：若能確實達到避免交叉汙染及混淆，則可。

29. 若成品之包裝已能達到密閉、防濕、避光效果，則成品倉庫不設空調系統，可否？

答：如已進行完整之安定性試驗，確定成品之成分、含量、品質與純度不受影響，則上述情形可以認可。

30. 本廠之藥品均委託經銷商銷售，詳細之運銷紀錄都放在經銷商處，可否？

答：如製造廠保存其發貨紀錄，經銷商亦保存其運銷紀錄，則可。

附錄三　藥品製造業者GMP軟體事例說明Q&A

第一篇　總則

1. 原料規定「包括不存在於最終成品之物質」，請舉例說明之？

   答：指製造過程中所用之水、溶媒等，並於乾燥過程中揮發掉之物質而言。如製粒過程中所用之乙醇、溶媒等，並於乾燥過程中揮發掉之物質而言；如製粒過程中所用之乙醇、異丙醇等溶媒。製造處方中含有此類原料之製劑，其品質好壞，直接受此原料之影響，故應視同原料管理之。

2. 過濾劑、離子交換樹脂及其再生劑、滅菌用氣體類、機器之消毒殺菌劑器具容器等之洗淨溶媒劑，是否屬於原料之範圍？

   答：不屬於原料，但其品質的好壞會直接影響到藥品的品質，故應配合其用途或使用目的加以適當的管理。

3. PTP用塑膠膜、鋁箔用包裝等是屬於「容器」或「包裝材料」？

   答：PTP包裝、SP包裝所用鋁箔、塑膠膜屬包裝材料，但直接與藥品接觸者，應比照容器之規定，並應注意防止汙染之處理。

4. 乾燥劑是否屬於包裝材料？

   答：比照包裝材料之管理，但乾燥劑可能接觸藥品時，應視同容器管理之，並特別注意防止汙染之管理。

5. 原料如無供應商之批號者，應如何分批管理？

   答：可依據原料之包裝型態、外觀、進貨時間等，確定其具有均一之特性及品質，可視爲一批管理之。

6. 同一供應商批號之原料分不同日期進貨時，是否可以其原批號視爲同一單位管理之？

   答：爲達到先准先用之要求，仍以分批管理較爲適宜。

7. 材料應如何分批管理之？

   答：原則上比照原料之管理。

8. 有數批同一種類之液劑、錠劑成顆粒，要連續作調製、充填、打錠或分裝時，若不顧及其漏斗內或管道內所殘留之藥品，而以理論上批區分方式予以分批，是否可以？

答：不可以，只是理論上的批區別並未達到實際區分的效果，其分批並無意義。

9. 製造過程中採用製造批號，而在包裝時標示包裝批號，兩者不同，可以嗎？

答：製造批號與包裝批號之關係，如有明確之紀錄可以追溯，即可。

10. 一批成品分成數次包裝，均標示相同之批號，是否可以？

答：可以。但若包裝期間過長，可能喪失同一批成品之均質性時，則應分爲數個批號，批時製造批號與包裝批號之關係應有明確之紀錄可以追溯。

第二篇　藥廠作業規範

第一章　組織與人事

1. 品質管制部門負責人應具備何種學識與經驗方爲適當？

答：由品質管制部門的職責特性而言，其負責人不但需具備檢驗技術，並應有充分的製造過程知識及廣泛的藥品知識與經驗。如由非藥師擔任品質管制部門負責人時，則其部門成員中應有藥師。

2. 品質管制部門負責人因故不在職時，是否可設置職務代理人？

答：若屬於不得已之情形且不致妨害業務時，可設置負責人。但如期間過長，有可能妨害到藥廠業務進行之虞時，應撤換負責人而非設置代理人。

3. 如因人員異動造成品質管制部門負責人出缺時，在未找到適當之繼任人選前，應如何設置代理人？

答：品質管制部門負責人代理人之設置，應不得影響到品質管制部門與製造部門之獨立，且期間不能過長。

4. 如係代理職務時，簽章應如何表示？

答：代理人應使用其本人之簽章，並加註「代」字。

5. 廠長可以兼任製造部門負責人或品質管制部門負責人之一嗎？

答：就GMP之精神而言，不可兼任。

6. 製造部門的作業人員可以兼任品質管制部門的工作嗎？

答：爲了達到製造部門與品質管制部門分別獨立之要求，作業人員應不得兼任。

7. 藥廠各部門負責人、督導人員及員工應接受何種訓練？訓練紀錄應包含什麼內容？

　答：(1) 藥廠各部門負責人、督導人員及員工之職務不同，其學識、經驗之要求亦各異，應視其職務性質實施專業訓練，以執行藥品優良製造規範之實務。

　　(2) 爲達成藥品品質進一步提升之目的，有關人員應接受定期與不定期之GMP實務訓練。

　　(3) 任何訓練均應保存完整之訓練紀錄，其內容至少應包含訓練內容、日期、地點、接受訓練人員等資料。

8. 請問藥廠員工之定期健康檢查應包含什麼項目？頻度如何？

　答：至少應達到勞工安全衛生法令中勞工健康管理規則之規定，並配合員工之工作性質爲之。

9. 員工罹患疾病或有開放性創口時，應如何處理？

　答：應視其工作性質予以適當之調整，避免從事與藥品直接接觸之工作，以防止對藥品之安全性品質造成不良的影響。

10. 可不可以將健康檢查紀錄保存於總公司，而不存在放在製造廠？

　答：不可以。

第二章　原料、成品容器及封蓋之管制

1. 可否在同一儲存倉庫內以棧板劃分原料、成品容品、封蓋、包裝材料、半製品及成品？

　答：可以棧板作爲劃分單位，但應有明確之標識，並作整齊之排列，以防混雜與汙染，但拒用品之棧板應與待檢前、准用之棧板分開管理，不得混雜。

2. 採用分架式倉庫時，應如何劃分儲存區域？

　答：利用分架倉庫有系統之管理時，一個棧板可視爲一個區域來管理，但應有明確之標識，且各物品之處置紀錄應記明儲存區域，以利追尋管理。至於拒用品亦應同前條分開管理。

3. 「藥品優良製造規範」第三十條述及拒用品於作適當處理前隔離管制，請問是否必須具有一特定之拒用品儲存區域方可？

　答：至少需具明顯標識，並以屏風、圍繩或網等明確劃分，若能另闢一隔離

區域則更佳。

4. 如果要將毒劑藥品和一般藥品保管於同一分架倉庫時，應該如何處理？

答：毒劇藥品應置於特定駐櫃中加鎖管理，且有明顯之標識以示警戒。

5. 同一棧板上可否放置不同種類、不同批之原料原料／材料／成品？

答：如果有明顯之標識，且做到汙染之防治時，即可。但其中不可含有拒用品，拒用品應如前條另行分開管理之。

6. 請問盛裝抽樣樣品之容器，以何種材質較爲適宜？

答：因原料之種類、性質各異，不能一概而定，而以該盛裝容器能夠防止品質劣化爲原則。如塑膠袋即不宜作樣品容器。

7. 請問樣品容器之適當標示是否應包括「藥品優良製造規範」第二十八條所列「名稱、批號、取樣依據、原裝容器及取樣者姓名」等全部項目？

答：只要標示內容可以追溯到有關之紀錄，紀錄之內容含有上述全部項目即可。

8. 「藥品優良製造規範」第二十七條所述「盛裝原料、成品容器或封蓋之容器，應逐批標以明確之代號及其狀況」，故其標識是否應以批爲單位即可？

答：若能確實達到避免交叉汙染及混淆之目的，即可。但爲考慮其他因素，如取樣、取用及搬運過程多以容器爲單位，若標識非每個容器一樣，則易致混淆，所以仍以每一容器個別標識並註明容器號數（如7之1，7之2……）爲宜。

9. 原料取樣後在原裝容器上之註明可否以「打勾」爲之？或以封口之啓開爲標示？

答：不可。取樣後之註明以明確、易辨認爲原則，上述情形並不能確認抽樣責任。建議改以簽名、標貼、章戳等方式行之。

10. 原料品質規格之制訂應以何爲基準？

答：原料於公定文書上有收載者，其品質規格至少應達到公定文書之規定。未收載者，以原料供應商查驗登記時由有關主管機關核准者爲其基準。

11. 因顧慮取樣檢驗可能破壞無菌原料之無菌狀態，所以無菌原料可否免予檢驗？

答：上述理由並不成立。爲防止取樣會導致無菌原料之汙染，應制定適當之措施以防範其汙染。如，可於無菌室Larminar Flow下取樣，或可縮短取樣至製造時間之間隔，或可於製造開始之同時取樣等。

12. 請問原料重行檢驗之期限，是否有一定標準？其檢驗項目是否需與規格全部相同？

　答：各種原料之安定性各異，不宜統一規定。應視其安定性，訂定重行檢驗之必要頻度及檢驗項目。

13. 請問原料之取樣方法是否有一定標準？

　答：目前尚無一定標準的取樣方法，但可參考有關統計學上之資料（如，美國陸軍軍品標準Military Standard等），並配合各藥廠之實際狀況制定取樣方法。

14. 可否因為原料昂貴、檢驗用量大於製造用量等原因，而省略原料的檢驗、儲樣品之保存等？

　答：不可。

15. 取樣方法應包含什麼內容、項目？

　答：取樣方法之制定應考慮取樣量、取樣人、取樣地點、取樣時間、取樣紀錄（如何取樣）、取樣時汙染之防治與品質降低之預防，以及取樣之訓練等各項。

16. 外人投資藥廠使用母廠提供的原料，並附母廠提供合格之檢驗成績表，則該原料是否可以僅作鑑別試驗？

　答：不可以。應依照「藥品優良製造規範」第二十九條規定檢驗每一原料，若欲根據母廠之檢驗報告減免原料之檢驗項目，亦需制定評估方法並據以實施評估後方可執行之。

17. 原料若為國家專賣品（如，酒精、糖及麻醉藥品），是否仍需作原料檢驗？

　答：仍應依照「藥品優良製造規範」第二十九條規定辦理。

18. 同一批號原料或材料分批交貨時，若第一批交到貨品經檢驗合格，則第二批以後交到的貨品，可以省略檢驗嗎？

　答：不可以。

第三章　製程管制

1. 請問制定「製造管制標準書」之注意事項及一般形式？

　答：製造管制標準書應包含「藥品優良製造規範」第三十一條之全部內容，並確實配合各藥廠之實際作業情形制定。

2. 製造管制標準書應由何人制定，何人核查？

答：依據「藥品優良製造規範」，應由各有關部門制定各製程管制之書面作業程序、規格、標準書、取樣計畫、檢驗程序等，並經品管部門審定。製造管制標準書上並應有制定人、核查人之簽章及加註日期。

3. 製造管制標準書是否完全要用中文作成？

答：可採用中文與外文併記的方式。唯只有原料名稱、專有名詞或規格可以通用外國語言（英文）作成，其餘均應以中文記載。

4. 製造管制標準書可否輸入電腦管理之？

答：可以，但仍應核對輸入時之精確性，且保存原稿及第一份電腦輸出之資料。

5. 原料、成品容器、封蓋及包裝材料之規格與檢驗方法，是否可另行列冊管理，而在製造管制標準書中只列索引或規格編號？

答：只要其索引或編號可供追溯該規格及檢驗方法即可。

6. 每批之產量可否不固定？

答：不可，應於製造管制標準書中明定其每批之產量。

7. 請說明理論產量及理論產量百分率上下限？

答：理論產量是指從原料加入量起，根據製造管制標準書可計算之100%產量而言。而理論產量百分率上下限則指根據製造管制標準書，實際製造時可得之產量相對理論產量之百分率，經設定可容許之上下限範圍。

8. 關於製造管制標準書中之「製造劑型所需之原料得有合理之增量及偏差範圍」，請問應考慮哪些因素？

答：應考慮：

(1) 原料之力價或含量。

(2) 製造過程之差異（此差異因批量、劑型、方法及所用機器等而異）。

(3) 檢驗的誤差。

(4) 安定性等之因素可一併考慮。

9. 於「藥品優良製造規範」中第三十五條述及每批產品之有效成分不低於標示量，是否指原料用量均需調至100%？

答：若已考慮前一題所列之各項因素而不低於100%即可。

10. 有效成分受其共存成分影響，以致定量值偏低時，是否可據爲理由而增加有效成分的使用量？

答：不可以，必須改用能夠將有效成分予以正確定量的檢驗方法。

11. 可否將待包裝的成品暫時儲存於包裝室內？

答：如有明確之標識，避免交叉汙染及混淆且不會影響其品質之條件下即可。

12. 取樣之工作是否可由製造部門爲之？

答：取樣者只要受過適當取樣訓練之人員即可擔任。

13. 各類劑型之半製品檢驗是否應規定於特定之製造步驟中爲之？

答：依GMP之精神，半製品檢驗應由各廠依照實際製造過程適當製定而遵行之。

14. 如原料、材料、半製品之檢驗尚未獲檢驗結果時，可否先進行下一步驟之製造過程？

答：原則上必須等待檢驗結果出來才可進行下一步驟之製造過程。但若製造之要求無法中止製造過程時，可不待檢驗結果而進行下一步，唯應明記於製造管制標準書中。但成品之發放與否，必須等獲致檢驗結果後再行決定。

15. 原料每次稱量需搬入稱量室，事後又需搬回倉庫，手續繁瑣。如保持外包裝清潔且避免交叉汙染，是否可儲存於稱量室？

答：原則上不可以。如在稱量室附近設小倉庫，儲存於此，也是可行辦法之一。

16. 在同一藥廠之A廠房完成製粒工作，可否將製好之顆粒經過空地搬至B廠房進行打錠？

答：如能確保其搬運過程中汙染之防治則可，但需載明於書面作業程序中。

17. 可否將製造過程中產生的不良品加以再製？

答：製造過程中所產之不良品，因劑型、過程、不良情況之不同而異，其處理亦視情況而定，無法舉例。如再製對藥品之品質不產生影響且其合理的依據明載於製造管制標準書中，其再製之事實也明載於批次製造品管紀錄者，即可。

18. 在顆粒製造過程中，粒度過大或過小的都會遺留下來，此留存者可否混入下一批之中？

答：如有對品質不產生影響之合理依據，且明記於製造管制標準書中者，則可。而其再製之事實必須明記於批次製造品管紀錄中。

19. 有關液劑及軟膏的製造過程中，如容器的外觀有異狀（破碎、傷痕）時，是否可將其內容物混合於下一批使用？

答：如有不影響下一批品質的合理依據，可以認可，且必須將此事實明記於批次製造品管紀錄上。

20. 請說明各作業場所清淨度之區分？

答：依照經濟部推動優良藥品製造準則小組之條文解說：

清淨度	作業場所	落下菌數	濕度（R.H.）	溫度	Class
一區	注射劑、無菌製劑、點眼劑、生物學製劑等直接充填藥品場所	層流裝置下1以下	60%以下	23±4℃	靜態 100
二區	無菌作業場所（包括Class 100製劑之調製場所、秤量室）無菌更衣室、無菌準備室等	－	60%以下	23±4℃	靜態 10,000
三區	與藥品直接接觸之作業場所（如液體製劑、軟膏、栓劑、洗瓶、洗滌室等）。	－	60%以下	23±4℃	靜態 100,000
四區	與藥品無直接接觸作業場所（如包裝室、檢品室、原料倉庫、化驗室、洗瓶清淨室、走廊等）。	－	依據品質風險自行規範溫度及濕度條件	依據品質風險自行規範溫度及濕度條件	－

21. 請舉例說明無菌作業場所內清淨度之測定方法？

答：無菌作業場所清淨度之測定方法有：

(1) 落下菌測定法。

(2) 浮游粒子測定法。

(3) 浮游微生物測定法。

(4) 作業臺擦拭試驗法等。

應配合各廠實際情形，預作實驗，試舉下例以供參考：

(1) 落下菌測定法

【原理】

本法不論室內或室外，在特定測定場所，以汙染的浮游微生物自然落下平板培養基上，藉以測定的方法。將無菌調製的洋菜平板培養基打開一定時間，將落於平板培養基上之微生物以培養法使之發育增殖，計測其菌落，算出單位時間生菌數。此法可於任何時間、任何地點自由實施，不需特別機器，爲最簡單的方法，但無法捕捉每立方單位空氣中之全部微生物爲其缺點。

【使用之培養基】

細菌用：大豆、洋菜（SCDA）培養基。

眞菌用：洋山芋、葡萄糖洋菜（PDA）培養基或葡萄糖、消化蛋白質。洋菜（GPA）培養基添加氯黴素100μg/ml的培養基。

【使用北德利盤】

細菌用：內徑約9.0cm淺型

眞菌用：內徑約9.0cm深型

【測定位置】

通常測定小房間時，測定五處。大房間則增加測定處所。室外沒有明顯分隔的地方（如走廊、通道），則考慮空氣入口、空氣流通、停滯狀態，適當選擇可代表全體環境之處爲測定場所。測定點本項試驗與房間大小、構造有關，唯五處以下的測定，難於獲得適當評估；測點以離牆約30cm左右的地方爲宜，高度則以地板高爲原則，如有困難，可在地板上方約20～30cm之處測定。

【測定時間】

建議預作試驗查明情況，然後決定容易算出菌落數的時間爲暴露時間。此處所示數値僅供參考。

清淨度較高之設施，如無菌製劑之製造、充塡作業場所，暴露時間約30分鐘以上。清淨度較低、汙染度較高的設施，測定時間應酌予縮短。如原料堆置處、走廊、包裝室、倉庫等。

【培養】

通常細菌以30～32℃，72小時；眞菌以20～25℃，7天培養。

【判定】

培養完畢後，細菌、眞菌都以每平板所增殖的菌落數爲計算單位，以北德利盤數求得平均值為每暴露時間單位之菌數。

【注意事項】

極微小之微生物不會掉落於北德利盤，即使落下，因培養基及培養條件不合適而無法發育增殖的菌，仍有可能存在。因此落下菌數不一定與浮游微生物量一致。

如配合測定場所粒徑分布、建築物構造、配置、天花板高度、換氣次數、強度、速度、作業狀態及種類、人數、落下菌測定位置、次數等詳細紀錄，即可更有效地利用測定結果。

(2) 浮游粒子測定法

粒子測定法有下列方法，可供參考。

a. 0.5μ以上之粒子：可利用光散亂原理的裝置測定。

b. 5.0μ以上之粒子：以薄膜過濾網採集試料空氣中粒子，以顯微鏡計數。

c. 浮游微生物：浮游粒子數與浮游微生物數之測定性質類似。對於製造設施內之死角，尤應注意其測定。

(3) 浮游微生物測定法

沖突法：在調製成無菌的洋菜培養基上吹上定量空氣，由此所得之微生物加以培養，並將發育增殖的菌落加以計測的方法。

洗淨法：將吸引的空氣通過無菌液體，藉以捕捉微生物，並準用擦拭法加以培養，發育增殖的菌落加以計測的方法。

薄膜法過濾法：將定量空氣透過一定孔徑之薄膜過濾器（MF）吸引過濾，將MF在洋菜平板培養基上培養，計測MF膜上發育增殖的菌落的方法。

這些方法各有優缺點，應選擇符合目的之方法。尤其測定儀器之搬入，使原來無菌的室內受到汙染，則將影響計測結果，應加注意。

(4) 作業臺擦拭試驗法

【目的】

本測定結果所示意義，與落下菌測定法、浮游微生物測定法具有相同之重要性。藥品、化粧品之製造及試驗設備，以及器具、機器之表面、內面及間隙等微生物汙染菌數之定量試驗，與前述浮游微生物之測定，對原料、製品之微生物檢查及評估具有相當的參考價值。

【原理】

將試驗用機器、器具、容器或實驗臺之表面一定面積，用預先滅菌的生理食鹽水、精製水或緩衝液濕潤的滅菌紗布或滅菌脫脂棉仔細擦拭，將之放入廣口瓶中，然後加入定量之浸出液，或以適度的超音波（超音波具有殺菌力，故使用不具殺菌力之弱波段）加以振盪。將此浸出液作爲試料液加以培養，並由此測定細菌數的方法。

【培養基】

準用落下菌測定法。

【容器、器具】

a. 滅菌廣口有栓瓶：選適合浸出用者，通常浸出液100ml時，使用250~300ml的容器較合適。

b. 紗布或脫脂棉：將切成10～20cm^{2}者折成適當大小，用乾熱或高壓氣汽滅菌。

c. 用於擦拭操作用之大號高壓蒸氣消毒滅菌過的鉗子。

d. 微生物培養皿：8.5～9.0cm。

【操作】

用紗布或脫脂棉沾少許滅菌生理食鹽水或適量浸出液，用鉗子或夾子去除多餘的浸出液，使用同一鉗子抓住紗布或脫脂棉擦拭一定面積，如30cm×30cm的面積，以200～300斜角前後左右擦拭數次。擦式時紗布之接觸面應予改變，然後將紗布放入廣口瓶中，加以振盪後，作爲試料液。

【培養】

將試料液各1ml分別注入兩個內徑約9.0cm之北德利盤（細菌用淺的，眞菌用深的）之內，細菌用的使用大豆、洋菜粉（SCDA）培養基，眞菌用的使用馬鈴薯、葡萄糖、洋菜粉（PDA）培養基或葡萄糖、消化蛋白質、洋菜粉（GPA）培養基加入氯黴素100μg/ml或盤尼西林G100μg/ml、十四環素100μg/ml的培養基作爲混釋平板。如有消毒劑影響之虞時，培養基可加入卵磷脂及Polysorbate等（SCDALP，PDALP或GPALP）。培養時間，細菌用30～32℃，72小時；眞菌用20～25℃，七天。但培養期間可能因擴散性菌之增殖，使菌數無法測定，故需每天觀察，記錄菌數之變動。

【判定】

培養完後，計測每一平板之細菌、眞菌增殖之集菌數，並由北德利盤之數目求其平均值。此時每一平板之菌數，以20～200之稀釋系列為菌數。

判定以擦拭之單位面積及浸出所用容器之浸出液來求稀釋倍數，並乘以所用北德利盤之平均作為菌數。

例：平均菌落數/ml乘浸出液量除擦拭面積

【注意事項】

試料液有明顯混濁時，將試料液加10或100倍後，作混稀平板。

22. 關於「藥品優良製造規範」中第十七條所示，對設備及器具應定期清潔及保養，並應制定書面作業程序。請問清潔作業程序應包括哪些內容？應如何記錄？

答：清潔作業程序應由各藥廠視設備、器具之種類，配合其實際作業情形製作。其內容至少應包括清潔之方法、清潔劑與消毒劑之種類、濃度、清潔後之檢查及判定等。清潔紀錄應就清潔場所、項目、人員、時間及檢查人員、時間等予以記錄。

23. 機器續製不同批之藥品時，因考慮有時蒸餾水洗淨反而增加汙染機會，且下批藥品初期充填之溶液有被稀釋之可能，故可否以充填液代替蒸餾水加以清洗？

答：機器於續製不同批藥品時，必須遵守既定之清潔方法及程序切實清潔。若考慮到對下批藥品有稀釋之可能，可於清潔後以下批充填之溶液潤濕幾次後再充填。

第四章　包裝與標示管制

1. 標示材料儲存於一般材料倉庫，依成品種類、含量、劑型分別儲存，未特別加鎖，但以材料倉庫之進出作為管制，可否？

答：為免標示材料無意中流失，仍以劃分特定區域，加以特別管制為宜。

2. 成品之有效期間是否只有目前規定之抗生素及維生素製劑才須標示？

答：依「藥品優良製造規範」之精神，成藥以外之藥品均應標示有效時間。

3. 用餘之未印批號之標示材料，可否保管於包裝室？

答：若能分類儲存、標示，有適當之管制及明確之紀錄則可以認可。但原則上，仍以退回標示材料儲存場所較為理想。

4. 標示材料之銷毀可否收集至相當數量後銷毀或定期銷毀之？其銷毀是否須有紀錄？

   答：原則上宜立即銷毀，若有適當管制方法可定期銷毀之，但期間不宜太長，銷毀亦應有紀錄。

5. 「藥品優良製造規範」中所提及標示材料規格是指什麼？

   答：標示材料規格是指標示內容及其大小。

6. 標示材料發放時以包裝單位領用，未逐一點數，致數目稍有出入，是否可以？

   答：原則上標示材應逐張點數，但包裝材料則可以依實際情況自訂管制辦法以包裝單位發放。

第五章　儲存及運銷

1. 成品在准用前可否暫存於包裝作業場所？

   答：如有明確之標識，避免交叉汙染及混淆，即可。

2. 因成品數量很大，空間不足，准用前先行入庫，但以標識及網使之與其他成品區別，可否？

   答：若能確實達到避免交叉汙染及混淆，則可。

3. 若成品之包裝達到密閉、防濕、避光效果，則成品倉庫不設空調系統，可否？

   答：如已進行完整之安定性試驗，確定成品之成分、含量、品質與純度不受影響，則上述情形可以認可。

4. 本廠之藥品均委託代理商銷售，詳細之運銷紀錄都放在代理商處，可否？

   答：不可，至少應保存一份代理商之發貨紀錄。

第六章　品質管制

1. 請問「藥品優良製造規範」第四十三條所描述「品質管制作業程序」是指什麼？

   答：是指品質管制部門爲執行四十三條所有職責而訂定之作業程序而言。

2. 「藥品優良製造規範」第四十三條述及應由品管部門制定有關儀器、裝置、儀表及記錄器之校正書面作業程序。請問其所涵蓋之範圍及校正工作應該做到怎樣的程序？

   答：校正之範圍是包括所有會影響藥品的品質認定之有關所有儀器、裝置、儀表及記錄器而言。校正工作應至少做到「藥品優良製造規範」第四十三條第四項所規定之內容。

3. 請問有些屬於製造部門管理之儀器、裝置，唯恐品管人員不諳其性能，是否可由製造部門人員負責校正之工作？若所有儀器、裝置均屬工程部門負責校正工作可否接受？

答：儀器校正工作可分兩部分說明：

(1) 校正程序之制定者：校正程序之製定可由各有關部門制定，但品管人員必須參與制定工作，並核查其內容。

(2) 校正工作之執行者：校正工作之執行可由負責使用部門爲之，但品管人必須定期檢查該部門是否確實遵循執行校正程序。

4. 「藥品優良製造規範」第二十二條述及檢驗部門應設置足夠之適當檢驗設備，請問其「足夠」及「適當」之範圍？

答：足夠之適當檢驗設備是指足夠供該廠原料、成品容器、封蓋、包裝材料、半製品及成品既定檢驗方法之需用設備。

5. 「藥品優良製造規範」中述及檢驗部門之儀器室應與化驗室隔離，請問應如何的隔離方可承認？又請問儀器室是否有規定一定之溫、濕度條件？

答：條文中所指的「隔離」並不一定爲實際之隔離，而是指其隔離的效果而言。隔離的程度係保證儀器室能具有中央空調系統，溫、濕度得以控制至一定的條件，且已顧及化驗室所產生氣體之處置，則無實際隔離之需要。儀器室中之溫、濕度並未有一定之規定，其控制之條件應以儀器能維持最大之精確度爲目的，通常爲常溫，60%RH左右。

6. 請問爲了實驗之方便，有哪些儀器可放在化驗室以利操作？

答：只要能確認放在化驗室中不致影響儀器性能及正常操作功能，則可允許放置於化驗室中。

7. 「藥品優良製造規範」第二十二條述及價值昂貴且使用率不高之儀器，如能委託經主管機關認可之固定單位檢驗並出具確切證明者，得免設置。請問價值昂貴之儀器指的是哪些？IR，GC及HPLC是否可算是昂貴之儀器？

答：原則上藥廠應設置足夠之適當檢驗設備。如有認爲價值昂貴且使用率不高者，應向中央衛生主管機關申請免設置並委託檢驗。目前IR，GC及HPLC並不是昂貴之儀器。

8. 請問目前是否已公布認可任何檢驗單位供接受委託檢驗？

答：應由受委託之檢驗單位提出申請。目前尚未有任何單位提出申請。

9. 請問檢驗單位應向哪一個主管機關提出申請認可接受委託檢驗？

答：中央衛生主管機關。

10. 請問試液、標準液之標示及配製紀錄內容應包括哪些項目？

答：試液之標示應至少涵蓋品名、配製時間、配製者、使用期限，標準液應加記載Factor、標定時間、重行標定期限。

建議應設有專用之配製紀錄簿，且該紀錄簿與所配製之試液、標準液間應有足供追溯之關聯性，如利用配製日期作爲批號也是方法之一。

11. 因藥典標準品不易買到而且價格昂貴，是否允許用Working Standard來標定另一個Working Standard？

答：用來標定Working Standard的Primary Standard必須是藥典或公定來源的標準品，上述情形無法同意。

12. 對照菌種短缺時，請問有何來源可以取得？又對照菌種應如何保存方爲適當？

答：對照菌種短缺時可向食品工業發展研究所或行政院衛生署藥物食品檢驗局洽詢。菌種之保存方法因菌種之不同而異，一般言之，以適當之培養基培養，保存於冰箱中，並至少一星期至二星期移植於新的培養基保存。若能將菌種製成凍晶乾燥體，置於冷凍箱或液態氮中，則可長期保存。

13. 如欲採用較查驗登記時精密度更高之檢驗方法時，需有何根據？

答：欲採用精密較高之檢驗方法時，應對其精密、特異性及感度等依目的加以確認。最後的適用與否，仍應以查驗登記核准之方法加以判斷，且應向中央衛生主管機關核備。經確定後的新檢驗方法，仍應依一定程序修訂於標準書中，並經專人核定。

14. 本廠之檢驗方法原以《中華藥典》第二版爲制定依據者，今《中華藥典》已修訂爲第四版，是否本廠亦應配合修訂？

答：藥廠之檢驗方法若以藥典或公定文書爲制定依據者，則需配合藥典或公定文書而修訂，檢驗設備亦應符合新版之要求。此時檢驗方法仍應依一定程序修訂於標準書中，並經專人核定，但不需向中央衛生主管機關核備。

15. 在標準書中自訂的廠規較查驗登記者嚴格時，若成品檢驗結果不符合廠規，但仍符合查驗登記之規格時，是否可判定為合格而准許出貨？

答：出貨之判定必須以實訂於標準書中之廠規為依據。

16. 原料之鑑別試驗有多項，若確有不必作全部項目之鑑別試驗即可確認原料之科學根據時，請問是否可省略部分項目，而只作具代表之項目？

答：應依標準書中既定之檢驗方法作檢驗，若有足夠之科學根據證明其中部分檢驗項目足以代表全數項目之檢驗時，可依一定程序修訂於標準書中，並向中央衛生主管機關申請核備。

17. 若原料之鑑別試驗中之某些項目可由含量測定法取代（如含量測定法用氣相層析儀則可看出滯留時間），請問此時可否省略鑑別試驗中滯留時間這一項目？

答：可以，但必須於鑑別試驗項目中註明「含量測定法第幾項」等說明。

18. 請問成品之檢驗（如錠劑、膠囊劑）是否可以於分裝前取樣？

答：不可。成品之檢驗取樣應取自成品之最終包裝型態方可代表所謂的成品檢驗。

19. 若原料與其成品的鑑別試驗相同時（且過去已定期作了成品檢驗之全部項目，並證明該一檢驗項目就能確切鑑別該成分）則在成品的鑑別試驗中可否只選擇最重要的一項作檢驗？

答：若製造過程僅為單一分裝步驟，則允許成品的鑑別試驗只作代表性項目之影響，則成品之鑑別可省略某些項目。

20. 在錠劑的製造過程中已由製造部門人員作了重量偏差及硬度試驗等製程管制中該作的項目，可否將其結果作為成品檢驗之一部分？

答：不可以。製程管制可由製造部門為之，但品管部門必須盡到其監視之責任，成品檢驗依6~20所述執行且由品管部門負責為之。

21. 「藥品優良製造規範」中述及供實驗用之動物應加以標示，其保存之紀錄應追溯了解其使用歷程，請問如何的標示及怎樣的紀錄才夠完善？

答：動物之標示應足以確定實驗過程中不致產生混淆的現象，而其紀錄應涵蓋動物品種及來源、購買日期、飼養情形、實驗歷程及最終之處置時間與方式等。

22. 請問儲備樣品與安定性試驗用之樣品有何不同？

答：儲備樣品其主要目的為留作法律的證據品，留樣應採成品之原包裝，儲備數量應為足供所有規定檢驗所需要之兩倍以上，且每批均應予留樣。

儲備樣品應保存至該成品有效期間後一年，免於標示有效期間者，應至少保存至該成品最後一批出廠後三年。

安定性試驗樣品其主要目的為進行安定性試驗，留樣應採與市成品具相同性能材質之容器，留樣量應足進行安全性試驗即可。樣品應保留至有效期限後一年，免於標示者應保存三年。

23. 大容量包裝之藥品，可否將足供所有規定檢驗所需要之兩倍以上量裝於相同材質之小包裝容器作為儲備樣品？

答：不可以。儲備樣品應以成品之原包裝予以儲存，惟內容量可酌予減少，達到「藥品優良製造規範」第四十條規定之儲備量即可。

24. 成品之儲備樣品之存放條件有無特別之規定？

答：成品儲備樣品之存放條件：

(1) 有標示儲存條件者應與標示者相同。

(2) 如無標示條件者應避免過度高溫濕或低溫濕，應以成品之銷售環境為準以利保存。此時以空調維持一定之溫濕度反而不適宜。

第七章　記錄與報告

1. 「藥品優良製造規範」中提及批次製造品管紀錄應為製造品管標準書之精確複印本，是否指應將製造品管標準書全部複印方為批認製造品管紀錄？如原料、成品容器、封蓋及包裝材料之規格等可否省略？

答：製造品管標準書適當部分之複印本供製造紀錄之用即可，不一定要全部複印。如上述規格可以省略。

2. 如製造管制標準書輸入電腦管理，是否可以電腦打出之報表作為批次製造品管紀錄？

答：可以，但仍應經適當人員核對精確性，並簽章及簽註日期。

3. 同一天製造的同一種類之數批藥品，是否可以共用一份批次製造品管紀錄？

答：不可以。

4. 一批成品使用兩批以上原料時，應如何記錄？

答：應分別記錄各批原料之批號及使用量。

5. 請問「藥品優良製造規範」第四十九條所述「所用各批原料或半製品之標識」應如何記錄？

答：應記錄各批原料或半製品之批號、重量或容量，如能保存原料或半製品之標籤則更明確。

6. 請問「藥品優良製造規範」第四十九條所述「所用各主要設備與生產線之識別」應如何記錄？

答：不爲連線作業者，可記錄使用設備之名稱作爲其識別，同型機器若有兩部以上者，應以編號區別之。連線作業者，可記錄生產線之名稱作爲其識別，若有兩條以上之生產線，應以編號區別之。

7. 請問「藥品優良製造規範」第四十九條所述「標示與包裝作業區域使用前後檢視」應如何記錄？

答：至少應包括本規範第三十九條所述包裝材料、標示材料、包裝及標示設備之檢查，並配合各藥廠實際作業之必要項目檢視之，並登錄於批次製造品管紀錄。

8. 請問批次製造品管紀錄只保存最小包裝之一張標籤可以嗎？

答：不可以，根據「藥品優良製造規範」第四十九條所述「所有標示之樣本或副本」及第三條所述「標示：指所有標籤、仿單及附隨物品刊載之文字或圖形」，所以應保存本批成品所用到之大小標籤、仿單及附隨刊載之文字、圖形之樣本或副本。

9. 請問「藥品優良製造規範」第四十九條所述「作業過程中各重要步驟之操作者及直接督導或校核者之姓名及職稱」是否可以員工編號代之？職稱是否需要？所指重要步驟是否能具體說明之？

答：不可以員工編號代替，應以簽名或蓋章，且廠內應保存員工簽名或蓋章之資料。若廠內有人員之職稱資料可追溯，則督導者或校核者之職稱不一定要於製造品管紀錄上表示。各種製劑之製造過程及性質各異，其重要步驟無法一概而論。

10. 請問「藥品優良製造規範」第四十九條所述「成品容器及封蓋之標識」應如何記錄？

答：應記錄成品容器及封蓋之批號、使用量，如能保存成品容器及封蓋之標籤則更明確。

11. 因作業進行過程中難以作記錄，是不是可以於作業完成後一次記錄之？

答：不可以，記錄應配合實際作業進度爲之。

12. 是否可以由專人負責整理塡寫批次製造紀錄？

答：不可以，應由實際操作者分別塡記。

13. 成品之發放應由何人決定？

答：依據「藥品優良製造規範」第四十三及五十一條，品質管制部門得審核所有成品之製造批次及品管紀錄，以決定其准用或拒用，並不得受他部門或廠長影響其決定。

14. 請問「藥品優良製造規範」第五十條所述「樣品之取樣地點」是指什麼？

答：藥廠之檢驗方法若以藥典或公定文書爲制定依據者，則需配合藥典或公定文書而修訂，檢驗設備亦應符合新版之要求。此時檢驗方法仍應依一定程序修訂於標準書中，並經專人核定，但不需向中央衛生主管機關核備。

15. 取樣數量是否一定要記載確切數量？或僅記約略數量即可？

答：應據實記載。

16. 檢驗紀錄是否可使用成品名稱、試驗項目之簡稱？

答：可以，但必須整理簡稱一覽表以便追溯。其使用語文參照第三章製造管制標準書之規定。

17. 「藥品優良製造規範」第五十條所述「檢驗方法之依據」是否記載檢驗方法之編號即可嗎？

答：只要可以追溯即可。

18. 原料與成品採用相同之檢驗方法，則檢驗紀錄中僅原料保存儀器輸出之圖譜，而成品不予保存，可否？

答：不可以。

19. 儀器輸出之圖譜是否可以整卷存檔保管，而不附在個別檢驗紀錄中？

答：上述情形無法達到確實校核之目的，不能認可。

20. 若一檢驗需時甚久（如動物實驗），則檢驗操作者之日期應記載檢驗開始或檢驗完成之日期？

答：兩者皆需記載。

21. 包裝材料及標示材料之檢驗紀錄可否用檢驗成績總表，而不用個別之檢驗紀錄？

答：只要能達到「藥品優良製造規範」第五十條之要求即可。

22. 爲了檢驗紀錄的美觀起見，可否在操作時將數據記在草稿紙上或筆記本內，俟完成一步驟或全部試驗後，再將數據整理而記入正式檢驗紀錄上？

答：不可以。紀錄之記載應遵守原始紀錄爲原則，此例中之草稿紙或筆記本各頁應當作原始紀錄與該檢驗結果合併留存。

第八章　怨訴與退回成品之處理

1. 關於藥品品質如有怨訴時，有無義務向主管機關報告？

   答：原則上沒有義務報告，但有影響國民健康之虞者，應立刻向有關主管機關報告。

2. 請問怨訴紀錄之內容及其注意事項？

   答：宜配合各藥廠實際作業情形制定。其內容至少應包括：

   (1) 怨訴對象之藥品名稱、劑型、包裝型態、批號。

   (2) 怨訴發生日期、地點、怨訴者之姓名、地址。

   (3) 怨訴之內容。

   (4) 調查紀錄及其判定。

   (5) 改善措施。

3. 請問對於怨訴應處理之範圍。如消費者有產生發寒、發熱或發疹之怨訴，而藥廠之調查結果，該藥品品質正常時，是否即不屬於怨訴之處理範圍？

   答：因使用藥品而引起之怨訴，雖然證明非起因於藥廠者，仍應調查其原因，並作成紀錄。

4. 依照「藥品優良製造規範」之精神，應如何處理退回成品？

   答：退回成品的原因很多，不能一概而論，負責處理人員應視退回成品的理由及狀況等予以調查、判斷及處理。

5. 包裝不良的退回成品，經改善後其處理程序？

   答：仍應由品質管制部門審核記錄後決定是否發放。

6. 有關液劑及軟膏之退回成品，如容器外觀有異狀時（如破碎、傷痕等），可否將其內容物混合於新製品再製？

   答：如經調查或檢驗，確定不影響新製品品質之合理依據時，可以認可，但應該將該項依據記明於批次製造品管紀錄上。

附錄四　中國大陸保健食品註冊管理現況

1996年7月1日中國大陸衛生部開始實施《保健食品管理辦法》，2003年10月保健食品的審批由衛生部改由國家食品藥品監督管理局（SFDA）辦理，2004年3月SFDA組織有關專家依據《食品衛生法》和《行政許可法》，制定了《保健食品註冊管理辦法》（試行），並於2005年4月30日公布，同年7月1日開始實施。此辦法只包括保健食品的註冊管理法規，並不包括對保健食品市場的監督和管理等內容，因爲保健食品市場監督管理的職能仍在衛生部。

申請「保健食品批准證書」時必須提供九種主要資料：包括配方和配方依據、生產工藝、企業標準、安全性評價報告、保健功能評價報告、穩定性檢測報告及衛生學檢驗報告、功能成分檢測及方法、保健食品的產品標籤和說明書樣張等，其中保健食品的保健功能和安全性的評價工作，必須在衛生部認定的檢測機構進行。衛生部在中國大陸已認定了30餘家檢測機構進行各項保健功能和安全性的評價工作，對於非在大陸製造的保健食品申請案件，其保健功能和安全性的評估必須在衛生部營養與食品安全研究所進行。

1996年6月衛生部發布《保健食品功能學評價程序和方法》規定了12項保健功能的統一評價程序、檢驗方法及結果判定，這12項功能是免疫調節、延緩衰老（抗氧化）、改善記憶、促進生長發育、抗疲勞、減肥、調節血脂、耐缺氧、抗輻射、抗突變、輔助抑制腫瘤、改善性功能。1997年6月，衛生部公布新的十二項保健功能：調節血糖、改善胃腸道功能（調節腸道菌群、促進消化、潤腸通便、保護胃黏膜）、改善睡眠、改善營養性貧血、對化學性肝損傷有一定的保護作用、促進泌乳、美容（祛痤瘡、祛褐斑、改善皮膚水分、改善皮膚油分）、改善視力、促進排鉛、清咽潤喉、調節血壓、改善骨質疏鬆（增加骨密度）。1999年衛生部決定暫不受理輔助抑制腫瘤和改善性功能兩項保健功能。2003年4月衛生部發布《保健食品檢驗與評價技術規範》新標準：受理保健食品功能增至27項（主要是取消了括號內的說明項，又取消了抗突變功能），且提高動物實驗審核門檻和增加人體實驗的要求（從原來12項，增至20項）。2005年SFDA全年批准註冊的1,021種保健食品的保健功能中，前5名依序是增強免疫力、緩解體力疲勞、輔助降血糖、輔助降血脂、改善睡眠，這5項產品合計已占總批准產品數的三分之二，而促進泌乳和改善皮膚油分這兩項保健功能項目則無任何單位或個人申請。

2005年全年通過的保健食品所使用的原料中，最多的是藥食兩用或中藥材，其中枸杞子爲第一位，西洋參、黃耆、人參用得也不少，其次是由天然動植物提取物作爲保健食品原料：蜂膠用得最多，其次爲葡萄籽提取物。

保健食品對人體不應產生任何急性、亞急性或者慢性危害，因此SFDA發布了一系列確保產品安全性的規定與措施，其中對保健食品的原料做了如下的具體規定。

一、可用於保健食品的原料

(一) 普通食品原料

列入食物成分表的食物（品）及列入《食品添加劑使用衛生標準》和《營養強化劑衛生標準》的食品添加劑和營養強化劑的品種。

(二) 既是食品又是藥品的物品，共87個。

(三) 可用於保健食品的物品，共114個。

(四) 被批准的食品新資源。

(五) 列入「可用於保健食品的眞菌菌種名單」的眞菌、益生菌。目前可用於保健食品的眞菌菌種爲11種，益生菌菌種有10種。

(六) 一些列入藥典，可用於藥品，但不具有療效的輔料，如賦形劑、塡充劑可作爲生產保健食品的輔料。

(七) 其他一些物品經過批准也可作爲保健食品的原料，如褪黑激素、核酸、輔酶Q10等。

(八) 凡是不屬於上列各類的原料，都須按申報食品新資源的要求提供報告，經批准後才能作爲保健食品原料。

三、不能用於保健食品的原料

(一) 保健食品禁用物品名單，共59個。

(二) 禁止使用受國家保護的一、二級野生動植物及其產品作爲保健食品原料。禁止使用人工馴養、繁殖或人工栽培的國家一級保護野生動植物及其產品作爲保健食品原料。人工繁殖及栽培受國家保護的二級野生動植物及其產品，要有省級以上有關部門證明。

(三) 肌酸、熊膽粉、金屬硫蛋白不能作爲保健食品的原料。

(四) 因受環境保護等規定，限制使用甘草、肉蓯蓉、雪蓮等作為保健食品原料。甘草要提供甘草供應方的省級經貿部門頒發的甘草經營許可證（影本）和與甘草供應方簽訂的甘草供應合約。肉蓯蓉與雪蓮未列入可用於保健食品原料名單。

(五) 未列入《食品添加劑使用衛生標準》的食品添加劑，包括保健食品及原料在生產過程中使用的加工助劑，如胰蛋白酶、磷酸二酯酶、三氯甲烷等不能用作生產保健食品的輔料。

三、一個原料是否可用於生產保健食品，有兩點需注意

(一) 該原料是否在上述可用於保健食品的名單內的物品，或從上述原料萃取的。

(二) 其萃取、加工過程是否符合食品生產要求，在萃取過程中是否使用不在食品加工溶劑或助劑名單內的物品。若保健食品中使用了中草藥，其推薦使用量一般要求不得超過藥典用量的三分之一至二分之一。

大陸SFDA實施保健食品註冊管理辦法一年多來，至少採取了：1.設定500餘人的專家庫，每次評審會採用抽籤方式確定專家名單，每一項評審內容都有數位專家組成小組，舉辦評審專家培訓班，發表技術評審要求資料；2.設立了受理中心及網站，使申請人能即時查閱自己產品的評審狀況；3.規定審查時限：中國大陸國產產品100天，進口產品90天，並盡可能做到每月申報案件於次月完成技術評審；4.建立複審程序：若申請者對評審結果有異議，可申請複審等措施，因此整個評審過程已比以往公開、公平、公正、透明與便民。

附錄五　中藥基準方一百方目錄

01.六味地黃丸
02.八味地黃丸
03.知柏地黃丸
04.杞菊地黃丸
05.參苓白朮散
06.四君子湯
07.四物湯
08.補中益氣湯（丸）
09.六君子湯（丸）
10.歸脾湯
11.養心湯
12.人參養榮湯（丸）
13.百合固金湯（丸）
14.紫菀湯
15.秦艽鱉甲散
16.益氣聰明湯
17.八珍湯（丸）
18.濟生腎氣丸
19.十全大補湯（丸）
20.還少丹
21.黃耆五物湯
22.麻黃湯
23.桂枝湯
24.小青龍湯
25.葛根湯
26.柴葛解肌湯
27.九味羌活湯
28.人參敗毒散
29.川芎茶調散
30.荊防敗毒散
31.麻杏甘石湯
32.麻杏薏甘湯
33.麻黃附子細辛湯
34.大承氣湯
35.小陷胸湯
36.五積散
37.參蘇飲
38.香蘇散
39.逍遙散
40.加味逍遙散
41.藿香正氣散（丸）
42.烏藥順氣散
43.蘇子降氣湯
44.定喘湯
45.越鞠丸
46.槐花散
47.疏經活血湯
48.抵當湯
49.血府逐瘀湯
50.補陽還五湯
51.正骨紫金丹
52.桃紅四物湯
53.消風散
54.上中下通用痛風丸
55.蠲痹湯
56.三痹湯

57.獨活寄生湯
58.鉤藤散
59.小續命湯
60.吳茱萸湯
61.附子理中湯（丸）
62.清暑益氣湯
63.竹葉石膏湯
64.香薷飲
65.五皮飲
66.八正散
67.萆薢分清飲
68.茵陳五苓散
69.五淋散
70.導水茯苓湯
71.木防己湯
72.雞鳴散
73.炙甘草湯
74.清燥救肺湯
75.甘露飲
76.黃連解毒湯
77.白虎湯
78.涼膈散
79.龍膽瀉肝湯（丸）
80.清胃散
81.甘露消毒丹
82.清心蓮子飲
83.導赤散
84.玉女煎
85.荊芥連翹湯
86.滋陰降火湯
87.當歸龍薈丸
88.辛夷清肺湯
89.華蓋散
90.清肺湯
91.止嗽散
92.金沸草散
93.香砂六君子湯
94.治濁固本丸
95.當歸六黃湯
96.散腫潰堅湯
97.排膿散
98.如意金黃散
99.完帶湯
100.調經丸

第二批中藥基準方一百方

01.聖愈湯
02.十神湯
03.升麻葛根湯
04.辛夷散
05.小承氣湯
06.調胃承氣湯
07.桃仁承氣湯（桃核承氣湯）
08.大柴胡湯
09.防風通聖散
10.葛根黃芩黃連湯
11.桑菊飲
12.杏蘇散
13.銀翹散
14.柴胡桂枝湯

15.小柴胡湯
16.芍藥甘草湯
17.柴陷湯
18.黃連湯
19.四逆散
20.旋覆代赭石湯
21.半夏厚朴湯
22.橘皮竹茹湯
23.橘核丸
24.復元活血湯
25.大黃牡丹皮湯
26.芍藥湯
27.桂枝茯苓丸
28.當歸拈痛湯
29.四逆湯
30.當歸四逆湯
31.眞武湯
32.小建中湯
33.大建中湯
34.黃耆建中湯
35.六一散
36.五苓散
37.豬苓湯
38.越婢加朮湯
39.羌活勝濕湯
40.茵陳蒿湯
41.薏苡仁湯
42.苓桂朮甘湯
43.小半夏加茯苓湯
44.腎著湯
45.潤腸湯
46.響聲破笛丸
47.半夏瀉心湯
48.瀉白散
49.普濟消毒飲
50.三黃瀉心湯
51.清心利膈湯
52.半夏天麻白朮湯
53.安中散
54.玉屏風散
55.乙字湯
56.消痔丸
57.紫雲膏
58.八味帶下方
59.溫經湯
60.芎歸膠艾湯
61.當歸芍藥散
62.生化湯
63.玉泉丸
64.黃連上清丸
65.梔子豉湯
66.桔梗湯（傷寒論）
67.清肺飲
68.瓜蔞枳實湯
69.不換金正氣散
70.健脾丸
71.連翹敗毒散
72.補陰湯
73.麥味地黃丸
74.滋陰地黃丸（熟乾地黃丸）
75.當歸補血湯
76.大補陰丸
77.七寶美髯丹
78.斑龍丸

79.再造散
80.養肝丸
81.清涼散
82.甘麥大棗湯（甘草小麥大棗湯）
83.柴胡加龍骨牡蠣湯
84.保產無憂方
85.當歸飲子
86.寧嗽丸
87.二陳湯（丸）
88.桂枝芍藥知母湯
89.蒼耳散
90.柴胡清肝湯
91.托裡消毒飲
92.桑螵蛸散
93.溫清飲（解毒四物湯）
94.金鎖固精丸
95.保和丸
96.胃苓湯
97.平胃散（丸）
98.白虎加人參湯
99.抑肝散
100.溫膽湯

附錄六　中藥酒劑基準方二十二處方

行政院衛生署九十年一月四日衛署中會字第○九○○○○二五四五號

主旨：公告增修中藥酒劑基準方二十二方，並修正原用於浸泡該類酒劑所使用酒之種類、矯味劑、防腐劑及其他相關規範。

公告事項：

一、藥廠以增修中藥酒劑基準方二十二方爲處方依據製造中藥酒劑，其申請藥品查驗登記，除需檢附原檢驗規格及方法外，並應加作處方中二個指標成分之高壓液相薄層析法（HPLC）之定量分析。

二、製造方法以傳統浸泡或藥典規定之滲漉法爲主，倘擬改變製造方法，需提供製程改變之充分學理依據，以及成分、毒理、藥理及藥效等充分說明，由本署藥物審議委員會中藥製劑審議小組審核。

三、調製中藥酒劑所使用酒之種類，得視需要自行選用。

四、各廠如擬研製較易讓服用者接受之低含醇量製劑時，應先自行評估其安定性，以及添加防腐劑之用量及安全性，防腐劑需符合食品添加物容許含量規定。

五、添加矯味劑之種類及其含量，由各藥廠依芳香佐劑添加之原則，自行研製，惟應提供其文獻資料供查核。

中藥酒目錄

藥品名稱	中藥酒劑基準方（一）		
書　　名			
方　　名			
處方依據	十全大補藥酒		
處方內容	藥品名稱	加工步驟	理論分量
	當歸		37.5mg
	川芎		15.0mg
	白芍		22.5mg
	熟地黃		30.0mg
	黨參		20.0mg
	茯苓		30.0mg
	白朮		30.0mg
	甘草		10.0mg
	肉桂		12.5mg
	黃耆		22.5mg
	原料酒		加至1.0ml
適 應 症	補血、食慾不振、營養不良、婦人產後、病後虛弱。		
注意事項	高血壓、胃潰瘍忌服。		
備　　考			

藥品名稱	中藥酒劑基準方（二）		
書　　名	中國國藥固有成方選輯		
方　　名	太平聖惠方		
處方依據	五加皮藥酒		
處方內容	藥品名稱	加工步驟	理論分量
	五加皮		38.4mg
	熟地黃		38.4mg
	丹參		38.4mg
	杜仲	去粗皮炙微黃	38.4mg
	蛇床子		38.4mg
	乾薑		38.4mg
	枸杞子		38.4mg
	天門冬		12.8mg
	鍾乳石		50.0mg
	原料酒		加至1.0ml
適 應 症	腰膝痠楚、補腎益陰、活絡止痛、小便餘瀝。		
注意事項	高血壓、胃潰瘍忌服。		
備　　考			

藥品名稱	中藥酒劑基準方（三）		
書　　名	中國醫學大辭典		
方　　名			
處方依據	史國公藥酒去虎脛骨		
處方內容	藥品名稱	加工步驟	理論分量
	當歸		12.8mg
	鱉甲	炙酥	12.8mg
	羌活		12.8mg
	防風		12.8mg
	萆薢		12.8mg
	秦艽		12.8mg
	川牛膝		12.8mg
	蠶砂		12.8mg
	松節		12.8mg
	乾茄根		50.0mg
	枸杞子		32.0mg
	原料酒		加至1.0ml
適 應 症	去風活血、腰膝冷痛、骨節痠楚、四肢頑麻。		
注意事項	高血壓、胃潰瘍忌服。		
備　　考			

藥品名稱	中藥酒劑基準方（四）		
書　　名	中國醫學大辭典		
方　　名			
處方依據	虎骨木瓜藥酒去虎骨		
處方內容	藥品名稱	加工步驟	理論分量
	木瓜		9.6mg
	川芎		3.2mg
	川牛膝		3.2mg
	當歸		3.2mg
	天麻		3.2mg
	五加皮		3.2mg
	紅花		3.2mg
	續斷		3.2mg
	白茄根		3.2mg
	玉竹		6.4mg
	秦艽		1.6mg
	防風		1.6mg
	桑枝		12.5mg
	原料酒		加至1.0ml
適 應 症	壯筋強骨、追風定痛、筋脈攣急、風寒濕痹。		
注意事項	高血壓、胃潰瘍忌服。		
備　　考			

藥品名稱	中藥酒劑基準方（五）		
書　　名	中國醫學大辭典		
方　　名			
處方依據	周公百歲藥酒		
處方內容	藥品名稱	加工步驟	理論分量
	黃耆		7.50mg
	茯神		7.50mg
	肉桂		2.25mg
	當歸		4.50mg
	生地黃		4.50mg
	熟地黃		4.50mg
	黨參		3.75mg
	白朮		3.75mg
	麥門冬		3.75mg
	茯苓		3.75mg
	陳皮		3.75mg
	山茱萸		3.75mg
	枸杞子		3.75mg
	川芎		3.75mg
	防風		3.75mg
	*龜版膠		3.75mg
	五味子		3.00mg
	羌活		3.00mg
	原料酒		加至1.00ml
適應症	追風定痛、強筋壯骨、筋脈攣急、風寒濕痹、氣弱陽衰、神疲體倦。		
注意事項	高血壓、胃潰瘍患者忌服。		
備　　考	*申請查驗登記時需檢附來源證明。		

藥品名稱	中藥酒劑基準方（六）		
書　　名	中國醫學大辭典		
方　　名			
處方依據	周公百歲藥酒加味		
處方內容	藥品名稱	加工步驟	理論分量
	黃耆		7.50mg
	茯神		7.50mg
	肉桂		2.25mg
	當歸		4.50mg
	生地黃		4.50mg
	熟地黃		4.50mg
	西黨參		3.75mg
	白朮		3.75mg
	麥門冬		3.75mg
	茯苓		3.75mg
	陳皮		3.75mg
	山茱萸		3.75mg
	枸杞子		3.75mg
	川芎		3.75mg
	防風		3.75mg
	＊龜版膠		3.75mg
	鹿茸		3.75mg
	五味子		3.00mg
	羌活		3.00mg
	原料酒		加至1.00ml
適 應 症	追風定痛、強筋壯骨、筋脈攣急、風寒濕痹、氣弱陽衰、神疲體倦。		
注意事項	高血壓、胃潰瘍患者忌服。		
備　　考	＊申請查驗登記時需檢附來源證明。		

藥品名稱	中藥酒劑基準方（七）		
書　　名	中國醫學大辭典		
方　　名	龜鹿二仙膏		
處方依據	龜鹿二仙藥酒		
處方內容	藥品名稱	加工步驟	理論分量
	＊龜版		29.0mg
	鹿角		58.0mg
	枸杞子		7.2mg
	人參		5.8mg
	原料酒		加至1.0ml
適 應 症	大補精髓、益氣養神、治視物不清。		
注意事項	高血壓、胃潰瘍忌服。		
備　　考	＊申請查驗登記時需檢附來源證明。		

藥品名稱	中藥酒劑基準方（八）		
書 名			
方 名			
處方依據	「東引」千歲藥酒		
處方內容	藥品名稱	加工步驟	理論分量
	人參		1.54mg
	山萸肉		2.56mg
	黃耆		2.56mg
	覆盆子		2.05mg
	甘草		2.56mg
	川芎		1.28mg
	天門冬		1.28mg
	製首烏		7.68mg
	菟絲子		2.50mg
	肉蓯蓉		2.56mg
	玉竹		2.56mg
	五加皮		2.56mg
	丁香		1.28mg
	乾地黃		2.56mg
	當歸		2.56mg
	黃精		2.56mg
	龍眼肉		5.12mg
	蛇床子		2.56mg
	茯神		2.56mg
	遠志		2.56mg
	玄參		2.56mg
	紅花		2.05mg
	淫羊藿		5.12mg
	枸杞子		3.84mg
	烏藥		2.56mg
	原料酒		加至1.00ml
適 應 症	滋陰補腎、固元益精、健腦補血、強壯筋骨。		
注意事項	高血壓、胃潰瘍患者忌服。		
備 考			

藥品名稱	中藥酒劑基準方（九）		
書　　名			
方　　名			
處方依據	「東引」黃龍藥酒		
處方內容	藥品名稱	加工步驟	理論分量
	茯神		1.870mg
	龍眼肉		15.025mg
	遠志		2.560mg
	覆盆子		1.870mg
	續斷		0.510mg
	紅花		1.280mg
	黨參		2.560mg
	肉蓯蓉		3.774mg
	蛇床子		1.870mg
	熟地黃		3.744mg
	金櫻子		0.380mg
	五加皮		0.890mg
	當歸		1.870mg
	黃耆		1.690mg
	補骨脂		1.870mg
	枸杞子		3.744mg
	黃精		0.890mg
	乾地黃		1.280mg
	甘草		1.080mg
	淫羊藿		3.744mg
	菟絲子		2.560mg
	鎖陽		0.770mg
	川芎		0.770mg
	原料酒		加至1.000ml
適 應 症	強精補腎、固元氣、行氣血、精寒陽萎、脊背痠軟。		
注意事項	高血壓、胃潰瘍患者忌服。		
備　　考			

藥品名稱	中藥酒劑基準方（十）		
書　　名			
方　　名			
處方依據	「東引」風濕藥酒		
處方內容	藥品名稱	加工步驟	理論分量
	山藥		2.56mg
	牛膝		2.56mg
	羌活		2.56mg
	前胡		2.56mg
	黃耆		2.56mg
	白朮		2.56mg
	何首烏		2.56mg
	獨活		2.56mg
	肉桂		2.56mg
	甘草		2.56mg
	紫草		2.56mg
	桂枝		2.56mg
	走馬胎		2.56mg
	木瓜		2.56mg
	續斷		2.56mg
	威靈仙		2.56mg
	千年健		2.56mg
	防風		2.56mg
	當歸		2.56mg
	杜仲		2.56mg
	熟地黃		2.56mg
	秦艽		2.56mg
	原料酒		加至1.00ml
適 應 症	驅風濕、強壯筋骨、調和氣血、腰背痠痛、關節炎。		
注意事項	高血壓、胃潰瘍患者忌服。		
備　　考			

藥品名稱	中藥酒劑基準方（十一）		
書　　名			
方　　名			
處方依據	「馬祖」延壽藥酒		
處方內容	藥品名稱	加工步驟	理論分量
	阿膠		1.9mg
	＊龜版膠		1.9mg
	鹿角膠		1.9mg
	人參		1.9mg
	覆盆子		1.9mg
	紫河車		3.8mg
	枸杞子		3.8mg
	肉桂		1.9mg
	鎖陽		3.8mg
	陳皮		1.9mg
	熟地黃		7.2mg
	女貞子		3.8mg
	海馬		7.5mg
	當歸		3.8mg
	黃精		3.8mg
	鹿茸		0.8mg
	川芎		1.9mg
	＊蛤蚧		5.0mg
	原料酒		加至1.0ml
適 應 症	滋陰補血、固元益精、強壯筋骨、虛勞腰痛。		
注意事項	高血壓、胃潰瘍患者忌服。		
備　　考	＊申請查驗登記時需檢附來源證明。		

<table>
<tr><td>藥品名稱</td><td colspan="3">中藥酒劑基準方（十二）</td></tr>
<tr><td>書　　名</td><td colspan="3"></td></tr>
<tr><td>方　　名</td><td colspan="3"></td></tr>
<tr><td>處方依據</td><td colspan="3">「馬祖」萬壽藥酒</td></tr>
<tr><td rowspan="19">處方內容</td><td>藥品名稱</td><td>加工步驟</td><td>理論分量</td></tr>
<tr><td>龍眼肉</td><td></td><td>9.0mg</td></tr>
<tr><td>廣木香</td><td></td><td>1.0mg</td></tr>
<tr><td>什開</td><td></td><td>2.0mg</td></tr>
<tr><td>沈香</td><td></td><td>7.0mg</td></tr>
<tr><td>山梔子</td><td></td><td>3.0mg</td></tr>
<tr><td>黨參</td><td></td><td>1.0mg</td></tr>
<tr><td>當歸</td><td></td><td>1.4mg</td></tr>
<tr><td>川芎</td><td></td><td>0.5mg</td></tr>
<tr><td>玉竹</td><td></td><td>3.0mg</td></tr>
<tr><td>肉桂</td><td></td><td>1.5mg</td></tr>
<tr><td>陳皮</td><td></td><td>1.0mg</td></tr>
<tr><td>五加皮</td><td></td><td>1.6mg</td></tr>
<tr><td>原料酒</td><td></td><td>加至1.0ml</td></tr>
<tr><td></td><td></td><td></td></tr>
<tr><td></td><td></td><td></td></tr>
<tr><td></td><td></td><td></td></tr>
<tr><td></td><td></td><td></td></tr>
<tr><td></td><td></td><td></td></tr>
<tr><td>適 應 症</td><td colspan="3">開胃健脾、補血養顏。</td></tr>
<tr><td>注意事項</td><td colspan="3">高血壓、胃潰瘍患者忌服。</td></tr>
<tr><td>備　　考</td><td colspan="3"></td></tr>
</table>

藥品名稱	中藥酒劑基準方（十三）		
書　　名			
方　　名	（周公百歲藥酒）		
處方依據	「馬祖」青春露藥酒		
處方內容	藥品名稱	加工步驟	理論分量
	黃耆		3.7mg
	當歸		3.7mg
	茯神		1.8mg
	肉桂		1.8mg
	白朮		1.5mg
	防風		1.8mg
	生地黃		2.2mg
	*龜版		1.8mg
	麥門冬		1.8mg
	陳皮		1.8mg
	川芎		1.8mg
	山萸肉		1.8mg
	熟地黃		1.8mg
	黨參		1.8mg
	茯苓		1.8mg
	枸杞子		1.8mg
	羌活		1.5mg
	五味子		1.5mg
	原料酒		加至1.0ml
適 應 症	追風定痛、強壯筋骨、筋脈攣急、風寒濕痹、氣弱陽衰、神疲體倦。		
注意事項	高血壓、胃潰瘍患者忌服。		
備　　考	*申請查驗登記時需檢附來源證明。		

藥品名稱	中藥酒劑基準方（十四）		
書　　名			
方　　名			
處方依據	「馬祖」海芙蓉藥酒		
處方內容	藥品名稱	加工步驟	理論分量
	海芙蓉		2.0mg
	當歸		1.0mg
	川牛膝		1.0mg
	白朮		1.0mg
	蠶砂		1.0mg
	蒼耳子		2.0mg
	秦艽		2.0mg
	杜仲		1.0mg
	威靈仙		1.0mg
	續斷		1.0mg
	防己		1.0mg
	獨活		1.0mg
	桑寄生		1.0mg
	枸杞子		2.0mg
	羌活		1.0mg
	防風		1.0mg
	原料酒		加至1.0ml
適 應 症	風濕痛、四肢麻木。		
注意事項	高血壓、胃潰瘍患者忌服。		
備　　考			

<table>
<tr><td>藥品名稱</td><td colspan="3">中藥酒劑基準方（十五）</td></tr>
<tr><td>書　　名</td><td colspan="3"></td></tr>
<tr><td>方　　名</td><td colspan="3"></td></tr>
<tr><td>處方依據</td><td colspan="3">「金門」長春萬壽藥酒</td></tr>
<tr><td rowspan="21">處方內容</td><td>藥品名稱</td><td>加工步驟</td><td>理論分量</td></tr>
<tr><td>黃耆</td><td></td><td>7.50mg</td></tr>
<tr><td>茯苓</td><td></td><td>3.75mg</td></tr>
<tr><td>茯神</td><td></td><td>7.50mg</td></tr>
<tr><td>肉桂</td><td></td><td>2.25mg</td></tr>
<tr><td>全當歸</td><td></td><td>4.50mg</td></tr>
<tr><td>熟地黃</td><td></td><td>4.50mg</td></tr>
<tr><td>陳皮</td><td></td><td>3.75mg</td></tr>
<tr><td>枸杞子</td><td></td><td>3.75mg</td></tr>
<tr><td>川芎</td><td></td><td>3.75mg</td></tr>
<tr><td>防風</td><td></td><td>3.75mg</td></tr>
<tr><td>五味子</td><td></td><td>3.00mg</td></tr>
<tr><td>羌活</td><td></td><td>3.00mg</td></tr>
<tr><td>杜仲</td><td></td><td>4.50mg</td></tr>
<tr><td>續斷</td><td></td><td>3.75mg</td></tr>
<tr><td>沙參</td><td></td><td>3.75mg</td></tr>
<tr><td>白芍</td><td></td><td>3.75mg</td></tr>
<tr><td>秦艽</td><td></td><td>3.75mg</td></tr>
<tr><td>前胡</td><td></td><td>3.75mg</td></tr>
<tr><td>原料酒</td><td></td><td>加至1.00ml</td></tr>
<tr><td></td><td></td><td></td></tr>
<tr><td>適 應 症</td><td colspan="3">追風定痛、強筋壯骨、筋脈攣急、風寒濕痺、氣弱陽衰、神疲體倦、腰痠背痛。</td></tr>
<tr><td>注意事項</td><td colspan="3">高血壓、胃潰瘍患者忌服。</td></tr>
<tr><td>備　　考</td><td colspan="3"></td></tr>
</table>

<table>
<tr><td>藥品名稱</td><td colspan="3">中藥酒劑基準方（十六）</td></tr>
<tr><td>書　　名</td><td colspan="3"></td></tr>
<tr><td>方　　名</td><td colspan="3"></td></tr>
<tr><td>處方依據</td><td colspan="3">「金門」甘露藥酒</td></tr>
<tr><td rowspan="21">處方內容</td><td>藥品名稱</td><td>加工步驟</td><td>理論分量</td></tr>
<tr><td>枸杞子</td><td></td><td>40.0mg</td></tr>
<tr><td>黃精</td><td></td><td>30.0mg</td></tr>
<tr><td>甘草</td><td></td><td>5.0mg</td></tr>
<tr><td>原料酒</td><td></td><td>加至1.0ml</td></tr>
<tr><td></td><td></td><td></td></tr>
<tr><td></td><td></td><td></td></tr>
<tr><td></td><td></td><td></td></tr>
<tr><td></td><td></td><td></td></tr>
<tr><td></td><td></td><td></td></tr>
<tr><td></td><td></td><td></td></tr>
<tr><td></td><td></td><td></td></tr>
<tr><td></td><td></td><td></td></tr>
<tr><td></td><td></td><td></td></tr>
<tr><td></td><td></td><td></td></tr>
<tr><td></td><td></td><td></td></tr>
<tr><td></td><td></td><td></td></tr>
<tr><td></td><td></td><td></td></tr>
<tr><td></td><td></td><td></td></tr>
<tr><td></td><td></td><td></td></tr>
<tr><td></td><td></td><td></td></tr>
<tr><td>適 應 症</td><td colspan="3">開胃健脾、補血養顏、益氣養神。</td></tr>
<tr><td>注意事項</td><td colspan="3">高血壓、胃潰瘍患者忌服。</td></tr>
<tr><td>備　　考</td><td colspan="3"></td></tr>
</table>

藥品名稱	中藥酒劑基準方（十七）		
書　　名			
方　　名			
處方依據	「金門」風濕藥酒		
處方內容	藥品名稱	加工步驟	理論分量
	白茄根		4.20mg
	甘草		0.42mg
	麻黃		0.20mg
	川烏		1.00mg
	草烏		1.00mg
	秦艽		2.10mg
	桂枝		1.00mg
	防風		2.10mg
	牛膝		2.10mg
	羌活		1.00mg
	白花蛇		2.10mg
	附子		2.10mg
	獨活		2.10mg
	松節		2.10mg
	全蠍		0.60mg
	紅花		1.00mg
	桑寄生		2.10mg
	木瓜		2.10mg
	續斷		2.10mg
	蒼朮		2.10mg
	杜仲		2.10mg
	天麻		1.00mg
	當歸		2.10mg
	原料酒		加至1.00ml
適 應 症	祛風健脾、和血舒筋、燥濕發汗、止痛鎮驚、強壯筋骨、增強體質。		
注意事項	高血壓、胃潰瘍患者忌服。		
備　　考			

藥品名稱	中藥酒劑基準方（十八）		
書　　名			
方　　名			
處方依據	「金門」龍鳳藥酒		
處方內容	藥品名稱	加工步驟	理論分量
	五味子		6.3mg
	山萸肉		12.5mg
	巴戟天		6.3mg
	肉蓯蓉		12.5mg
	肉桂		2.5mg
	當歸		3.8mg
	原料酒		加至1.0ml
適應症	補腎益精、益髓強筋、養血強筋。		
注意事項	高血壓、胃潰瘍患者忌服。		
備　　考			

藥品名稱	中藥酒劑基準方（十九）		
書　　名			
方　　名			
處方依據	「金門」金剛藥酒		
處方內容	藥品名稱	加工步驟	理論分量
	鎖陽		6.90mg
	人參		0.69mg
	杜仲		6.90mg
	覆盆子		3.50mg
	海馬		6.90mg
	黃精		6.90mg
	枸杞子		6.90mg
	女貞子		6.90mg
	原料酒		加至1.00ml
適 應 症	補腎養神、培元固本。		
注意事項	高血壓、胃潰瘍患者忌服。		
備　　考			

藥品名稱	中藥酒劑基準方（二十）		
書　　名			
方　　名			
處方依據	「金門」益壽藥酒		
處方內容	藥品名稱	加工步驟	理論分量
	阿膠		2.6mg
	紫河車		5.2mg
	＊龜版膠		2.6mg
	＊蛤蚧		5.2mg
	鹿角膠		2.6mg
	覆盆子		2.6mg
	海馬		10.4mg
	女貞子		5.2mg
	黃精		5.2mg
	熟地黃		5.2mg
	人參		0.5mg
	鎖陽		5.2mg
	肉桂		0.5mg
	陳皮		1.6mg
	鹿茸		1.0mg
	枸杞子		5.2mg
	當歸		5.2mg
	原料酒		加至1.0ml
適 應 症	培元固本、強筋健骨、滋養生血、聰耳明目、補腎強身。		
注意事項	高血壓、胃潰瘍患者忌服。		
備　　考	＊申請查驗登記時需檢附來源證明。		

藥品名稱	中藥酒劑基準方（二十一）		
書　　名			
方　　名			
處方依據	藥用養命酒		
處方內容	藥品名稱	加工步驟	理論分量
	肉桂		4.5mg
	紅花[1]		0.2mg
	地黃		1.0mg
	白芍		1.0mg
	丁香		0.4mg
	人參		1.0mg
	防風		1.6mg
	薑黃		0.6mg
	益母草		0.8mg
	淫羊藿		1.9mg
	烏樟[2]		9.9mg
	杜仲		0.3mg
	肉蓯蓉		0.8mg
	反鼻[3]		0.2mg
	原料酒		加至1.0ml
適 應 症	胃腸虛弱、食慾不振、胃寒肢冷、體虛勞倦。		
注意事項	高血壓、胃潰瘍患者忌服。		
備　　考	1.菊科植物紅花（Carthamus tinctorium L.）的花。 2.樟科植物烏樟（Lindera umbellate Thunberg）的幹枝。 3.蝮蛇科動物腹蛇（Agkistrodon halys blomhoffii Boie）除去內臟的全體。		

<table>
<tr><td>藥品名稱</td><td colspan="3">中藥酒劑基準方（二十二）</td></tr>
<tr><td>書　　名</td><td colspan="3"></td></tr>
<tr><td>方　　名</td><td colspan="3"></td></tr>
<tr><td>處方依據</td><td colspan="3">養生藥酒</td></tr>
<tr><td rowspan="21">處方內容</td><td>藥品名稱</td><td>加工步驟</td><td>理論分量</td></tr>
<tr><td>荷花</td><td></td><td>1.7mg</td></tr>
<tr><td>玫瑰花</td><td></td><td>1.6mg</td></tr>
<tr><td>荷葉</td><td></td><td>1.6mg</td></tr>
<tr><td>蓮子</td><td></td><td>1.6mg</td></tr>
<tr><td>芡實</td><td></td><td>1.6mg</td></tr>
<tr><td>山楂</td><td></td><td>1.6mg</td></tr>
<tr><td>冬瓜子</td><td></td><td>1.5mg</td></tr>
<tr><td>湖菱</td><td></td><td>1.4mg</td></tr>
<tr><td>藕節</td><td></td><td>1.4mg</td></tr>
<tr><td>薏苡仁</td><td></td><td>1.3mg</td></tr>
<tr><td>荷葉蒂</td><td></td><td>1.1mg</td></tr>
<tr><td>酸棗仁</td><td></td><td>0.9mg</td></tr>
<tr><td>紅參</td><td></td><td>0.4mg</td></tr>
<tr><td>蒲黃</td><td></td><td>0.4mg</td></tr>
<tr><td>肉豆蔻</td><td></td><td>0.38mg</td></tr>
<tr><td>丁香</td><td></td><td>0.24mg</td></tr>
<tr><td>原料酒</td><td></td><td>加至1.0ml</td></tr>
<tr><td></td><td></td><td></td></tr>
<tr><td></td><td></td><td></td></tr>
<tr><td></td><td></td><td></td></tr>
<tr><td>適 應 症</td><td colspan="3">體虛勞倦、潤澤肌膚。</td></tr>
<tr><td>注意事項</td><td colspan="3">高血壓、胃潰瘍患者忌服。</td></tr>
<tr><td>備　　考</td><td colspan="3"></td></tr>
</table>

附錄七　中國大陸中醫藥發展戰略規劃綱要（2016—2030年）

中醫藥作爲我國獨特的衛生資源、潛力巨大的經濟資源、具有原創優勢的科技資源、優秀的文化資源和重要的生態資源，在經濟社會發展中發揮著重要作用。隨著我國新型工業化、信息化、城鎮化、農業現代化深入發展，人口老齡化進程加快，健康服務業蓬勃發展，人民群衆對中醫藥服務的需求越來越旺盛，迫切需要繼承、發展、利用好中醫藥，充分發揮中醫藥在深化醫藥衛生體制改革中的作用，造福人類健康。爲明確未來十五年我國中醫藥發展方向和工作重點，促進中醫藥事業健康發展，制定本規劃綱要。

一、基本形勢

新中國成立後特別是改革開放以來，黨中央、國務院高度重視中醫藥工作，制定了一系列政策措施，推動中醫藥事業發展取得了顯著成就。中醫藥總體規模不斷擴大，發展水平和服務能力逐步提高，初步形成了醫療、保健、科研、教育、產業、文化整體發展新格局，對經濟社會發展貢獻度明顯提升。截至2014年底，全國共有中醫類醫院（包括中醫、中西醫結合、民族醫醫院，下同）3732所，中醫類醫院床位75.5萬張，中醫類執業（助理）醫師39.8萬人，2014年中醫類醫院總診療人次5.31億。中醫藥在常見病、多發病、慢性病及疑難病症、重大傳染病防治中的作用得到進一步彰顯，得到國際社會廣泛認可。2014年中藥生產企業達到3813家，中藥工業總產值7302億元。中醫藥已經傳播到183個國家和地區。

另一方面，我國中醫藥資源總量仍然不足，中醫藥服務領域出現萎縮現象，基層中醫藥服務能力薄弱，發展規模和水平還不能滿足人民群衆健康需求；中醫藥高層次人才缺乏，繼承不足、創新不夠；中藥產業集中度低，野生中藥材資源破壞嚴重，部分中藥材品質下降，影響中醫藥可持續發展；適應中醫藥發展規律的法律政策體系有待健全；中醫藥走向世界面臨制約和壁壘，國際競爭力有待進一步提升；中醫藥治理體系和治理能力現代化水平亟待提高，迫切需要加強頂層設計和統籌規劃。

當前，我國進入全面建成小康社會決勝階段，滿足人民群衆對簡便驗廉的中醫藥服務需求，迫切需要大力發展健康服務業，拓寬中醫藥服務領域。深化醫藥衛生體制改革，加快推進健康中國建設，迫切需要在構建中國特色基本醫療制度中發揮中醫藥獨特作用。適應未來醫學從疾病醫學向健康醫學轉變、醫學模式從生物醫學向生物—心理—社會模式轉變的發展趨勢，迫切需要繼承和發展中醫藥的綠色健康理念、天人合一的整體觀念、辨證施治和綜合施治的診療模式、運用自然的防治手段和全生命周期的健康服務。促進經濟轉型升級，培育新的經濟增長動能，迫切需要加大對中醫藥的扶持力度，進一步激發中醫藥原創優勢，促進中醫藥產業提質增效。傳承和弘揚中華優秀傳統文化，迫切需要進一步普及和宣傳中醫藥文化知識。實施「走出去」戰略，推進「一帶一路」建設，迫切需要推動中醫藥海外創新發展。各地區、各有關部門要正確認識形勢，把握機遇，紮實推進中醫藥事業持續健康發展。

二、指導思想、基本原則和發展目標

(一) 指導思想。

認眞落實黨的十八大和十八屆二中、三中、四中、五中全會精神，深入貫徹習近平總書記係列重要講話精神，緊緊圍繞「四個全面」戰略布局和黨中央、國務院決策部署，牢固樹立創新、協調、綠色、開放、共享發展理念，堅持中西醫並重，從思想認識、法律地位、學術發展與實踐運用上落實中醫藥與西醫藥的平等地位，充分遵循中醫藥自身發展規律，以推進繼承創新爲主題，以提高中醫藥發展水平爲中心，以完善符合中醫藥特點的管理體制和政策機制爲重點，以增進和維護人民群衆健康爲目標，拓展中醫藥服務領域，促進中西醫結合，發揮中醫藥在促進衛生、經濟、科技、文化和生態文明發展中的獨特作用，統籌推進中醫藥事業振興發展，爲深化醫藥衛生體制改革、推進健康中國建設、全面建成小康社會和實現「兩個一百年」奮鬥目標作出貢獻。

(二) 基本原則。

堅持以人爲本、服務惠民。以滿足人民群衆中醫藥健康需求爲出發點和落腳點，堅持中醫藥發展爲了人民、中醫藥成果惠及人民，增進人民健康福祉，保證人民享有安全、有效、方便的中醫藥服務。

堅持繼承創新、突出特色。把繼承創新貫穿中醫藥發展一切工作，正確把握好繼承和創新的關係，堅持和發揚中醫藥特色優勢，堅持中醫藥原創思維，充分利用現代科學技術和方法，推動中醫藥理論與實踐不斷發展，推進中醫藥現代化，在創新中不斷形成新特色、新優勢，永保中醫藥薪火相傳。

堅持深化改革、激發活力。改革完善中醫藥發展體制機制，充分發揮市場在資源配置中的決定性作用，拉動投資消費，推進產業結構調整，更好發揮政府在制定規劃、出臺政策、引導投入、規範市場等方面的作用，積極營造平等參與、公平競爭的市場環境，不斷激發中醫藥發展的潛力和活力。

堅持統籌兼顧、協調發展。堅持中醫與西醫相互取長補短，發揮各自優勢，促進中西醫結合，在開放中發展中醫藥。統籌兼顧中醫藥發展各領域、各環節，注重城鄉、區域、國內國際中醫藥發展，促進中醫藥醫療、保健、科研、教育、產業、文化全面發展，促進中醫中藥協調發展，不斷增強中醫藥發展的整體性和系統性。

(三) 發展目標。

到2020年，實現人人基本享有中醫藥服務，中醫醫療、保健、科研、教育、產業、文化各領域得到全面協調發展，中醫藥標準化、信息化、產業化、現代化水平不斷提高。中醫藥健康服務能力明顯增強，服務領域進一步拓寬，中醫醫療服務體系進一步完善，每千人口公立中醫類醫院床位數達到0.55張，中醫藥服務可得性、可及性明顯改善，有效減輕群眾醫療負擔，進一步放大醫改惠民效果；中醫基礎理論研究及重大疾病攻關取得明顯進展，中醫藥防治水平大幅度提高；中醫藥人才教育培養體系基本建立，凝聚一批學術領先、醫術精湛、醫德高尚的中醫藥人才，每千人口衛生機構中醫執業類（助理）醫師數達到0.4人；中醫藥產業現代化水平顯著提高，中藥工業總產值占醫藥工業總產值30%以上，中醫藥產業成爲國民經濟重要支柱之一；中醫藥對外交流合作更加廣泛；符合中醫藥發展規律的法律體系、標準體系、監督體系和政策體系基本建立，中醫藥管理體制更加健全。

到2030年，中醫藥治理體系和治理能力現代化水平顯著提升，中醫藥服務領域實現全覆蓋，中醫藥健康服務能力顯著增強，在治未病中的主導作用、在重大疾病治療中的協同作用、在疾病康復中的核心作用得到充分發揮；中醫藥科技水平顯著提高，基本形成一支由百名國醫大師、萬名中醫名師、百萬中醫師、千萬職業技能人員組成的中醫藥人才隊伍；公民中醫健康文化素養大幅度提升；中醫藥工業智能化水平邁上新臺階，對經濟社會發展的貢獻率進一步增強，我國在世界傳統醫藥發展中的引領地位更加鞏固，實現中醫藥繼承創新發展、統籌協調發展、生態綠色發展、包容開放發展和人民共享發展，爲健康中國建設奠定堅實基礎。

三、重點任務

(一) 切實提高中醫醫療服務能力。

1. 完善覆蓋城鄉的中醫醫療服務網絡。全面建成以中醫類醫院爲主體、綜合醫院等其他類別醫院中醫藥科室爲骨幹、基層醫療衛生機構爲基礎、中醫門診部和診所爲補充、覆蓋城鄉的中醫醫療服務網絡。縣級以上地方人民政府要在區域衛生規劃中合理配置中醫醫療資源，原則上在每個地市級區域、縣級區域設置1個市辦中醫類醫院、1個縣辦中醫類醫院，在綜合醫院、婦幼保健機構等非中醫類醫療機構設置中醫藥科室。在鄉鎮衛生院和社區衛生服務中心建立中醫館、國醫堂等中醫綜合服務區，加強中醫藥設備配置和中醫藥人員配備。加強中醫醫院康復科室建設，支持康復醫院設置中醫藥科室，加強中醫康復專業技術人員的配備。
2. 提高中醫藥防病治病能力。實施中醫臨床優勢培育工程，加強在區域內有影響力、科研實力強的省級或地市級中醫醫院能力建設。建立中醫藥參與突發公共事件應急網絡和應急救治工作協調機制，提高中醫藥應急救治和重大傳染病防治能力。持續實施基層中醫藥服務能力提升工程，提高縣級中醫醫院和基層醫療衛生機構中醫優勢病種診療能力、中醫藥綜合服務能力。建立慢性病中醫藥監測與信息管理制度，推動建立融入中醫藥內容的社區健康管理模式，開展高危人群中醫藥健康幹預，提升基層中醫藥健康管理水平。大力發展中醫非藥物療法，充分發揮其在常見病、多發病和慢性病防治中的獨特作用。建立中醫醫院與基層醫療衛生機構、疾病預防控制機構分工合作的慢性病綜合防治網絡和工作機制，加快形成急慢分治的分級診療秩序。

3. 促進中西醫結合。運用現代科學技術，推進中西醫資源整合、優勢互補、協同創新。加強中西醫結合創新研究平臺建設，強化中西醫臨床協作，開展重大疑難疾病中西醫聯合攻關，形成獨具特色的中西醫結合診療方案，提高重大疑難疾病、急危重症的臨床療效。探索建立和完善國家重大疑難疾病中西醫協作工作機制與模式，提升中西醫結合服務能力。積極創造條件建設中西醫結合醫院。完善中西醫結合人才培養政策措施，建立更加完善的西醫學習中醫制度，鼓勵西醫離職學習中醫，加強高層次中西醫結合人才培養。

4. 促進民族醫藥發展。將民族醫藥發展納入民族地區和民族自治地方經濟社會發展規劃，加強民族醫醫療機構建設，支持有條件的民族自治地方舉辦民族醫醫院，鼓勵民族地區各類醫療衛生機構設立民族醫藥科，鼓勵社會力量舉辦民族醫醫院和診所。加強民族醫藥傳承保護、理論研究和文獻的搶救與整理。推進民族藥標準建設，提高民族藥質量，加大開發推廣力度，促進民族藥產業發展。

5. 放寬中醫藥服務準入。改革中醫醫療執業人員資格準入、執業範圍和執業管理制度，根據執業技能探索實行分類管理，對舉辦中醫診所的，將依法實施備案制管理。改革傳統醫學師承和確有專長人員執業資格準入制度，允許取得鄉村醫生執業證書的中醫藥一技之長人員在鄉鎮和村開辦中醫診所。鼓勵社會力量舉辦連鎖中醫醫療機構，對社會資本舉辦只提供傳統中醫藥服務的中醫門診部、診所，醫療機構設置規劃和區域衛生發展規劃不作布局限制，支持有資質的中醫專業技術人員特別是名老中醫開辦中醫門診部、診所，鼓勵藥品經營企業舉辦中醫坐堂醫診所。保證社會辦和政府辦中醫醫療機構在準入、執業等方面享有同等權利。

6. 推動「互聯網+」中醫醫療。大力發展中醫遠程醫療、移動醫療、智慧醫療等新型醫療服務模式。構建集醫學影像、檢驗報告等健康檔案於一體的醫療信息共享服務體系，逐步建立跨醫院的中醫醫療數據共享交換標準體系。探索互聯網延伸醫囑、電子處方等網絡中醫醫療服務應用。利用移動互聯網等信息技術提供在線預約診療、候診提醒、劃價繳費、診療報告查詢、藥品配送等便捷服務。

(二) 大力發展中醫養生保健服務。

7. 加快中醫養生保健服務體系建設。研究制定促進中醫養生保健服務發展的政策措施，支持社會力量舉辦中醫養生保健機構，實現集團化發展或連鎖化經營。實施中醫治未病健康工程，加強中醫醫院治未病科室建設，爲群衆提供中醫健康咨詢評估、干預調理、隨訪管理等治未病服務，探索融健康文化、健康管理、健康保險於一體的中醫健康保障模式。鼓勵中醫醫院、中醫醫師爲中醫養生保健機構提供保健咨詢、調理和藥膳等技術支持。

8. 提升中醫養生保健服務能力。鼓勵中醫醫療機構、養生保健機構走進機關、學校、企業、社區、鄉村和家庭，推廣普及中醫養生保健知識和易於掌握的理療、推拿等中醫養生保健技術與方法。鼓勵中醫藥機構充分利用生物、倣生、智能等現代科學技術，研發一批保健食品、保健用品和保健器械器材。加快中醫治未病技術體系與產業體系建設。推廣融入中醫治未病理念的健康工作和生活方式。

9. 發展中醫藥健康養老服務。推動中醫藥與養老融合發展，促進中醫醫療資源進入養老機構、社區和居民家庭。支持養老機構與中醫醫療機構合作，建立快速就診綠色通道，鼓勵中醫醫療機構面向老年人群開展上門診視、健康查體、保健咨詢等服務。鼓勵中醫醫師在養老機構提供保健咨詢和調理服務。鼓勵社會資本新建以中醫藥健康養老爲主的護理院、療養院，探索設立中醫藥特色醫養結合機構，建設一批醫養結合示範基地。

10.發展中醫藥健康旅遊服務。推動中醫藥健康服務與旅遊產業有機融合，發展以中醫藥文化傳播和體驗爲主題，融中醫療養、康復、養生、文化傳播、商務會展、中藥材科考與旅遊於一體的中醫藥健康旅遊。開發具有地域特色的中醫藥健康旅遊產品和線路，建設一批國家中醫藥健康旅遊示範基地和中醫藥健康旅遊綜合體。加強中醫藥文化旅遊商品的開發生產。建立中醫藥健康旅遊標準化體系，推進中醫藥健康旅遊服務標準化和專業化。舉辦「中國中醫藥健康旅遊年」，支持舉辦國際性的中醫藥健康旅遊展覽、會議和論壇。

(三) 扎實推進中醫藥繼承。

11.加強中醫藥理論方法繼承。實施中醫藥傳承工程，全面系統繼承歷代各家學術理論、流派及學說，全面系統繼承當代名老中醫藥專家學術思想和臨床診療經驗，總結中醫優勢病種臨床基本診療規律。將中醫古籍文獻的整理納入國家中華典籍整理工程，開展中醫古籍文獻資源普查，搶救瀕臨失傳的珍稀與珍貴古籍文獻，推動中醫古籍數字化，編撰出版《中華醫藏》，加強海外中醫古籍影印和回歸工作。

12.加強中醫藥傳統知識保護與技術挖掘。建立中醫藥傳統知識保護數據庫、保護名錄和保護制度。加強中醫臨床診療技術、養生保健技術、康復技術篩選，完善中醫醫療技術目錄及技術操作規範。加強對傳統制藥、鑒定、炮制技術及老藥工經驗的繼承應用。開展對中醫藥民間特色診療技術的調查、挖掘整理、研究評價及推廣應用。加強對中醫藥百年老字號的保護。

13.強化中醫藥師承教育。建立中醫藥師承教育培養體系，將師承教育全面融入院校教育、畢業後教育和繼續教育。鼓勵醫療機構發展師承教育，實現師承教育常態化和制度化。建立傳統中醫師管理制度。加強名老中醫藥專家傳承工作室建設，吸引、鼓勵名老中醫藥專家和長期服務基層的中醫藥專家通過師承模式培養多層次的中醫藥骨幹人才。

(四) 著力推進中醫藥創新。

14.健全中醫藥協同創新體系。健全以國家和省級中醫藥科研機構爲核心，以高等院校、醫療機構和企業爲主體，以中醫科學研究基地（平臺）爲支撐，多學科、跨部門共同參與的中醫藥協同創新體制機制，完善中醫藥領域科技布局。統籌利用相關科技計畫（專項、基金等），支持中醫藥相關科技創新工作，促進中醫藥科技創新能力提升，加快形成自主知識產權，促進創新成果的知識產權化、商品化和產業化。

15.加強中醫藥科學研究。運用現代科學技術和傳統中醫藥研究方法，深化中醫基礎理論、辨證論治方法研究，開展經穴特異性及針灸治療機理、中藥藥性理論、方劑配伍理論、中藥復方藥效物質基礎和作用機理等研究，建立概念明確、結構合理的理論框架體系。加強對重大疑難疾病、重大傳染病防治的聯合攻關和對常見病、多發病、慢性病的中醫藥防治研究，形成一批防治重大疾病和治未病的重大產品和技術成果。綜合運用現代科技手段，開發一批基於中醫理論的診療儀器與設備。探索適合中藥特點的新藥開發新模式，推動重大新藥創制。鼓勵基於經典名方、醫療機構中藥制劑等的中藥新藥研發。針對疾病新的藥物靶標，在中藥資源中尋找新的候選藥物。

16.完善中醫藥科研評價體系。建立和完善符合中醫藥特點的科研評價標準和體系，研究完善有利於中醫藥創新的激勵政策。通過同行評議和引進第三方評估，提高項目管理效率和研究水平。不斷提高中醫藥科研成果轉化效率。開展中醫臨床療效評價與轉化應用研究，建立符合中醫藥特點的療效評價體系。

(五) 全面提升中藥產業發展水平。

17.加強中藥資源保護利用。實施野生中藥材資源保護工程，完善中藥材資源分級保護、野生中藥材物種分級保護制度，建立瀕危野生藥用動植物保護區、野生中藥材資源培育基地和瀕危稀缺中藥材種植養殖基地，加強珍稀瀕危野生藥用動植物保護、繁育研究。建立國家級藥用動植物種質資源庫。建立普查和動態監測相結合的中藥材資源調查制度。在國家醫藥儲備中，進一步完善中藥材及中藥飲片儲備。鼓勵社會力量投資建立中藥材科技園、博物館和藥用動植物園等保育基地。探索荒漠化地區中藥材種植生態經濟示範區建設。

18.推進中藥材規範化種植養殖。制定中藥材主產區種植區域規劃。制定國家道地藥材目錄，加強道地藥材良種繁育基地和規範化種植養殖基地建設。促進中藥材種植養殖業綠色發展，制定中藥材種植養殖、採集、儲藏技術標準，加強對中藥材種植養殖的科學引導，大力發展中藥材種植養殖專業合作社和合作聯社，提高規模化、規範化水平。支持發展中藥材生產保險。建立完善中藥材原產地標記制度。實施貧困地區中藥材產業推進行動，引導貧困戶以多種方式參與中藥材生產，推進精準扶貧。

19.促進中藥工業轉型升級。推進中藥工業數字化、網絡化、智能化建設，加強技術集成和工藝創新，提升中藥裝備製造水平，加速中藥生產工藝、流程的標準化、現代化，提升中藥工業知識產權運用能力，逐步形成大型中藥企業集團和產業集群。以中藥現代化科技產業基地爲依托，實施中醫藥大健康產業科技創業者行動，促進中藥一二三產業融合發展。開展中成藥上市後再評價，加大中成藥二次開發力度，開展大規模、規範化臨床試驗，培育一批具有國際競爭力的名方大藥。開發一批中藥製造機械與設備，提高中藥製造業技術水平與規模效益。推進實施中藥標準化行動計畫，構建中藥產業全鏈條的優質產品標準體系。實施中藥綠色製造工程，形成門類豐富的新興綠色產業體系，逐步減少重金屬及其化合物等物質的使用量，嚴格執行《中藥類制藥工業水污染物排放標準》（GB 21906-2008），建立中藥綠色製造體系。

20.構建現代中藥材流通體系。制定中藥材流通體系建設規劃，建設一批道地藥材標準化、集約化、規模化和可追溯的初加工與倉儲物流中心，與生產企業供應商管理和質量追溯體系緊密相連。發展中藥材電子商務。利用大數據加強中藥材生產信息搜集、價格動態監測分析和預測預警。實施中藥材質量保障工程，建立中藥材生產流通全過程質量管理和質量追溯體系，加強第三方檢測平臺建設。

(六) 大力弘揚中醫藥文化。

21.繁榮發展中醫藥文化。大力倡導「大醫精誠」理念，強化職業道德建設，形成良好行業風尚。實施中醫藥健康文化素養提升工程，加強中醫藥文物設施保護和非物質文化遺產傳承，推動更多非藥物中醫診療技術列入聯合國教科文組織非物質文化遺產名錄和國家級非物質文化遺產目錄，使更多古代中醫典籍進入世界記憶名錄。推動中醫藥文化國際傳播，展示中華文化獨特魅力，提升我國文化軟實力。

22.發展中醫藥文化產業。推動中醫藥與文化產業融合發展，探索將中醫藥文化納入文化產業發展規劃。創作一批承載中醫藥文化的創意產品和文化精品。促進中醫藥與廣播影視、新聞出版、數字出版、動漫遊戲、旅遊餐飲、體育演藝等有效融合，發展新型文化產品和服務。培育一批知名品牌和企業，提升中醫藥與文化產業融合發展水平。

(七) 積極推動中醫藥海外發展。

23.加強中醫藥對外交流合作。深化與各國政府和世界衛生組織、國際標準化組織等的交流與合作，積極參與國際規則、標準的研究與制訂，營造有利於中醫藥海外發展的國際環境。實施中醫藥海外發展工程，推動中醫藥技術、藥物、標準和服務走出去，促進國際社會廣泛接受中醫藥。本著政府支持、民間運作、服務當地、互利共贏的原則，探索建設一批中醫藥海外中心。支持中醫藥機構全面參與全球中醫藥各領域合作與競爭，發揮中醫藥社會組織的作用。在國家援外醫療中進一步增加中醫藥服務內容。推進多層次的中醫藥國際教育交流合作，吸引更多的海外留學生來華接受學歷教育、非學歷教育、短期培訓和臨床實習，把中醫藥打造成中外人文交流、民心相通的亮麗名片。

24.擴大中醫藥國際貿易。將中醫藥國際貿易納入國家對外貿易發展總體戰略，構建政策支持體系，突破海外制約中醫藥對外貿易發展的法律、政策障礙和技術壁壘，加強中醫藥知識產權國際保護，擴大中醫藥服務貿易國際市場準入。支持中醫藥機構參與「一帶一路」建設，擴大中醫藥對外投資和貿易。爲中醫藥服務貿易發展提供全方位公共資源保障。鼓勵中醫藥機構到海外開辦中醫醫院、連鎖診所和中醫養生保健機構。扶持中藥材海外資源開拓，加強海外中藥材生產流通質量管理。鼓勵中醫藥企業走出去，加快打造全產業鏈服務的跨國公司和知名國際品牌。積極發展入境中醫健康旅遊，承接中醫醫療服務外包，加強中醫藥服務貿易對外整體宣傳和推介。

四、保障措施

(一) 健全中醫藥法律體系。推動頒布並實施中醫藥法，研究制定配套政策法規和部門規章，推動修訂執業醫師法、藥品管理法和醫療機構管理條例、中藥品種保護條例等法律法規，進一步完善中醫類別執業醫師、中醫醫療機構分類和管理、中藥審批管理、中醫藥傳統知識保護等領域相關法律規定，構建適應中醫藥發展需要的法律法規體系。指導地方加強中醫藥立法工作。

(二) 完善中醫藥標準體系。爲保障中醫藥服務質量安全，實施中醫藥標準化工程，重點開展中醫臨床診療指南、技術操作規範和療效評價標準的制定、推廣與應用。系統開展中醫治未病標準、藥膳制作標準和中醫藥保健品標準等研究制定。健全完善中藥質量標準體系，加強中藥質量管理，重點強化中藥炮制、中藥鑒定、中藥制劑、中藥配方顆粒以及道地藥材的標準制定與質量管理。加快中藥數字化標準及中藥材標本建設。加快國內標準向國際標準轉化。加強中醫藥監督體系建設，建立中醫藥監督信息數據平臺。推進中醫藥認證管理，發揮社會力量的監督作用。

(三) 加大中醫藥政策扶持力度。落實政府對中醫藥事業的投入政策。改革中醫藥價格形成機制，合理確定中醫醫療服務收費項目和價格，降低中成藥虛高藥價，破除以藥補醫機制。繼續實施不取消中藥飲片加成政策。在國家基本藥物目錄中進一步增加中成藥品種數量，不斷提高國家基本藥物中成藥質量。地方各級政府要在土地利用總體規劃和城鄉規劃中統籌考慮中醫藥發展需要，擴大中醫醫療、養生保健、中醫藥健康養老服務等用地供給。

(四) 加強中醫藥人才隊伍建設。建立健全院校教育、畢業後教育、繼續教育有機銜接以及師承教育貫穿始終的中醫藥人才培養體系。重點培養中醫重點學科、重點專科及中醫藥臨床科研領軍人才。加強全科醫生人才、基層中醫藥人才以及民族醫藥、中西醫結合等各類專業技能人才培養。開展臨床類別醫師和鄉村醫生中醫藥知識與技能培訓。建立中醫藥職業技能人員系列，合理設置中醫藥健康服務技能崗位。深化中醫藥教育改革，建立中醫學專業認證制度，探索適應中醫醫師執業分類管理的人才培養模式，加強一批中醫藥重點學科建設，鼓勵有條件的民族地區和高等院校開辦民族醫藥專業，開展民族醫藥研究生教育，打造一批世界一流的中醫藥名校和學科。健全國醫大師評選表彰制度，完善中醫藥人才評價機制。建立吸引、穩定基層中醫藥人才的保障和長效激勵機制。

(五) 推進中醫藥信息化建設。按照健康醫療大數據應用工作部署，在健康中國雲服務計畫中，加強中醫藥大數據應用。加強中醫醫院信息基礎設施建設，完善中醫醫院信息系統。建立對患者處方真實有效性的網絡核查機制，實現與人口健康信息縱向貫通、橫向互通。完善中醫藥信息統計制度建設，建立全國中醫藥綜合統計網絡直報體系。

五、組織實施

(一) 加強規劃組織實施。進一步完善國家中醫藥工作部際聯席會議制度，由國務院領導同志擔任召集人。國家中醫藥工作部際聯席會議辦公室要強化統籌協調，研究提出中醫藥發展具體政策措施，協調解決重大問題，加強對政策落實的指導、督促和檢查；要會同相關部門抓緊研究制定本規劃綱要實施分工方案，規劃建設一批國家中醫藥綜合改革試驗區，確保各項措施落到實處。地方各級政府要將中醫藥工作納入經濟社會發展規劃，加強組織領導，健全中醫藥發展統籌協調機制和工作機制，結合實際制定本規劃綱要具體實施方案，完善考核評估和監督檢查機制。

(二) 健全中醫藥管理體制。按照中醫藥治理體系和治理能力現代化要求，創新管理模式，建立健全國家、省、市、縣級中醫藥管理體系，進一步完善領導機制，切實加強中醫藥管理工作。各相關部門要在職責範圍內，加強溝通交流、協調配合，形成共同推進中醫藥發展的工作合力。

(三) 營造良好社會氛圍。綜合運用廣播電視、報刊等傳統媒體和數字智能終端、移動終端等新型載體，大力弘揚中醫藥文化知識，宣傳中醫藥在經濟社會發展中的重要地位和作用。推動中醫藥進校園、進社區、進鄉村、進家庭，將中醫藥基礎知識納入中小學傳統文化、生理衛生課程，同時充分發揮社會組織作用，形成全社會「信中醫、愛中醫、用中醫」的濃厚氛圍和共同發展中醫藥的良好格局。

附錄八　藥物優良製造準則

1. 中華民國一百零二年三月十一日行政院衛生署署授食字第1021100245號令訂定發布全文146條；並自發布日施行
2. 中華民國一百零二年六月二十五日行政院衛生署署授食字第1021101500號令修正發布第21條條文
3. 中華民國一百零二年七月三十日衛生福利部部授食字第021101962號令修正發布第3條條文

第一編　總則

第 1 條　本標準依藥物藥商管理法第四十二條及動物用藥品管理法第十六條之規定訂定之。

第 2 條　藥品製造工廠（以下簡稱藥廠）應具左列基本事項：

一、應有適當之建築設施、空間及設備。

二、所有作業均應分別制訂明確之書面作業程序。

三、應有經適當訓練能正確執行任務之作業人員。

四、應使用合於既訂規格及儲存條件之原料、成品容器、封蓋、標示材料與包裝材料。

五、所有製程應符合既訂之作業程序，並以明確而易評估之方式記載與保存足以追溯每批成品製造、加工、包裝、儲存、運銷等過程之紀錄，以確保成品數量品質合於既訂規格。

六、成品應有適當之儲存與運銷制度，並建立足以迅速收回已運銷成品之系統。

第 3 條　本標準之專用名詞其意義如左：

一、藥品：除本標準有特別規定外，係指藥物藥商管理法第五條所稱之「藥品」及動物用藥品管理法第三條所稱之「動物用藥品」。

二、原料：指任何用於製造藥品之物質，並包括不存在於最終成品之物質。

三、半製品：指任何成品製造過程中所得之產物，此產物經隨後之製造過程，即可成爲成品者。

四、成品：指已製成劑型含有效成分，並常含非有效成分之藥品。

五、標示：指所有標籤、仿單及附隨物品刊載之文字或圖形。

六、包裝材料：指成品容器、封蓋以外用於包裝產品之材料。

七、成品製造、加工、包裝、儲存：包括成品之標示、檢驗及品管措施。

八、批：指依據相同製造過程中單一之製造指示，所製得特定量之藥品或其他物質，具有均一之特性及品質，如在連續性製造過程中，係指在一段時間內所產生之特定數量，或在一定限度內，能維持均一之特性品質者。

九、批號：指足以追溯每批成品或其他物質之完整資料而附編之任何明確之文字、數字、符號、或其組合。

十、含量：指(一)藥品之成分含量（如重量／重量、重量／容量、單位劑量／容積基準等）。(二)藥品之力價或效價，亦即經過適當之實驗測試或足夠之臨床數據所確立之治療效果。

十一、纖維：指長度大於寬度三倍以上之污染物質。

十二、非纖維釋出性過濾裝置：指經適當之前處理，如水洗或沖洗後，不致有纖維進入濾液（原料或成品）中之過濾裝置。

第二編　藥廠環境衛生、廠房設施與設備

第一章　環境衛生

第 4 條　藥廠廠址應選擇環境清潔、空氣新鮮之地帶，其四週應有圍牆或天然屏障；並應與製造、加工及分裝作業場所保持足以避免污染

及防火需要之適當距離。

生物製劑製造工廠不得兼製其他藥品，其廠址以設於郊外為原則，廠房四週應建磚造圍牆，並應與製造、加工及分裝作業場所外圍保持二十公尺以上之距離，並不得妨害公共衛生及安全；廠內之排水溝並應加蓋，防止動物出入散布病原性微生物。

第 5 條　藥廠對廢物、有毒容器、有害氣體、粉塵及廢水等，應具左列之處理設備：

一、有害廢棄物及有毒容器等，應設專用儲存場所加以收集，並依其性質加以分解後，予以適當焚化或掩埋處理，有毒容器如予利用應經清洗，並應嚴加管制，不得作為食品容器。

二、有害氣體或粉塵，應設置密閉設備與局部排氣裝置及負壓操作予以收集，並應依其性質予以洗滌、吸收、氧化、還原、燃燒或其他有效處理，其廢氣中含有粉塵者，並應先予離心、過濾、洗滌等除塵處理，排氣並應符合空氣污染物排放標準之規定。

三、廢水之處理，應具備足夠容積之不滲透性貯池，並加設酸化、鹼化、中和、活性碳吸附或其他有效處理，隨時維持正常操作，以破壞或去除廢水中殘留有毒成分，放流水並應符合放流水標準之規定。

第二章　廠房與設施

第 6 條　廠房之建築應堅固清潔，製造加工作業場所應與事務所、會客室、研究室、餐廳及各所屬廁所完全隔離。其建築物設計應能防鼠、防蟲、防塵，室內之天花板、牆壁及地面應保持平滑而無裂痕及縫隙，且應易於清潔而不發生粉塵，必要時應採用類如環氧樹脂等易於消毒清洗之材料。室內導管應選用表面不易積存塵埃或污垢之材料，並應力求隱蔽。排水裝置之排水口應有防止污水回流之設施。

第 7 條　用於儲存原料、成品容器、封蓋、標示材料與包裝材料及製造、加工、包裝、儲存成品之場所，應具備適當之大小與位置，各場所應配合作適當排列，以防混雜及污染。

所有作業場所應明確劃分（如粉劑製造室、液劑製造室等），並應視需要具備適當之工作空間、隔離效果及清淨度。

清淨度應依製劑性質分級訂定，清淨度相同之作業場所宜集合成一區域；不同清淨度之區域間，應設有緩衝空間或前室，並儘可能以不同顏色及不同清淨度之工作服，以顯示各作業場所之清淨度。各作業場所應設計使不致成爲其他作業場所人員之通路。物品之搬運與作業人員之通路，以互不共用及交叉爲宜。

原料、成品容器、封蓋、標示材料、包裝材料、半製品及成品之儲存倉庫應劃分待檢前、准用與拒用之儲存區域，如須冷藏或爲劇毒者，並應具適當之儲存場所。半製品宜隔離貯存，否則亦應特別注意防止污染及影響品質。

兼製環場衛生用殺蟲劑者，其製造、加工、分裝作業場所及原料倉庫，應與藥品製造、加工、分裝作業場所外圍保持二十公尺以上之距離。製造含藥物飼料添加物之作業場所應予獨立。

第 8 條　所有作業場所均應有良好之採光與通風設備，必要時並應有適當之溫度、濕度調節設備。製造、加工區域之空氣供應，應配合其清淨度設置適當之空氣過濾系統，包括前濾器及微粒過濾器。原料、半製品、成品之儲存場所及成品之製造、加工、分裝場所之溫度、濕度調節設備，除特殊作業場所外，應足以維持於攝氏溫度十九至二十七度，相對濕度四十至六十百分率之適當範圍，以防止成品品質之降低。

第 9 條　青黴素類藥品之製造、加工、分裝等作業場所應與其他藥品之有關場所分開，其空氣處理系統亦應與其他藥品之系統各自獨立，但動物用青黴素類藥品不兼製人用藥品者不在此限。

第 10 條　具有危險性或易燃性之物料或溶劑等之作業場所，應有適當之防護、急救及隔離設施。

製造、加工、分裝作業過程中之設施，應由進料口至出料口採一貫密閉式作業爲原則，其未採一貫密閉式作業者，如有粉塵或有害氣體產生，應設置局排氣裝置及負壓操作。

產生粉塵、使用有機溶劑或涉及危險性物品等之作業場所，其各

項電氣設施 (如照明、開關、插座等) ，應採用防爆型或與作業場所隔離，但如馬達等則可視工作需要，採用全密閉型或防爆型。鍋爐、壓力容器、起重機等具危險性設施，應依有關法令規定經檢查合格，方可使用。

第 11 條　工作場所外應設置休息室、浴室等供員工使用。製造加工區域應具備適當之盥洗設施，並以合乎衛生安全之方式適時處理污水、垃圾及其他廢棄物；盥洗設施應與工作場所隔離。

第 12 條　藥廠應視作業需要設置一般用水處理、潔淨水處理、鍋爐或蒸餾水製造設施，供水設施應避免任何可能對成品造成污染之缺點。

第 13 條　藥廠應設置容器洗滌設施，對於點眼劑、注射劑及生物製劑所用容器之洗滌設施，應特別注意防止污染，並獨立設置。

第 14 條　（刪除）

第 15 條　無菌製劑之製造、加工及分裝，應於無菌作業場所行之。無菌作業場所視情況需要應具備：

一、易清洗消毒之地板、牆壁及天花板。

二、溫度與濕度之控制系統。

三、過濾空氣並保持正壓之高效能空氣過濾系統。

四、工作環境監視系統。

五、使廠房及設備保持無菌狀態之清潔、消毒及其維護系統。

不能於最後過程滅菌之無菌製劑，其無菌作業場所應具備高效能空氣過濾器、使無菌空氣循環之層流裝置、避免工作人員及物品進出影響無菌狀態之設施等，以維持特別高效能之無菌操作狀態。

第三章　設備

第 16 條　用於製造、加工、包裝、儲存之設備，其設計、大小、位置應易於操作、清潔及保養。各劑型所需設備，應依製造流程順序配置。

第 17 條　直接與原料、半製品或成品接觸之設備表層，應以不具反應性、釋出性及吸附性之材質構成；任何作業所需物品如潤滑劑、冷卻劑等，均不得與原料、成品容器、封蓋、半製品或成品接觸，以免影響藥品之品質與安全。

第 18 條　用於製造、加工、包裝、儲存之設備及器具應定期清潔及保養，並應制訂書面作業程序，切實施行，以免功能不良或肇致污染。無菌作業場所之設備及器具，其材質應易於清洗、乾燥及消毒滅菌，並應定期清洗、消毒滅菌及維護，以免影響無菌作業。

第 19 條　在製造同一產品過程中使用之器械設備，其生產能量應儘可能相互配合，以利產品之品質均一。用於製造過程中乾燥設備之空氣，應先經清淨過濾裝置之處理，以免成品遭致污染。製造內服與毒劇外用藥品之設備應嚴格劃分，不得互爲挪用。藥廠應設置符合規定之秤量設備，並定期校正。

第 20 條　製造、加工、充填注射劑時，不得使用可能釋出纖維之液體過濾裝置，否則須另加非纖維釋出性過濾裝置。

第 21 條　製造人用藥品與不適宜人用之動物用藥品，其場所與設備應予分開，不得在未隔絕之同一建築物作業。

第 22 條　各劑型之製造，應視製品之需要，具左列基本設備：

一、粉（散）劑：

(一) 粉碎機。

(二) 篩粉機。

(三) 混合機。

(四) 乾燥機或乾燥箱。

(五) 粉塵收集設備。

二、膠囊劑：

(一) 粉碎機。

(二) 篩粉機。

(三) 混合機。

(四) 乾燥機或乾燥箱。

(五) 溶膠調合設備。

(六) 軟膠膜加工設備。

(七) 軟膠囊充填壓置設備。

(八) 自動膠囊充填或半自動充填設備。

(九) 粉塵收集設備。

前款第五目及第六目設備之裝置場所應與其他部門隔離。

三、顆粒劑、錠劑、加衣錠劑、丸劑：

(一) 粉碎機。

(二) 篩粉機。

(三) 混合或煉合機。

(四) 乾燥機或乾燥箱。

(五) 顆粒機。

(六) 整粒機。

(七) 壓錠機或整丸機。

(八) 糖衣機及送風乾燥設備。

(九) 錠（丸）糖衣磨光機。

(十) 溶膠調合、噴霧、送風、乾燥設備。

(十一)外殼模器、加光器。

(十二)粉塵收集設備。

前款第八目至第十目設備之裝置場所應與其他部門隔離。

四、乳劑、懸浮劑、酊劑、浸膏劑、流浸劑、液劑（含眼用製劑）：

(一) 製造蒸餾水或潔淨水之設備。

(二) 乳化機。

(三) 乳劑調勻機及脫泡機。

(四) 液劑調配容器、液劑澄清槽或瓷缸。

(五) 滲漉器。

(六) 浸漬器。

(七) 過濾設備。

(八) 攪拌設備。

(九) 定量分裝設備。

(十) 加熱濃縮裝置。

(十一)加壓滅菌機。

(十二)安瓿切斷機及容器封閉設備。

(十三)異物檢查設備。

(十四)容器乾燥滅菌機及冷卻、保管設備。

(十五)空氣清淨及無菌分裝設備。

五、軟膏劑（含眼用製劑）、栓劑：

(一) 粉末研磨機。

(二) 篩粉機。

(三) 二重加熱釜。

(四) 調勻設備。

(五) 軟膏管充填機。

(六) 軟膏管封閉機。

(七) 栓劑模型冷凝設備。

(八) 空氣清淨無菌分裝設備及容器滅菌設備。

(九) 粉塵收集設備。

六、注射劑：

(一) 蒸餾水及注射用水製造設備及防止微生物產生熱原所需之設備。

(二) 安瓿切斷機。

(三) 容器乾燥滅菌機及冷卻、保管設備。

(四) 注射藥劑溶液過濾設備，應具備無熱原之除菌過濾設備。

(五) 準確衡量之充填設備。

(六) 注射劑容器封閉設備。

(七) 加壓滅菌設備。

(八) 注射劑容器封閉狀態及安瓿洩漏檢驗設備。

(九) 注射劑異物檢查設備。

(十) 消毒室：供員工洗手消毒之用，並應具防止消毒後再被污染之裝置。

(十一)更衣室：供員工更換已滅菌且無塵之工作衣帽、口罩、手套及鞋履之用。

(十二)藥液調劑室及調製設備。

(十三)藥液充填及容器封閉室。

七、硬質空心膠囊製造：

(一) 溶膠設備。
(二) 模製設備。
(三) 乾燥設備。
(四) 裁截設備。
(五) 消毒滅菌設備。

八、生物製劑：

(一) 製造、試驗用動物及接種微生物後之動物飼養隔離設備，各動物室應依動物類別及製造、試驗工作性質予以隔離，供大動物用者須設大動物保定裝置，各動物室應與製造、分裝作業場所保持適當之距離。
(二) 動物採血場所須具有足供沖洗之水源設備。
(三) 工作場所之清理污水及消毒設備。
(四) 微生物培養設備，包括培養基之調配、微生物過濾、培養基滅菌、培養接種採取等設備。
(五) 血清分離設備。
(六) 稀釋原液調製設備及其他溶液調劑設備。
(七) 分裝及容器密封設備。
(八) 冷凍乾燥設備。
(九) 使用前後之製造、檢驗用器具及各種液劑、培養基等之滅菌消毒設備。
(十) 恆溫器、滅菌器、冷藏及冷凍設備，應附裝自動調節器、溫度計及其他必須之記錄儀器。
(十一)動物解剖及臟器磨碎之設施及設備。
(十二)動物屍體及其他污物焚化設備。

生物製劑之製造、加工、分裝作業，並應具備製造注射劑之場所、設施與設備。

九、其他製劑應視實際需要具備必需之加工或分裝設備。

第 23 條　各製劑應依其原料、成品容器、封蓋、半製品及成品既訂規格檢驗之需要，設置足夠之適當檢驗設備。

檢驗部門應設化驗室及儀器室，儀器室應與化驗室隔離，以免化驗室產生之氣體侵蝕儀器，並利於儀器室中溫度、濕度等之維持通常條件。化驗室中應具足夠且適於操作之試驗臺、試驗架、藥品櫃、排氣櫃、供水及洗滌設備與電熱、恆溫、乾燥設備等，並配置所需之器皿、化學試藥、試液、標準液等。儀器可視製劑檢驗之需要，設置包括化學天秤、分析天秤、酸鹼度測定器、灰化爐、崩解度試驗器、光電比色計、氣相層析儀、液相層析儀、紅外線光度計、分光光度計、水分測定計、顯微鏡等。價值昂貴且使用頻率不高之儀器，如能委託經主管機關認可之固定單位檢驗並出具確切證明者，得免設置。眼用製劑、注射劑、生物製劑等應視檢驗需要，設置生菌數試驗、滅菌檢查等之場所、設施及設備，並配置所需之培養基及對照菌種。

注射劑及生物製劑等應視檢驗需要，設置熱原試驗之場所、設施及設備，並置所需之家兔及其飼養場所。抗生素、生物製劑等應視檢驗需要，設置安全試驗之場所、設施及設備，並置所需之動物及其飼養觀察場所。抗生素、荷爾蒙、生物製劑等應視檢驗需要，設置生物檢定之場所、設施及設備。無菌室、解剖室等之設置條件應能配合工作之需要，生物檢定所需微生物菌種、培養基、動物等應妥爲配置及維護。

第三編　藥廠作業規範

第一章　組織與人事

第 24 條　藥廠品質管制部門與製造部門應分別獨立。

第 25 條　藥廠各部門應設負責人，並配置足夠之人員以執行、督導每一成品之製造、加工、包裝或儲存。

第 26 條　藥廠各部門負責人、督導人員及員工均應具備適當之學識、經驗、並接受參與執行優良藥品製造標準實務之訓練。無菌作業場所之工作人員，並應接受有關專業訓練。

第 27 條　藥廠應以書面制定員工之作業衛生規範，並勵行之。規範之內容不得少於左列各項：

一、配合工作性質之定期健康檢查。

二、防止罹患疾病開放性創口員工對藥品之安全性或品質造成不良影響之措施。

三、進入工作場所時必須清洗或消毒雙手，在製造區內不得有佩戴飾物、飲食、抽菸、或其他足以妨害衛生之行爲等之規定。

四、配合工作性質應穿戴工作服、頭罩、手套、臂套、鞋套等之標準。

第二章　原料、成品容器及封蓋之管制

第 28 條　藥廠應以書面詳訂對原料、成品容器或封蓋之品質規格及其驗收、標識、儲存、處理、取樣、檢驗及審核等作業程序，並切實施行。盛裝原料、成品容器或封蓋之容器，應逐批標以明確之代號及其狀況（如准用、拒用或須隔離等），並應記載於各批物品之處置紀錄。

第 29 條　原料、成品容器或封蓋於進貨時應逐批抽取具代表性之樣品以供檢驗。樣品之容器應予適當標示，俾能追溯所標樣品之名稱、批號、取樣之依據、原裝容器及取樣者姓名。取樣後應在樣品之原裝容器上註明。

第 30 條　樣品應依照左列原則檢驗之：

一、每一原料均應予檢驗，以確定其本質、純度、含量等均符合其書面規格。前項檢驗，除鑑別試驗外，得視供應商所提供檢驗報告之可靠性，酌予減免。

二、成品容器及封蓋應予檢驗，以確定其符合既訂規格。

三、原料、成品容器或封蓋如易遭污物、昆蟲、外來異物或微生物污染致影響其預定用途者，應於品質規格中明訂其檢驗項目及方法，逐批檢查污染情形。

第 31 條　原料、成品容器或封蓋經檢驗合於其書面規格者，應予准用；不合格者應予拒用。經准用之原料、成品容器或封蓋，應以先准先用爲原則。如經長期儲存，或暴露於空氣、高溫或其他不利條件下，應予重行檢驗。經拒用之原料、成品容器或封蓋，應予標

識，並於作適當處理前隔離管制。

第三章 製程管制

第 32 條 藥廠爲求每批成品品質一致，應由專人製訂每一成品之製造管制標準書，並由第二者獨立核查。製造管制標準書應包括左列事項：

一、品名、含量及劑型。

二、成品單位重量、容量或劑型所含每一有效成分之名稱及重量（或容量），以及單位劑型之全重量（或容量）。

三、所有原料之名稱、規格，其加冠之代號應足以表現其特質。

四、每批之產量。

五、每批製品所需每一原料之重量或容量。製造劑型所需之原料得有合理之增量及偏差範圍，惟應在製造管制標準書加以闡釋。

六、製造過程中適當階段之理論重量或容量。

七、理論產量，包括理論產量百分率之上下限。

八、成品容器、封蓋及包裝材料之規格，並應附簽有核定人姓名日期之標籤及其他所有標示之樣品或副本。

九、完整之製造及管制說明書、取樣及檢驗程序、規格及注意事項。

第 33 條 藥廠應由有關部門依據本章所列之各項規定，制訂製程管制之書面作業程序，並經品管部門核定後確實遵循，以確保成品之特性、含量、品質及純度。實際管制作業如與書面程序有任何偏差，應加以記錄並作合理判釋。

第 34 條 每批成品生產製造過程中，所用之調製或儲藏容器、生產線、及主要製造設備，均應隨時標明其內容物及該批成品之製造階段，並登錄於批次生產紀錄。

第 35 條 製造處方中之原料使用量，應注意使每批產品之有效成分不低於其標示量。

原料之稱量、細分等操作，應在指定之隔離場所行之，並予適當之監督管制。

書面作業程序應詳確規定每批半製品代表性樣品之應有檢驗管制程序。製造生產過程中，品質管制部門應依既定檢驗程序作半製品之各項檢驗，並決定准用或拒用。拒用之半製品應予標識並隔離管制。

第 36 條　抗生素之粉末，其秤量、混合、粉碎、打錠、充填、分裝等與一般製劑共用作業場所者，應制訂完整確認計畫，以避免交叉污染。毋須滅菌之成品其書面作業程序中應制訂適當之措施，以避免有害微生物之污染。須滅菌之成品其書面作業程序中應制訂適當之措施，包括足以確認滅菌效果之步驟，以避免微生物之污染。

第四章　包裝與標示管制

第 37 條　包裝材料及標示材料之驗收、標識、儲存、管理、取樣、檢驗等項目，應制訂書面管制作業程序，並遵行之。標示材料或包裝材料於驗收或使用前，應逐批抽取具代表性之樣品予以檢驗，記錄其結果，並保存之。符合既訂規格者，始予准用；不符者拒用之。

第 38 條　標籤及其他標示材料應依成品之種類、含量及劑型，分別儲存，並予適當之標識。儲存區域非經授權不得進入。過時或拒用之包裝材料及標示材料，應予退貨或銷毀，標示材料之發放與使用及退回數量，應彼此符合。印有批號之標示材料，如有剩餘應即予銷毀，其他未印者，應予適當鑑識、儲存，以免混雜。

第 39 條　包裝與標示作業前應檢查包裝材料或標示材料是否正確及適用，並將結果登錄於批次製造紀錄。包裝及標示設備應在使用前予以檢查，以確定前次操作之藥品及不適合本批次操作之包裝及標示材料已完全清除，並將結果登錄於批次製造紀錄。經過包裝及標示作業之成品，於最後之操作過程中，應序檢查，以確保每一容器或包裝之標示均屬正確無誤。

第 40 條　爲保證成品在使用時，其成分、含量、品質及純度均符合既訂之規格，除另有規定者外，應標以經既訂之安定性試驗確定之有效期間。

第五章　儲存及運銷

第 41 條　藥廠應制訂包括左列事項之成品倉儲書面作業程序，並遵行之：

一、成品在准用前之隔離措施。

二、得以保證成品之成分、含量、品質與純度不受影響之適當溫度、濕度與光線等儲存條件。

第 42 條　藥廠應制訂包括左列事項之運銷書面作業程序，並遵行之：

一、以先製者先銷爲原則，但得因應需要作暫時且適當之調整。

二、防止成品之成分、含量、品質及純度受到不良環境因素影響之運銷方式。

三、建立能迅速收回已運銷成品之系統。

第六章　品質管制

第 43 條　藥廠品質管制部門之職責及作業程序，均應以書面制訂，並遵行之。品質管制部門之職責如左：

一、負責審核所有原料、成品容器、封蓋、半製品、包裝材料、標示材料、及成品之准用或拒用。並得審查製造紀錄，以確定並無任何錯誤發生，或錯誤發生時業經徹底進行調查。

二、負責審核足以影響成品成分、含量、品質及純度之作業程序或規格。

三、應有足夠之檢驗設施，供檢驗及審核原料、成品容器、封蓋、包裝材料、半製品及成品。

四、制訂有關儀器、裝置、儀表及記錄器之校正書面作業程序，明確規定校正方法、日程表、精確度界限，以及未能符合精確度界限時之限制使用及補救措施。

五、配合市售儲存條件制訂成品安定性試驗有關取樣數量、試驗間隔、試驗方法等之書面作業程序、俾能決定適當之有效時間。

第 44 條　由藥廠有關部門制訂之規格、標準書、取樣計畫、檢驗程序、或本章所規定之檢驗管制措施、及其有關之任何變更，均應經品質管制部門審定後方得執行。本章所規定各項應確實遵行並記錄執行過程，如與上述規定有所偏差，應加以紀錄並作合理判釋。

第 45 條　每批成品應予檢驗，以確定其符合最終規格。

不應含有害微生物之產品，必要時應逐批加以適當之有關檢驗。

每批成品與其各有效成分之原料，應抽取代表性之儲備樣品保存，成品儲備樣品之存放條件應與標示者相同；儲備數量應爲足供所有規定檢驗所需要之兩倍以上，惟做滅菌檢查與熱原試驗者，其數量另視需要而定。儲備樣品應保存至該成品之有效期間後一年，免於標示有效期間者，應至少保存至該成品之最後一批出廠後三年。

第 46 條　檢定原料、半製品、成品所需之動物應以適當之方式飼養維護及處理。實驗動物應加以標識，其保存之紀錄應足供追溯瞭解其使用歷程。

第 47 條　非青黴素類製品，必要時應予檢驗確定未被青黴素類藥品污染。

第七章　紀錄與報告

第 48 條　本標準所定有關製造、管制、及運銷之紀錄，均應至少保存至該批成品有效期間後一年；免於標示有效期間者，應至少保存至該批成品出廠後三年。

本標準所定所有紀錄或其副本在保存期間，應存於有關作業場所，並隨時供有關主管單位稽查；稽查人員得影印或以其他方法複製該紀錄或其副本。

本標準所定所有紀錄均應保存，供作至少每年一次評估成品品質標準之依據，以決定成品之規格、製造或管制作業程序是否需要改進。

第 49 條　每批成品均應有批次製造品管紀錄，詳載該批成品製造與品管之完整資料，包括：

一、製造品管標準書之精確複印本，核對其精確性，並簽名及簽註日期。

二、各批產品之製造、加工、包裝或儲存過程中，其重要步驟所完成之紀錄，包括左列事項：

(一) 日期。

(二) 所用各批原料或半製品之標識。

(三) 所用各主要設備與生產線之識別。

(四) 加工過程中所用原料之重量與容量。

(五) 製程與檢驗管制之結果。

(六) 標示與包裝作業區域使用前後之檢視。

(七) 製程中適當階段之實際產量及理論產量百分率。

(八) 完整之標示管制紀錄，包括所有標示之樣本或副本。

(九) 成品容器及封蓋之標識及使用量。

(十) 抽樣紀錄。

(十一)作業過程各重要步驟之操作者及直接督導或校核者之姓名及職稱。

第 50 條 檢驗紀錄應包括所有爲確定是否符合既訂規格及標準之檢驗所得之數據：

一、樣品之取樣地點、數量、批號或其他明確之代號、取樣日期、樣品驗收日期。

二、所有檢驗方法之依據。

三、每一檢驗所用樣品之重量或容量。

四、每一檢驗過程中所產生數據之完整紀錄，包括儀器輸出之圖表及光譜等，並明確標記所檢驗之原料、成品容器、封蓋、半製品或成品及其批號。

五、有關檢驗之所有運算紀錄。

六、檢驗結果之紀錄，並將之與既訂之規格相比較而作一判定。

七、每一檢驗操作者之姓名及日期。

八、校核者簽名認定已檢視原始紀錄之精確性、安全性、及符合既訂之規格。

第 51 條 所有成品之製造及品管紀錄，包括包裝及標示管制紀錄，應由品質管制部門審核，以確定所有成品在發放或運銷前已符合所有既訂之書面作業程序。如有未經說明之差異 (包括理論產量百分率超出製造品管標準書所規定之最高或最低百分率)、任一批或任一原料未能符合其規格，無論該批成品已否運銷均應澈底調查；此項調查應延伸至與此項差異有關之其他批次相同成品及其他成品。調查應以書面記錄，並應包括結論及處理方式。

第 52 條　運銷紀錄應包括成品之名稱、含量、劑型、批號，受貨者之名稱、地址，出廠日期、數量。

第 53 條　每一怨訴之書面紀錄均應保存於成品怨訴檔案中，此檔案應保存於有關作業場所或其他隨時可供稽查之設施中。有關之書面紀錄，應保存至有效期限後一年，或接到怨訴後一年，以期間較長者爲準；免於標示有效期間之成品，則應至少保存至其出廠後三年。

第 54 條　退回成品之紀錄應包括其名稱、含量、批號、退回理由、數量、處置日期、及最終處置方式。本項紀錄應依第四十八條規定保存之。

第八章　怨訴與退回成品之處理

第 55 條　對消費者提出之書面或口頭怨訴，藥廠應以書面規定其處理作業程序，並遵行之。

第 56 條　退回之成品經鑑識後應分別儲存。如因在退回前或退回過程之儲存、運送條件，或成品、容器、包裝、標示等狀況，令人對成品之安全性、成分、含量、品質或純度產生懷疑，則非經檢驗或調查確定其安全性、成分、含量、品質或純度符合既訂之規格，該成品應予銷毀；如經再製後尚能符合既訂之規格者，則可進行再製。

第四編　附則

第 57 條　第三條第一款所規定之藥品，不包括原料藥及環境衛生用藥。

第 58 條　本標準於中藥暫緩實施。

第 59 條 本標準對已領有工廠登記證之人用或動物用藥品製造工廠 亦適用之，其實施日期由主管機關另定；但申請增加新劑型者應即依本標準實施。

第 60 條 本標準自發布日施行。

國家圖書館出版品預行編目資料

中藥品質安全及發展策略／林南海著. 一一初版. 一一臺北市：五南, 2017.12
面； 公分
ISBN 978-957-11-9494-3（平裝）

1.藥事法規 2.中藥

412.24 106021218

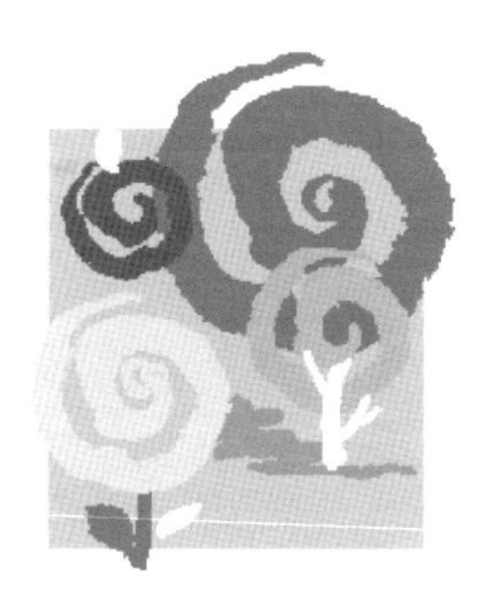

4J35

中藥品質安全及發展策略

作　　者 — 林南海
發 行 人 — 楊榮川
總 經 理 — 楊士清
副總編輯 — 王俐文
責任編輯 — 金明芬
封面設計 — 黃聖文
出 版 者 — 五南圖書出版股份有限公司
地　　址：106台北市大安區和平東路二段339號4樓
電　　話：(02)2705-5066　傳　　真：(02)2706-6100
網　　址：http://www.wunan.com.tw
電子郵件：wunan@wunan.com.tw
劃撥帳號：01068953
戶　　名：五南圖書出版股份有限公司
法律顧問　林勝安律師事務所　林勝安律師
出版日期　2017年12月初版一刷
定　　價　新臺幣1500元